常 见 病 药 食 宜 忌 丛 书

·总主编　孟昭泉　孟靓靓·

孕产妇药食宜忌

主　编　孟靓靓　王冬梅

副主编　路　芳　陈夫银　张文秀　陈晓莉
　　　　孙　田　李　丽

编　者　（以姓氏笔画为序）
　　　　王冬梅　米亚南　孙　田　李　丽
　　　　张文秀　张呈淑　陈夫银　陈晓莉
　　　　孟现伟　孟靓靓　韩英杰　路　芳

U0307829

中国中医药出版社
·北　京·

图书在版编目（CIP）数据

孕产妇药食宜忌/孟靓靓，王冬梅主编．—北京：中国中医药出版社，2016.8
（常见病药食宜忌丛书）
ISBN 978 – 7 – 5132 – 3269 – 2

Ⅰ. ①孕…　Ⅱ. ①孟…　②王…　Ⅲ. ①孕妇 – 药物 – 禁忌　②产妇 – 药物 – 禁忌
③孕妇 – 饮食 – 忌口　④产妇 – 饮食 – 忌口　Ⅳ. ①R942②R152

中国版本图书馆 CIP 数据核字（2016）第 072019 号

中 国 中 医 药 出 版 社 出 版
北京市朝阳区北三环东路 28 号易亨大厦 16 层
邮政编码　100013
传真　010 64405750
北京市泰锐印刷有限责任公司印刷
各地新华书店经销

*

开本 787×1092　1/16　印张 18　字数 385 千字
2016 年 8 月第 1 版　2016 年 8 月第 1 次印刷
书　号　ISBN 978 – 7 – 5132 – 3269 – 2

*

定价　45.00 元
网址　www.cptcm.com

《常见病药食宜忌丛书》

编　委　会

前　言

　　随着社会经济的发展和人民生活水平的提高，人们对自身保健的意识愈来愈强。一日三餐提倡膳食平衡，不仅要吃得饱，而且要吃得好，吃得科学，同时更注重饮食搭配方法。当患病以后，更要了解中西药物及食物之间的宜忌等知识。

　　食物或药物宜忌是指食物与食物之间、各种药物之间、药物与食物之间存在着相互拮抗、相互制约的关系。如果搭配不当，可引起不良反应，甚至中毒反应。这种反应大多呈慢性过程，在人体的消化吸收和代谢过程中，降低药物或营养物质的生物利用率，导致营养缺乏，代谢失常而患病。食物或药物宜忌的研究属于正常人体营养学及药理学范畴。其目的在于深入探讨食物或药物之间的各种制约关系，以便于人们在安排膳食中趋利避害。提倡合理配餐，科学膳食，避免食物或药物相克，防止食物或药物中毒，提高食物营养素或药物在人体的生物利用率，对确保身体健康有着极其重要的意义。

　　当患了某种疾病之后，饮食和用药需要注意什么；哪些食物或药物吃了不利于疾病的治疗，甚至加重病情；哪些食物吃了不利于患者所服药物疗效的发挥，甚至降低药效或发生不良反应；哪些药物不能同时服用，需间隔用药……这些都是患者及家属十分关心的问题。

　　因此，我们组织长期从事临床工作的专家，查阅海量文献，针对临床上患者及家属经常问到的问题，编写了《常见病药食宜忌丛书》，旨在帮助患者及家属解惑，指导药物与食物合理应用，以促进疾病康复。

　　患者自身情况各异，疾病往往兼夹出现且有其个体性，各种药食宜忌并非绝对，还需结合临床医生的建议，制定更为个性化方案，以利于疾病向愈。另外，中外专家对药食宜忌的相关研究从未停止，还会有更新的报道出现，我们将及时收录。基于上述原因，本丛书虽经反复推敲，但仍感未臻完善，其中的争议亦在所难免。愿各位读者、同道批评指正，以期共同提高。

　　本丛书在编写过程中，得到了有关专业技术人员的积极配合与大力支持，在此一并表示感谢。

《常见病药食宜忌丛书》编委会

2016 年 7 月

编写说明

　　随着我国卫生事业改革与发展总体目标的推进，广大群众看病难、看病贵的状况有所好转。但是，由于某些地区整体经济情况相对较差，妇幼患病率、致残率及病死率仍较高。有关可疑致残原因调查表明，残疾儿童有 33.5% 是产前因素所致，有 13.55% 是产时因素所致，有 20.47% 是产后因素所致，有 32.48% 原因不明。由此，增强围生期保健是降低儿童残疾率、患病率及妇幼病死率的重要一环。

　　在我国，妇女（特别是孕产妇）是疾病的高发人群，普及疾病防治知识、关心妇女的身心健康，对提高我国人口素质和生活质量极为重要。如果孕产妇能够掌握一些妊娠前、妊娠期、产褥期及哺乳期的一般生活常识、饮食宜忌以及中西药物的治疗与禁忌等相关知识，便可及时、有效地预防和治疗孕产妇女常见疾病，这不但节省了宝贵的时间，还可以做到有病早治、无病预防。

　　在长期的临床工作中，我们经常采用中西医结合的方法治疗疾病，获得了花钱少、见效快的效果。我们也经常指导孕产妇认识妇女常见病的临床表现，掌握一些简易方法，配合医生治疗，常能收到良好的疗效。为此，我们组织妇产科专家，参考相关资料，依据孕产妇的特点，编写了《孕产妇药食宜忌》一书。全书共分四章，分别介绍了妊娠前的准备与禁忌，妊娠期及妊娠合并症的药食宜忌，产褥期日常生活调养、饮食宜忌及疾病的药食宜忌，哺乳期的饮食用药特点及常见病的药食宜忌。本书内容全面，方法简便，实用性强，是孕产妇全程保健及疾病防治的必备用书，也可供广大医务人员参考。由于水平所限，书中不足之处，敬请专家、同仁和广大读者赐教，以便再版时修订提高。

编者

2016 年 6 月

目　录

第一章　妊娠前准备与禁忌

第一节　妊娠前准备

一、孕前心理准备

怀孕前后经常锻炼身体并保持良好的心态，使自己的生理和心理处于非常理想的状态，会给你带来很大的益处。身心健康有助于提高性欲并给予你怀孕所需要的体力支持。而且，如果你精神状态良好，就更有利于生育并很容易怀孕。

1. 孕前心理环境特征

对于年轻夫妇来说，心理环境的内容十分丰富，包括夫妻彼此在气质上的互补和性格上的协调等。和谐的孕前心理环境有这样几个鲜明的特征。

（1）夫妻善于主动调节彼此的心理状态，当一方心理失衡时，另一方善于引导对方摆脱困境。

（2）善于安排适当的生活节律，以消除某种容易导致心理失衡的因素。

（3）彼此都善于在特定情况下加大对对方的"容忍度"。平常可能要进行适当争论的非原则性问题，这时可暂时放下，留待以后适当的时机解决，也可借其他方法使之自然消化。

2. 孕前心绪状态的调整

健康的身体，包括健康的饮食，避免吸烟、吸毒和辐射等危险，对于成功受孕十分重要。同样重要的还有心理状况，虽然在情绪极度糟糕的情况下也有可能受孕，但只有在心理健康时生育能力才是最佳的。在情绪高度紧张或不安时，下丘脑会停止刺激激素的产生，防止在没准备好的情况下受孕。所以在怀孕前，夫妇双方都必须从心理与精神上做好准备。

（1）调适夫妻关系：如果夫妻双方经商量决定要孩子，则无论从心理上还是从生活上，夫妻双方都应更多地为对方着想，尤其是丈夫对妻子应关心、体贴、照顾，给孕妇创造一个愉快舒适的环境，让她有平和愉快的心态。家庭生活以孕妇为中心，帮助她顺利度过孕期的每一个阶段。

丈夫要有接受妻子怀孕后特殊变化的心理准备，如妻子形体变化、饮食变化、情绪变化、生活习惯变化以及对丈夫的依赖性等。妻子也要同时适应这些变化，理解丈夫的艰辛和不易，尽量支持丈夫，而不是希望天天只跟丈夫在一起，希望丈夫只能是为自己而存在，对自己要报以百分之百的关注。要认识到丈夫在全力照顾自己的同时，也应该适当地投入工作。

夫妻双方要认识到，随着自己爱情结晶的到来，自己的生活会发生变化，以前甜蜜的二人世界将不复存在，生活空间会变小。而且无论夫妻哪一方，在孩子出生后都会自觉或不自觉地将情感转移到孩子身上，从而使另一方感到情感的缺乏或不被重视。同时，怀孕的妻子需要丈夫的理解和体贴，尤其平时妻子可以做的体力劳动，在孕期大部分会转移到丈夫身上。孩子出生后，夫妻双方对孩子的义务与家庭的义务都在随着时间的推移而增加。

总之，怀孕生子是一种爱的传递，它是以夫妇情感的发展为基础的；从期待妊娠到实现生育目的的过程，应该是发展夫妇挚爱，并进一步激发对生活的热爱的过程。

（2）调节心绪，摆脱不良心理状态：德国柏林一家妇女医院在 1988 年对近 2000 例患有不孕症的夫妇的调查结果表明，大约有 25% 的不孕症是由心理原因造成的。尽管在世界其他地区，同类问题的比例可能不会像本案例中这样高，但情感因素与健康的人际关系确实会对您的生育能力产生至关重要的影响。

①压力的影响：压力是指任何会让你耗费体力、心力的东西。少量的压力或每天的挑战能够刺激你，使你保持振奋和专注。只有当压力产生负面影响，使你感到压抑或情绪失控时，它才成为问题。因为下丘脑是控制身体对压力做反应的中心，它还能影响生育能力，所以长期处于压力之下会对生育能力和性生活产生毁灭性的影响就不足为奇了。

对女性而言，通过干扰下丘脑的活动，过大的压力可扰乱垂体激素的周期性分泌，阻止或抑制排卵，最终导致月经周期紊乱。而且长期处于压力之下的女性会失去对性生活的兴趣，她们难以获得性快感及达到性高潮，就像恐惧会让人口干舌燥一样，女性体内因压力反应释放的肾上腺素会抑制子宫颈和阴道壁黏液的分泌，使阴道变得干燥。如果很长一段时间停止排卵的话，女性体内的雌激素水平会降低，这可能会降低阴道的性反应能力，并减少与生育能力有关的子宫颈黏液的分泌量。

而一名处于压力之下的男子，特别是一名疲惫的男子通常会失去对性生活的兴趣。他会无法像从前那样享受做爱带来的乐趣，或者无法勃起足够长的时间以满足他的伴侣。压力会引起早泄，长时间的压力还会抑制脑垂体分泌能够刺激睾丸的激素，从而影响精子的产生。研究已经表明，男性因工作或家庭的原因产生压力时，他的精子质量会下降，并有可能导致生育能力降低。

怀孕阶段是一生中的重要阶段，这不可避免地要带来一些压力。在你开始怀孕前，要考虑到你所承受的压力，如有可能，给自己时间去解决，或至少是勇敢面对你所遇到的问题。例如，你可能会对婚姻或亲属关系的持久性担忧，另外，还可能遇到想要孩子与继续工作之间的冲突、对首次怀孕失败的恐惧、第一次流产或死产带来的未尽悲伤、对生育的恐惧及产后抑郁症等压力。

如果你不能避免压力，你至少应学会如何控制它产生的影响。实际上，当你承认你正承受着压力或感到焦虑时，你已经在康复之路上迈出了重要的一大步。列出你所担心的所有事情，将它们按照严重程度排列出来，然后仔细研究这份清单并试着找出每一个问题的解决之道。向别人倾诉一下你的忧虑，仅仅是这一项，就很有帮助，所以可向你的伴侣、信任的朋友或者医生推荐的顾问倾吐你心中的压力和焦虑。你还可通过了解自己在一定情况下反应过度的原因，并学会相应的放松技巧来帮助自己避免压力。

②焦虑的影响：长期的焦虑能降低人的生育能力并影响人的性欲。焦虑感很像恐惧感，但没有后者那么严重，并且在很多情况下，焦虑感的产生是很正常的。只有在无端地烦躁或对所担心之事过度反应时，这种焦虑感才是不健康的。不正常的焦虑迹象包括：总是为某事担心；无明显原因地感到恐惧（脉搏加快、流汗、气喘吁吁）；难以入睡；做噩梦；注意力和记忆力下降；本来可能从容应对的情况（比如到超市购物）也手足无措；总是肌肉紧张和头痛；呕吐，没有食欲，腹泻等。

过去的伤痛导致的压抑情绪会引起不正常的焦虑。童年受虐、流产或婚姻失败，以及其他许多并不如此极端的事情都会诱发上述的焦虑。过去的恋情也会成为这种焦虑的根源。如果你很容易受到焦虑影响的话，医生也许可以帮助你解决焦虑的根源。它有可能是由于身体上的疾病——如甲亢、高血压等引起的，在治疗这些疾病的同时，要注意治疗可能会影响你的生育能力。如果需要用药的话一定要和医生讲明你正计划怀孕。

排除焦虑的有效方法是时间管理：提前计划和安排好自己的生活，一切顺其自然地完成。首先，严谨地计划一周要做的事情，把它写下来；其次，做一个一周时间表，对每项工作所需的时间做准确的估算并预留稍多一些时间。安排好每天的工作，优先做你真正想做的事情。在繁忙的日常生活中，要抽出一点儿时间与朋友共同度过，并享受生活的乐趣。享受生活、控制自己的生活将有助于缓解焦虑感。

③抑郁的影响：据统计有10%的男性和20%的女性在一生中经历过抑郁阶段，其中有2/3会丧失对性生活的兴趣。抑郁的女性会性欲低下，缺少性快感；抑郁的男性会发生勃起困难、早泄或者难以达到性高潮。抑郁还会作用于下丘脑，抑制排卵，从而降低女性的生育能力。

抑郁在早期比焦虑要难以发现。你可能没有任何感觉，但它会让你感到一种深深的忧愁，或者使你对高兴或伤痛都感觉迟钝，你整个情绪都麻木了；你会感到疲倦却又睡不着觉，或者反过来睡得过多；未来看上去一片愁云惨雾，每个人的工作似乎永无止歇；严重的抑郁症还能让你有负罪感，认为一切均无价值甚至绝望到好像只有自杀才能解脱。

如果你有上述任何一种症状，你应该马上去看医生。医生会为你提供建议或用药物为你治疗。如果医生给你开抗抑郁药的话，一定要同时服用避孕药。因为一些抗抑郁药不利于胎儿发育。抗抑郁药会降低你的性欲，大约40%的男性服用抗抑郁药后难以激起性冲动，并发生阳痿或早泄现象。在进行药物治疗的同时，可以向咨询专家寻求心理辅导，获得建议，也可利用其他辅助疗法克服抑郁，但一定要保证随时咨询医生。最重要的是记住在你从抑郁中恢复之前不要怀孕。

（3）态度积极，排除不必要的担心：对于怀孕，有些人顺其自然，心态平和，把怀孕当作自然的生理过程，既不惊慌，也不恐惧；有些人不愿意要孩子，又不愿去做流产，非常无奈，这种心理对自己及胎儿都不好；还有一些人对怀孕的态度非常要不得，有些夫妻婚后关系不融洽，婚姻处于危险的边缘，而想以生孩子来改善双方的关系，把孩子作为婚姻的纽带，这样做的结果有可能会使婚姻关系得到改善，但也有可能起反作用，加剧婚姻的危机，这样对孩子是非常不负责任的。

最正确的态度应该是以积极乐观的心态迎接新生命的到来，夫妻双方都愿意有一个小宝宝，愿意肩负起做父母的责任，并共同努力创造必要的条件和融洽的家庭气氛。

有些年轻的妇女虽然期盼有孩子，但对怀孕还是担心，一是怕怀孕后影响自己优美的体形，二是怕难以忍受分娩产生的疼痛，三是怕自己没有经验带不好孩子。其实，这些顾虑都是没有必要的。毫无疑问，怀孕后，由于生理上一系列的变化，体形也会发生较大的变化，但只要坚持锻炼，产后体形就会很快得到恢复。事实证明，凡是在产前做孕妇体操，产后认真进行锻炼的年轻妇女，身体素质和体形都很快地恢复到了孕前。另外，分娩时所产生的疼痛也只是短暂的一阵，只要能够很好地按照要求去做，同医生密切配合，就能减少痛苦，平安分娩。

孩子是夫妻爱情的结晶，是夫妻共同生命的延续，为了夫妻间诚挚的爱，为了人类的不断繁衍，做妻子的应当有信心去承担孕育、生育的重担。有了强烈的责任感和坚定的信念，就一定能克服所遇到的一切困难，迎接小宝宝的诞生。

（4）做爱时的心理要求：良好的心理因素与和谐的性生活紧密结合，是达到优生的重要因素。所以，实现优生的性生活应具备下列心理准备。

①做爱时，夫妻双方的注意力要集中，完全排除其他无关观念和事情的干扰。

②夫妻双方都有做爱的要求，并为此感到轻松愉快，而不仅仅是单方面需要，或者将做爱视为负担和痛苦。

③夫妻双方都有正常的性欲望和冲动，而不仅仅是一方。

④夫妻双方要在高度的兴奋、愉悦、舒坦、满足中完成性行为，而不是索然无味。

⑤性交过程中，夫妻双方激动、兴奋、欢快的情绪应浓烈，并相互影响、感染、激励对方。如果一方的一言一行，甚至呼吸、表情、姿势、语调等方面，显出勉强、不自然或者为难的表示，就会削弱对方兴奋、欢愉的情绪。

并非每次性生活夫妻双方都要达到这些要求，有时因偶然因素，使性生活不尽如人意，缺乏正常的性快感，也是正常的。只要对方体谅，即可在下次性生活中得到补偿。

根据夫妻性生活的心理特点，为保持性生活的和谐，提高满意度，避免心理性的性功能障碍，夫妻双方同房时应创造良好的环境，排除一切不良情绪干扰，全身心地投入到做爱之中，并同步进入性兴奋、性高潮期，和谐地度过消退期，正确对待和妥善处理性生活中可能出现的种种问题。只有这样，才能使夫妻性生活保持最佳的心理状态，获得极大的精神愉悦。

二、孕前生理准备

人类要健康地生活，自然时刻都要注意生理卫生，对于准备生育下一代的新婚夫妇来说，尤其显得重要。应建立一系列的生理功能保健措施，针对婚前检查所发现的有关疾患和不够理想的生理功能问题进行治疗、调养和功能性锻炼。特别是要保持精液的正常成分以及生殖器官的健康状态。必要时，在孕前，夫妇可以主动接受生育门诊的指导。

这里要着重强调的是在受孕前夫妻双方应进行提高身体素质的锻炼。经常的、适当的锻炼通常能增强身心两方面的健康。锻炼使人精力旺盛，身体达到自然放松，并使人得到满意的睡眠。锻炼还能提高心脏的有效泵血能力，降低血压。从长远来看，锻炼不但能降低患心脏病的危险，还有助于心脏在怀孕期间承受比平常更大的负担，因为正在生长的胎盘和日渐长大的胎儿都需要有足够的血液供应。

更确切地说，经常的、适当的锻炼能提高人的生殖能力，是降低压力、增强体力、提高你的自信心和自尊心的最好方式——而所有这些都能极大地增强性冲动！经常锻炼还能提高对生殖器官的血液供应，加强身体对怀孕时体力消耗的承受能力。另外，适当的锻炼能使人达到健康的体重，保持合理的膳食，降低焦虑感，使女性的月经周期有规律，增加男性睾丸的血液供应，提高生育能力。

如果你发现身体状况不佳时，应该马上进行适量的锻炼，如游泳、散步、低强度有氧运动或者进行放松性锻炼，每周 1~2 次。如果你感觉健康状况好转，可增加做类似运动的次数以提高你的耐力或者进行相对剧烈一些的运动，如慢跑、有氧运动、球类或骑自行车等。任何能使你出少量的汗、呼吸略微急促、脉搏跳动加快的运动都有利于身体健康。

在开始锻炼前，要全面检查一下你的体质情况，确保运动时保持合适的强度，切不可盲目从事不适合自己的体育锻炼。运动量要合适，不可勉强。

孕前身体素质的调节方式，最关键的是夫妇要分别坚持进行有利于身心健康的活动，包括锻炼和有益于身心健康的艺术活动。沉湎于自我封闭式的新婚生活，无节制的纵欲则是重要的"禁忌"。保持健康的精神状态，是身体素质向正常发展的"精神卫生"条件，万万不可忽视。

1. 受孕的必备条件

人类受孕如种庄稼，有种子，有土壤，有肥料，禾苗才能生长。种子即是卵子与精子的结合体——受精卵；土壤即为子宫内膜；肥料即为母体通过胎盘给予胎儿的营养。

因此，受孕必须具备以下条件。

（1）女方有正常的性器官、性功能，包括正常的卵泡发育与排卵、通畅的输卵管、正常的子宫内膜。

（2）男方有健全的性器官、性功能，能产生正常的精子并射精。

（3）通过正常的性交或通过医疗技术的方式，如人工受精等，使精子和卵子相遇并受精形成受精卵。

2. 最佳受孕时机

（1）选择适宜的受孕时机：选择适宜的受孕时机，是生育一个身心健康的孩子不可缺少的条件之一。何时受孕比较合适呢？婚后经过一段时间，夫妻双方在生活习惯、爱好等方面彼此适应，感情也更深厚甜蜜，如果正值女方最佳生育年龄，那么就可以准备怀孕了。为了确保受孕成功，还应从以下几个方面加以注意。

①观测基础体温：在有条件的情况下，每天清晨未起床前，女方应先用体温计测量一下基础体温。在坚持每天测量的基础上，掌握体温下降和上升的规律，以确定排卵的日期。一般应观测 3 个月以上。

基础体温的测量和记录方法是：

a. 早上醒来后，在身体不动的状态下，用温度计测出体温（口腔温度较准）。

b. 将测出的体温数标在基础体温图表上。

c. 将一段时间的体温数值用线连接起来，形成曲线，由此曲线可以判断出是否正值排卵期。

d. 要在每天同一时间测量。

女性的基础体温变化与月经周期是相对应的，这是孕激素的作用。孕激素分泌活跃时，基础体温上升；孕激素分泌减低时，则处于低温。正常情况下，从月经开始第 1 天起，到排卵的第 1 天，因孕激素分泌很少，所以一直处于低温，一般为 36.2℃ ~ 36.5℃；排卵后，空卵泡分泌孕激素，基础体温猛然上升到高温段，一般在 36.8℃ 左右。可以将从低温段向高温段移动的几日视为排卵日，这期间同房，容易受孕。

②在排卵期前应减少同房的次数：这可使男方养精蓄锐，以产生足够数量和质量的精子。有些落后地区，讲究在女方月经期同房，认为这样受孕会保险一点儿。其实这是不符合女方生理特点的，这样做不但不会使女方妊娠，反而会使细菌乘虚而入，造成女方生殖器官炎症，很可能会影响正常排卵，根本不能保证受孕。

③注意环境和心理因素：我国古代对胎教、受孕时双方的情绪和环境都很重视，指出天气阴冷、风雨交加、电闪雷鸣、醒龊湿地、荒凉野地，或者是男女心情不佳、悲伤凄惨、惊恐痛苦之时，均不利于受孕；而夜深人静、居室清洁、心境恬静、恩爱缠绵之时，则被认为是最好的受孕时机。这可能是因为良好的心情和外界条件能对夫妻双方产生较好的心理暗示作用。这是有一定道理的，只要夫妻是在思维、语言、情感诸方面都达到高度协调一致的时候同房受孕，出生的孩子就会集中双亲身体、容貌、智慧等方面的优点。事实证明，智力活跃、身心健康的婴儿，一般不会生于酗酒、嗜烟、爱吵架、没修养的家庭。同时，智商较高儿童的父母常常是文明的，彼此情投意合、互相体贴关心的。

④注意服装穿着：从计划受孕起，男女双方均不要再穿紧身裤，如尼龙裤、牛仔裤等，因为这类服装透气性差，容易给病菌提供滋生地，使女方阴道炎症发病率增加，直接影响受孕成功；对于男方，则易使睾丸压向腹股沟，增加睾丸的温度，使其生精功能减退。在这种情况下受孕，畸形儿或有先天性缺陷的婴儿出生率会有所增加。

（2）准确判断排卵期：判断月经周期中容易受孕的阶段，对女性而言，无论是希望受孕或者要求避孕都是非常有用的。在每个月经周期中，可能妊娠的时间仅 5 日左右。女性生殖细胞——卵子在输卵管里的寿命仅约 48 小时。即便精子处在良好的宫颈黏液环境中能存活 2 日以上，受孕通常也只能发生在性交后的 24 小时里。

排卵往往发生在妇女下次月经来潮前 14 天左右。大多数正常的育龄妇女，其月经周期都有一定的规律。月经不规则多见于青春期、中年以后及分娩之后的阶段，也见于情绪紧张、旅行、疾病和营养不良的时候。如果能记录下月经周期中出现的一些现象，经过一段时间，就能了解自己月经周期的类型，从而在最大限度上掌握最佳的受孕时机。

很多症状和体征能够反映出女性体内的排卵现象。这些症状和体征主要有月经周期的长度、宫颈黏液的变化、宫颈的改变、基础体温的上升，以及身体其他部位的变化等。

①月经周期的长度：女性的月经周期并不完全相同，多数在 25～35 天，排卵则发生在下次月经周期前 14 天左右。当自己的月经期一般在 27～34 天之间时，就可以推算出排卵期。以 27－14＝13，以 34－14＝20，那么，每个月经周期从来月经第 1 天算的第 13～20 天便是最易受孕的阶段。

②宫颈黏液的变化：在排卵前，卵巢分泌的雌激素不断增加。雌激素促进宫颈分泌出潮湿、滑润、富有弹性、清亮或白色的黏液，犹如鸡蛋清状。这些黏液会经阴道流出，只要留意，就很容易观察和感受得到。这类黏液的分泌可以过滤异常精子，为健康的精子提供营养的通道，引导精子经过宫颈、子宫，进入输卵管。所以，这类黏液也称为"易受孕型黏液"。

易受孕型黏液的出现，标志着女性正处于易受孕期。如果要避孕，那么，在这个阶段就要禁止性生活。如需同房，则一定要采取有效的避孕措施。如果希望妊娠，那么最易受孕的时机是在易受孕型黏液出现的最后 2 天里。在这时同房，可有最高的妊娠率。

在排卵之后，宫颈会分泌出很稠的黏液，并形成黏液栓。这时，仅有少许，甚至没有黏液从阴道排出，阴道入口处也呈干燥状或仅有少许的黏稠感。如想妊娠，就须等待下次排卵前再出现易受孕型黏液之时。在排卵后的这个阶段，宫颈是关闭的，阴道内的环境呈酸性，不利于精子存活。阴道口连续干燥 3 天后，就能确定排卵已经发生，卵子已经死亡。

③宫颈的改变：每当月经中期，宫颈上升约 2.5cm，并且变软，宫颈口微微张开。这与宫颈黏液的变化是一致的，也是女性身体提供的另一排卵信息。如果这时蹲着，用一个手指伸进阴道，很容易触摸到宫颈。每个周期触摸几次，1～2 个周期后就能体会到宫颈的变化。

④身体其他部位的变化：在月经周期中，因血流中雌、孕激素含量的波动，女性身体其他部位也可能出现一些变化。其表现主要有如下几种：

a. 腹部一侧触痛、刺痛或剧痛。下腹刺痛或剧痛也称为"月经间痛"，常发生在接近排卵时。

b. 少量出血或宫颈黏液呈粉红色、咖啡色。

c. 排卵后出现一些经前综合征，如头痛、背痛、全身疼痛、烦躁、乳房不适、下腹闷胀、体重增加等。

（3）优生：从优生的角度讲，生男生女都一样，关键是要"优生"。重男轻女势必会造成男女性别比例的不平衡，其后果是十分严重的。控制性别是为了阻断遗传病的发生，一般都是在妊娠后才进行检查证实的。能不能通过在妊娠前用某种措施决定生男或者生女呢？目前，在自然怀孕的状态下还无法实现，除非采用人工授精的方法。

3. 不宜受孕的情况和时期

受孕是一个极为复杂的生理过程，容易受到肌体内外环境的影响和刺激。从优生的角度和长期的资料综合分析，以下情况不宜受孕。

（1）各种疾病的治疗阶段和恢复阶段：当人体处于疾病期时，体内的生理平衡被破坏，而病理状态下生殖细胞的代谢必然受到影响，加之治疗所用的物理、化学手段或药物必然会对体内环境产生影响。

（2）过重的体力劳动和过长时间的脑力劳动时期：脑、体劳动负担过重或时间过长都将对身体产生一定影响，也将影响受孕。

（3）情绪紧张和不稳定时期：人的情绪既受环境因素的影响，也受到机体内环境的影响，更离不开大脑皮质的调节和控制，情绪的不稳定和紧张反过来也影响大脑皮质的功能和机体的内环境。

（4）生活环境的不稳定期：生活环境的稳定是健康的必备条件和基础，在气候骤变或恶劣的环境下受孕，或把受孕的时间安排在长途旅行之中都是不好的。

（5）有不良生活习惯者：有不良生活习惯者，包括过度的嗜好（如烟、酒成瘾）、习惯于夜生活，或性生活过于频繁，这些不良习惯对健康不利。

（6）年龄过大不宜妊娠：主要是针对遗传质量和妊娠妇女的生理状态而言的。

总之，要想孕育健康的后代，就得创造一个好的受孕环境，好的受孕环境是优生的关键。

4. 男女双方不孕的原因

男女双方不孕，如果经过男方单纯排除男性不育因素和女方单纯排除女性不孕因素后，双方不孕的原因往往是功能性的而非器质性的，综合考虑有以下三类。

（1）缺乏性生活的知识。

（2）男女夫妇双方精神紧张，过分焦虑不安。

（3）免疫因素：这类免疫因素有别于男性不育原因中的免疫因素，它是由女性体内产生的抗精抗体，在女性生殖道中使精子凝集或制动，从而对精子产生不良影响。这类夫妇，用避孕套避孕一段时间后，可使抗体消失而妊娠。

三、孕前生活安排

1. 孕前的衣食住行

在怀孕前，注意衣食住行也不只是女方的事。譬如，经常穿紧身裤的男性，由于使睾丸压向腹股沟而增温，以致造成生精功能减退，这需要男性注意。女性在衣着方面宜宽松，使乳房及腹部能够保持自然松弛的状态，以利于生理功能的协调。饮食方面，男女双方均应禁忌刺激性的食物，尤其应禁酒和烟。最好不要偏食碱性食物，以免破坏身体的酸碱平衡。居住环境应尽量避免装修污染和噪声污染；应尽量躲避有害放射线源的危害。男女双方都应避免过分剧烈的运动方式，因为过于激烈的竞技心理状态往往会影响生理功能的平衡，如果必须参与时，应适当推迟孕期，以期获得尽可能完美的优生效果。

2. 做好孕前的健身锻炼

健身锻炼应该贯穿于人的一生之中，人们通过锻炼达到健身的目的，也可以通过锻炼重塑体形。由于两性存在着生理上的差异，因此，应分别选择适当的健身手段。如女性在速度、力量和耐力上与男性相比有很大的差距，因此，应选择有利于提高女性身体功能的运动项目，使其全身及腰背部和盆底部肌肉协调均匀地发展，保持女性健美的体形，维持子宫的正常位置。女性在锻炼中应注意对运动量和时间的限制，防止出现运动过量或运动损伤。

3. 怀孕前应做的 12 个准备

（1）补充叶酸：怀孕、生育，都会让女性营养缺乏，叶酸是 B 族维生素中的一员，为人体细胞生长和分裂所必需的物质之一，如在妊娠早期缺乏叶酸，会影响胎儿大脑和神经系统的正常发育。

（2）补钙：研究证实，女性 28 岁以后，身体中的钙每年以 0.1% ~ 0.5% 的速度减少，孕期和产后钙的流失会加剧，所以孕前就要注意补钙。

（3）服用维生素 C 和维生素 E：每天补充 1000mg 的维生素 C，400U 维生素 E。这是两种最重要的抗氧化剂，联合服用能减少血管壁上的有害物质堆积。

（4）每天吃早餐：吃早餐能有效地促进新陈代谢，减少胆结石、肠胃疾病的发生，及时补充血糖。早餐最好包括谷类食物、水果、奶制品、坚果。

（5）饮食多样化：每天 4 份水果，5 份蔬菜，每周吃 2 次鱼，多吃杂粮可以为免疫打下基础。

（6）每晚按时睡觉：最好的睡眠是每天有规律地睡 7 ~ 8 个小时。

（7）做增强力量和柔韧性的锻炼：如练拉力器、瑜伽，这些训练能保持骨密度，防止骨骼老化。

（8）提前半年停用避孕药：如果你准备怀孕的话，那么在之前的半年就要开始停用避孕药，因为这样能够给予你的生理周期充分的时间去调理。同时你也可以从正常的生理周期中去判断什么时候才是排卵期，而在排卵期进行受孕的话，成功的概率是最高的。

（9）保持标准体重：如果可以减重的话，现在就要开始行动了，减掉体重对于超重的女性来说不仅会提高受孕的概率，同时还有助于减少怀孕过程中的并发症。对于过瘦的女性来说，则可能需要咨询一下专家如何增重，如果还有月经紊乱的情况，那就要特别注意了。

（10）准备"宝宝基金"：从现在开始就要好好地为宝宝的生活教育费用存钱了，一旦有了宝宝，这些都是不得不考虑的问题，而且单单在怀孕期间的费用可能就已经比预计的要高。所以从现在开始准备好充足的"基金"，保证宝宝的生活和教育等所需的费用。

（11）尽快安顿好住处：你是不是需要更大的房子呢？还是希望一个更好的地理位置呢？如果是的话，那么就要尽快完成，尽量在一个令你舒适的环境中怀孕并且抚育宝宝。假如你对房子比较满意的话，那么你对怀孕的准备会更有信心。

（12）五类人群易发生新生儿出生缺陷：准妈妈年龄在 35 岁以上者；孕早期受过病毒感染，特别是风疹病毒感染者；孕早期部分微量元素缺乏，特别是碘与叶酸缺乏者；孕早期接触过 X 射线或苯、铅、汞等有害物质者；孕早期用药未经医生指导者。

4. 男性的四大护精原则

想要宝宝，并不是女人一个人的事情！健康的宝宝来源于一个健康的精子和卵子的结合！所以准爸爸绝对不能忽视精子的健康！精子成长只要 4 个月的时间，只要马上改变生活习惯，提高精子质量和数量的效果立竿见影。因此，白领男性们必须遵守以下四大原则。

（1）坚持适当的运动：研究表明，男性缺少锻炼，身体肥胖，会导致腹股沟处的温度升高，不利于精子的成长。运动不仅可以增强体力，还是有效的减压方式。压力大的白领男性可以考虑每天运动 30～45 分钟，增强精子活力。

建议：激烈的跑步运动或长距离的骑车会使睾丸的温度升高，破坏精子成长所需的凉爽环境，从而降低精子活力，因此锻炼要适量，不要过于激烈。

（2）注重对肾精的养护：一些男性平时工作忙，对保健养生毫不在意，但男性保健养生是极其重要的。男性养生一是注重调整饮食结构，充养肾精；二是减少对肾精的耗损。尤其是自身肾精不足的，一定要注重后天的调养，这对提高精子活动力是非常有效的。

调养肾精的食物有：富锌食物（如豆类、花生、牡蛎、牛肉等）具有补精壮阳的作用；动物内脏富含肾上腺皮质激素和性激素，适当食用可以增强性功能；滑黏食物（如鳝鱼、海参、墨鱼、章鱼等）富含的精氨酸是精子形成的必需成分，并能增强精子的活力，对维持男子生殖系统的正常功能有重要作用。

同时，男性应着重多摄入含有维生素 E 和各种微量元素的水果、蔬菜，有助于抵御破坏精子的病菌。

（3）规律的、卫生的性生活：如果男性生殖器经常充血，会使阴囊的温度升高，从而造成精子活力降低。因此，有规律的性生活可以保证精子的产生和活动。一旦过频，则容易耗损肾精，导致身体亏空，精子质量下降。所以，把握好度十分重要。

同时，医学研究表明，生殖道感染对精子的活力产生很大的杀伤力。一旦精液被感染则会显著影响精子的活力，就好比将鱼养在污水里一样。从临床角度来分析，年轻人的感染机会主要来源于不洁性生活以及桑拿之类的活动，因此尽量不要去不洁的公共场所，保证性生活安全、卫生。

（4）戒烟戒酒，避免环境污染：不健康的生活方式，如长期吸烟、酗酒，长期处于辐射环境，也是导致男性精子质量下降的原因之一。

数据显示，44%的人认为，吸烟是精子质量下降的最主要因素，每天吸烟的男性，精子活力总是比不吸烟者的精子弱，因此戒烟势在必行。而大量饮酒也可直接导致精子质量下降。

另外，手机、电脑、复印机、空调、微波炉等发射出的高频微波对男性的生殖功能影响非常明显，可以使精子数量大量减少，精子活力严重不足，甚至引起睾丸内生精细胞异常。长时间开车，或一直接触汽车尾气污染，也会引发男性生理功能紊乱，引起精子活力下降。

因此，请立即抛弃香烟，并尽量少饮酒，同时，尽量远离辐射、高温、汽车废气等环境。从细微处改变生活方式，你会发现对提高精子活力很有成效。

特别需要指出的是，高温环境对精子生成的破坏力很大，所以必须少做会让睾丸温度升高的事情，比如剧烈运动、洗桑拿浴、穿紧身裤、长时间开车、把笔记本电脑放在双腿上操作、使用电热毯等。这些生活中的小事，从现在开始必须戒掉！

四、孕前饮食营养准备

1. 孕前饮食对怀孕的影响

不少人有这样一个错误观念：怀孕之后加强饮食营养就可以了。其实在受精之前就应该开始注意，婴儿体内的细胞在分裂的时候很容易受到营养不良的影响，大多数的细胞分裂发生在怀孕的前几周，有时甚至在女性意识到自己怀孕之前就开始了，尤其是胎儿脑细胞的发育，如不能摄入足量的叶酸等营养物质，胎儿神经系统的发育就会受到影响，甚至会增大脊柱裂的发病率，由此可见孕早期营养的重要性。

由于胚胎所需的营养是直接从子宫内膜储存的养料中获得的，而子宫内膜的营养状况是在孕前就形成的，它的营养自然也影响着胚胎发育的质量。此外，孕前饮食的营养合理与否，还直接影响着男女双方提供的精子和卵子是否合格，男女双方因为精子和卵子不合格而引起受孕失败的例子非常常见。在改善和排除不利因素对精子和卵子的影响时，适当地注意饮食、加强营养，也会改变精子和卵子某些缺陷。因此，在准备怀孕的前几个月就要开始加强营养调配，特别应多吃一些新鲜蔬菜、水果、瘦肉以及豆类食品、杂粮等，摄取蛋白质及多种维生素，既为男女双方生产优质的精子和卵子服务，也为女方做好孕期的营养储备服务。

2. 孕前饮食的基本原则

（1）要加强营养：受孕前3个月，夫妇双方都要加强营养以提供健康优良的精子和卵子，为优良胎儿的形成和孕育提供良好的物质基础。

在饮食中要多吃一些含动物蛋白质、矿物质和维生素丰富的食品。孕前夫妇可根据家庭、季节等情况，有选择地科学安排好一日三餐，经过这样一段时间的健体养神，双方体内储存了充分的营养，身体健康，精力充沛，为优生打下坚实的物质基础。

（2）要养成良好的饮食习惯：不同食物中所含的营养成分不同，含量也不等。有的含这几种，有的含那几种；有的含量多，有的含量少。所以，应当吃得杂一些，不偏食，不忌嘴，什么都吃，养成好的膳食习惯。

（3）要特别注意饮食卫生：食物从其原料生产、加工、包装、运输、储存、销售直至使用前的整个过程中，都可能受到不同程度的农药、金属、霉菌毒素以及放射性元素等有害物的污染，从而对人类及其后代的健康产生严重的危害。因此，孕前夫妇在日常生活中应当重视饮食卫生，防止食物污染。应尽量选用新鲜天然食品，避免食用含食品添加剂、色素、防腐剂的食品。蔬菜应吃新鲜的并要充分地清洗干净，水果应去皮后再食用，以避免农药污染；尽量饮用白开水，避免饮用咖啡、饮料、果汁等饮品。家庭炊具应尽量使用铁锅或不锈钢炊具，避免使用铝制品及彩色搪瓷制品，以防止铝元素、铅元素等对人体细胞的伤害。

（4）做好孕前饮食的营养调配：生孩子需要做好充分的准备，不少人认为在妊娠后再加强营养就行了，这是一个错误的观点。因为妊娠早期是胎儿脑细胞形成数目能否达到正常的关键期，胚胎所需的营养是直接从子宫内膜储存的养料中取得的，而子宫内膜的营养状况在孕前就已形成，自然影响着胚胎发育的质量。因此，在准备妊娠前的几个月就应开始加强营养调配，特别是多吃一些蔬菜、水果、肉类和豆制品，以通过蛋白质及多种维生素的摄取，充分为子宫内膜输送胚胎发育所需的各类氨基酸及其他营养物质。

3. 孕前宜摄取的食物营养

为了确保你处于排卵、受精和怀孕所需要的最佳健康状态，你需要每天从各类主要食物中挑选各种各样的食物。数量和质量都很重要。

（1）淀粉类食物：比如面食、土豆、米、谷类等含有丰富的淀粉，应该成为孕前饮食的基础部分。它们也是必要营养成分的主要来源，比如，全麦面包、未脱皮的谷类和糙米都可以提供铁和维生素 B，但是这些食物你必须食用最天然的，虽然也有些加工过的面粉添加了一些损失掉的营养成分，但很多加工或漂白过的食品都已经损失了大部分的天然维生素和矿物质。

当你开始注意饮食营养，准备受精怀孕的时候，尽量不吃加工过的甜饼干，若需要增加能量，要选择香蕉、玉米或糙米。这些淀粉来源于天然食品且脂肪含量低、维生素和纤维含量高，从而使它们的能量释放得比较缓慢，这也正是你所需要的。甜饼干等加工过的食品所含的营养成分很少，长期食用则不能满足机体所需的养分。

（2）纤维：也叫纤维质，它不会被消化，但会留在肠道中协助肠道毫不费力地推动排泄物，从而保证了淀粉得到稳定的吸收，而且控制了对脂肪的吸收，保护我们的身体不受毒素的影响。低纤维饮食会导致便秘、痔疮，并增加患结肠癌和高胆固醇血症（与心脏病相关）的危险。因此怀孕时保证饮食中含有足量的纤维尤为重要，因为这时候缓慢的肠蠕动会使你容易患上便秘和痔疮。

所有的水果和蔬菜都是纤维的良好来源，同样还有小麦、米、谷类和果仁。但是从新鲜食品中获得的纤维要比从加工过的食品（如麸皮）中获得的纤维好得多，因为加工过的纤维可能会抑制一些矿物质的吸收。

（3）蛋白质：蛋白质对人体的生长和修复非常重要，因此对于发育中的胎儿更是必不可少的。鱼、肉、蛋、奶制品、豌豆和果仁都是蛋白质的主要来源。蚕豆和豌豆也是能量的良好来源，同时纤维含量也很高。果仁是很好的食物，因为它含有多种维生素和矿物质，如维生素 E 和微量元素镁。然而，它的含脂量的确比豌豆高，因此吃的量要适中。晾干的蚕豆和豌豆需要浸泡和煮沸很长时间才能食用。

由于不同的蛋白质来源含其他营养物质的量不同，所以需要食物种类多一些。富有植物蛋白质的食物，如蚕豆、豌豆和谷类，一般都含有大量的纤维和维生素，但铁的含量较低，缺少维生素 B_{12}。虽然红色肉类和蛋类富含蛋白质和铁，但它们也含有大量的饱和脂肪酸。

（4）奶制品：此类食品是在西餐中是钙、镁和维生素 B_2 的主要来源。奶制品如干酪和酸乳酪也是素食者重要的蛋白来源。

虽然很多人从奶制品中获取钙，但应尽量选择低脂奶、酸乳酪和干酪，因为它们含有同量的钙，而脂肪酸和胆固醇含量却低得多。另外，注意不要把奶放在冰箱外太长时间，以免破坏奶中的某些成分如维生素 B_2、维生素 B_1 和维生素 B_{12}。

（5）脂肪：我们的食物中有三种脂肪：饱和型、单不饱和型和多不饱和型。但只有多不饱和型脂肪是不可缺少的，它们对产生睾酮、雌激素和黄体酮等性激素至关重要。饱和型脂肪见于肉类、猪油、黄油和人造黄油中，一般是固体脂肪，可导致心脏病。单不饱和型脂肪见于植物油中，如花生油、橄榄油，是比较安全的选择，甚至还有可能有助于预防心脏病。

人体必需的不饱和脂肪是亚油酸和亚麻酸。亚油酸见于向日葵、玉米、大豆；亚麻酸见于多油的鱼类和鲱鱼、鲑鱼和鲭鱼中。这些食物中的油通常都是可溶解于脂肪的维生素（维生素 A、D、E 和 K）的良好来源。

（6）盐：少量的盐有助于维持体液平衡和其他方面的功能，但摄入过高的盐量可能引起高血压等病状，所以最好在怀孕前将盐的摄入量降到健康的标准，因为在怀孕时患高血压是很危险的。

（7）维生素和矿物质：维生素是我们身体运行必需的物质，而我们又不能自己制造。矿物质也是我们身体维持骨骼结构和体液平衡所必需的。我们只需要很少量（指重量）的维生素和矿物质，有时过多了就跟不足一样有害。

我们主要靠从食物中吸收这数量众多的维生素和矿物质，这也是饮食对健康重要性的体现。在我们日常食用的新鲜水里和蔬菜中含有大量的维生素和矿物质，但要注意尽量食用未加工的和新鲜的，而且品种尽量多样化。

如果你吃的食物类别很广，而且已摄入健康成人饮食所需要的定量，那你就不必对怀孕前阶段的饮食习惯进行太多改动。然而，在此阶段有些维生素和矿物质是尤为重要的，如果你想生小宝宝或已经怀孕了，那么你还需要增加这些物质的摄入量。

①叶酸：叶酸对降低婴儿患脊柱裂的风险非常有效，建议有怀孕打算的女性每天摄入大约600μg，可以通过食用富含叶酸的食物，如菠菜、南瓜、芦笋、牛肉、干乳酪、橙汁等，或通过服用400μg的补充剂实现这一目标。叶酸补充剂现在很常见，也很便宜。请记住你应该从孕前就开始增加叶酸摄入量，并一直持续到怀孕后第12周。此时，胎儿的神经系统已得到了良好的发育。

如果胎儿已经患上神经管缺陷，或者你或你的近亲患有此缺陷，你应该将补充剂摄入量增大到每天500μg。这可以由医生以处方形式提供。

②铁：很多育龄女性由于经期严重失血和饮食营养不足而缺铁。对所有女性来说，铁的日需求量大约是15mg。虽然你和胎儿在怀孕期间需要多一点儿的铁，但每日摄入量并不需要增加太多，这是因为怀孕期间对铁的吸收增加了，并且也没有了月经失血的损耗。我们的身体可以储存铁，所以在受孕前可以先仔细检查一下铁的摄入量，以便适时增加体内铁的储存量。

从食物中吸收铁比从补养品中吸收要好，因为后者会引起胃烧灼感和便秘。在我们日常食用的红肉、动物肝脏和鸡蛋等食物中都含有较丰富的铁。在补铁时请与富含维生素C的食物一起摄入（比如在炖肉中加点西红柿），这有助于对铁的吸收。

③钙：整个怀孕期间，成长中的胎儿一直处于骨骼发育中，摄入足量的钙是尤为重要的。主要从豆制品、奶类食品、未经加工的谷类等食物中摄取。

④硒：硒是用来形成硒蛋白质和抗氧化剂的，从而可以使身体免受自由基的不良影响。自由基可以破坏细胞膜和细胞分裂过程中的脆弱环节。虽然我们需要的量极少，但硒对于产生健康的精子却非常重要。男性硒缺乏常常导致精子数量降低和活动力低下等问题，女性硒缺乏则有可能会导致流产。

我们对硒的摄取完全来自于食物，主要可从肉类、鱼类（尤其是鲑鱼、鲱鱼、鲭鱼）及全麦面粉中摄取。

⑤锌：人体里锌的含量很少，在汗水和尿中也要损失一些，因此必须每天补充。锌是身体生长和组织修复所必需的，对未出生胎儿的发育也至关重要。怀孕期间缺锌的女性容易低体重儿，这样的婴儿在出生后前几周内不易存活。怀孕时对锌的需求会增加，如果你摄入了足量的锌，你的身体会通过增加吸收加以调整。锌对男性生殖力也很重要，它是保护精子的抗氧化剂，也是精子的重要组成部分，因为它能帮助精子顶体酶在恰当时间内穿透卵子完成受精。

锌一般存在于肉类、海产品、全麦制品和奶制品中，可酌情补充。

（8）孕前适宜摄取的食物

①水果：常吃水果对大脑的发育有很大的好处。胎儿在生长发育过程中，细胞不断生长和分裂，需要大量的热能和蛋白质，但合成细胞的每一个步骤，都需要大量维生素。准妈妈经常食用水果，可以保证体内不会缺乏维生素。

②小米、玉米：每100g小米和玉米中蛋白质、脂肪、钙、胡萝卜素、维生素B_1及维生素B_2的含量，均是大米、面粉所不及的。所以，应该注重在饮食中加入小米和

玉米。

③海产品：海产品可为人体提供易被吸收利用的钙、碘、磷、铁等无机盐和微量元素，对于大脑的生长、发育及防治神经衰弱非常有益。

④芝麻：《本草纲目》已载芝麻具有"补五内，益气力，长肌肉，填髓脑"的效果。黑芝麻含有丰富的钙、磷、铁，同时含有 19.1% 的优质蛋白质和多种氨基酸，这些氨基酸均为构成脑神经细胞的主要成分。

⑤核桃：核桃的营养丰富，其脂肪占 63% ~ 65%，蛋白质占 15% ~ 20%，糖类占 10% 左右。据测定，每 500g 核桃仁相当于 2500g 鸡蛋或 4750g 牛奶的营养价值，特别是对大脑神经细胞有益，其他如磷、铁和维生素 A、维生素 B_1、维生素 B_2 等营养成分含量也比较高。

⑥黑木耳：每 100g 黑木耳含糖类高达 65.5%，含钙量高于紫菜，含铁量高于海带，所含胶质可以把残留在消化系统的灰尘和杂质吸附起来排出体外，从而起到清胃涤肠的作用。木耳还具有滋补益气、养血健胃、止血润燥、清肺等疗效，可常和其他菜肴配合烹调。黑木耳炖红枣，具有止血、养血之功效，是孕产妇的补养品；木耳、黄花菜共炒，可收到补上加补的效果。

⑦花生：花生具有极易被人体吸收利用的优质蛋白。花生产生的热能高于肉类。花生中还富含维生素、糖类、卵磷脂及人体必需的精氨酸、胆碱等。孕妇可经常食用花生仁（其红衣可治疗贫血，不可抛弃），或与大枣、桂圆、糯米煮食。

4. 不同类型女性的孕前饮食原则

人的身体状况各不相同，在受孕前应在饮食上有针对性地加以调养，以下介绍不同类型的人在受孕前的饮食重点。

（1）普通型人：原则上食物没有限制，但为了使身体更健康，要注意以下几点。

①用餐时要注意情绪，不要边吃边想工作，应保持愉快的气氛。

②事前已知将会忙碌，或有过分疲劳的倾向，就应避免吃辛辣等刺激性食物，可以汤为主，这样不但恢复很快，也能预防疲劳。

③早餐和午餐应尽量多吃，晚餐则少吃一点儿。睡前 3 个小时不吃东西，那么隔天早上起床时，脑子会清醒。

④将应季的水果连皮制成果汁，每次饮用 1 杯，早晚各饮用 1 次。

⑤吃饭时，应恪守细嚼慢咽的原则。

（2）肥胖型人：若是期望生一个健康优良的宝宝，在妊娠前不能过胖。若已是肥胖的体形，请按照以下的饮食建议，尽快采取措施：避免过量的饮食，并减少摄入热能高的食物；要调整排便功能，将多余的废物排出；进食时必须细嚼慢咽，不要因为饥饿而狼吞虎咽。

①宜食用的食物：a. 生食：萝卜、黄瓜、西红柿、豆腐、水果、蔬菜汁。b. 酸味食物：醋拌菜、酸梅、柠檬、橘子等。c. 其他食物：荞麦、海藻类、冬瓜、赤小豆、竹笋、木耳等。

②尽量避免吃的食物：a. 甜食：糖果、甜点心类。b. 烧烤的食物：烤鱼、烤肉

等。c. 辛辣的食物：辣椒、胡椒、咖喱等。d. 其他：火腿肉、香肠等加工食品。

③少吃油腻的食物：如油炸类、肥肉、奶油、猪油等。

（3）不易受孕型人：夫妻同居较长时间，虽不避孕，但仍不能怀孕。还有的妇女受孕后在怀孕的前 3 个月便流产了，反复多次，对这类型的准孕妇，在怀孕前注意饮食调整是十分必要的。

①宜食用的食物：益母草、当归、枸杞、韭菜、肉苁蓉、陈皮、灵芝、熟地黄、鹿茸、紫河车、白木耳、蛤蚧、红参、黄花、茯苓、白术、羊肉、鸡肝、鹌鹑、虾。

②避免吃的食物：刺激性的食物、辛辣的食物、冷的食物。

四、孕前用药

孕前因病或其他原因服药时，要特别注意。因为某些药物在体内停留和发生作用的时间比较长，有时会对胎儿产生影响。一些女性妊娠之后身体没有明显的变化，也不出现妊娠反应，自认为没有妊娠，于是完全没有考虑所服的药物是否会对胎儿产生影响，结果无意中伤害了非常脆弱的胎儿，留下了终身遗憾。为了防止上述情况的发生，在计划妊娠前的 3 个月就应当慎重地服药。

如果经过慎重考虑，认为需要在某月妊娠，那么在妊娠月的前 6 个月首先应当停服避孕药，因为避孕药中含有影响精子和卵子质量的激素。其他药物，如抗组胺药、解热镇痛药阿司匹林等，不宜长期服用。为治疗贫血而服用铁剂时，在准备妊娠前，要同医生商量，了解是否会对胎儿产生影响。

因药物而导致的胎儿畸形，有相当一部分是在还未发现妊娠的时候使用的，所以在准备妊娠前的一段时间内，用药时就要格外谨慎。必须用药的话，要了解药物在体内停留的时间，以及是否会对数月后的妊娠、胎儿的形成及发育有不良影响，最好能够请教医生或有关专家。

五、孕前疾病的防治

1. 阴道炎

大多数阴道炎是由白色念珠菌感染引起的。念珠菌是一种真菌，如果阴道炎未治愈，分娩时可感染胎儿，引起新生儿鹅口疮。阴道炎患者最好是先治愈，后生育，否则会影响疾病的治疗，并影响妊娠。

念珠菌阴道炎的主要症状是阴部发痒，严重时，痒得令人坐卧不安，阴道分泌物为豆腐渣样，阴道口周围发红似湿疹。如果发现有上述症状，应及时到医院诊治。

念珠菌阴道炎的预防措施有：外阴的清洁；少穿紧身裤；养成卫生的如厕习惯；健康的性行为等。

2. 盆腔炎

盆腔炎主要是由性传播疾病引起的，也可以是由盆腔附近的阑尾及肠道等脏器的感染而引起，或是流产、分娩特别是剖宫产的并发症。

盆腔炎严重的症状常常是骨盆疼痛、阴道分泌物增多及发热；症状较轻时是导致轻度的腹痛、性交痛及性交后出血，或者使月经周期延迟，有时根本没有不良症状。

盆腔炎严重影响女性的生育能力，它导致子宫、卵巢及输卵管充血、肿胀及发炎。随着感染的减轻，这些器官最终形成疤痕，可导致输卵管阻塞或扭曲，这将使受精变得不太可能。即使是受精管轻度扭曲，受精的卵细胞也会难于进入子宫，这就会形成宫外孕。

由于它严重影响生育，所以应当对盆腔炎进行积极治疗，任何具有盆腔炎症状的妇女应当立刻找医生诊治。可以用抗生素来治疗感染，但它对已经形成的疤痕组织无能为力，所以越早使用抗生素，疾病造成的损害也就越轻。如果你患了盆腔炎，你和你的配偶都要去找医生并接受治疗。

3. 卵巢囊肿

这些在卵巢上的无损害性的、充满液体的囊肿非常常见，经常自生自灭。约有1/5的妇女会在卵巢上发现很多的小囊肿，并且患有这些小囊肿的妇女不比其他妇女患不孕症的概率大。但若妊娠前有持续存在的、直径大于5cm的卵巢肿瘤，应在妊娠前行妇科手术切除，术后恢复半年后，方可妊娠。否则在妊娠期囊肿可能有扭转、破裂等危险情况发生，又常常需要做急症妇科手术，手术和麻醉又容易造成流产、早产，腹部伤口也不易愈合，对怀孕不利。

4. 子宫肌瘤

患子宫肌瘤的孕妇本身没有什么特别感觉，大多数也能自然分娩。但是，如果黏膜下肌瘤妨碍受精卵着床，反复引起流产，就必须先施手术将肌瘤摘除后，再考虑妊娠。

妊娠后发现患有子宫肌瘤，若不影响继续妊娠，则不必处理，但要密切观察子宫肌瘤的变化情况。若子宫肌瘤生长的部位严重妨碍分娩进行，阻碍胎儿头部娩出，就应采取剖宫产，同时摘除肌瘤。

5. 膀胱炎

女性尿道短，尿道口离阴道和肛门又很近，因此细菌较容易侵犯到膀胱，引起膀胱炎。若病情没有得到控制，感染会延伸到肾盂，导致肾盂肾炎。

膀胱炎的主要症状是尿频、尿急、尿痛、尿道口有烧灼感等，常可通过大量饮水而使症状有所缓解。如有上述症状，应及早接受检查治疗，不要耽误。

膀胱炎容易复发，尤其是在妊娠期，阴道分泌物增多，稍不注意清洁，极易导致复发。因此，患过膀胱炎的妇女要彻底医治，即使一般症状消失，尿化验正常，也必须再持续服药1周左右，以防复发。

孕妇要预防膀胱炎，必须勤洗澡，勤换内裤，保持外阴部的清洁；平时多饮水，避免过度劳累，勿受凉。如果发现得了膀胱炎要及时治疗。如果症状在妊娠36周前或分娩1周后出现，可用热水坐浴，以减轻症状。

6. 慢性肾炎

妊娠前患有慢性肾炎者，一旦怀孕，会使肾炎进一步恶化，妊娠早期就会诱发妊娠高血压综合征。此时，孕妇的胎盘血液循环会发生变化，如果供养不足，胎儿生长发育也会受到很大影响。另外，产后母亲会留下后遗症。所以，慢性肾炎患者不能妊娠，盼子心切的，应积极治疗，如果医生允许妊娠，还必须征询产科、内科医生的意见，才可保证顺利妊娠、分娩。

慢性肾炎的主要症状是全身无力、容易疲劳、全身水肿等，有的伴有尿蛋白和血压升高的症状。妊娠前对肾脏疾病一定要及早发现，及时治疗，以防转为慢性。

患有肾炎的孕妇，日常生活中应多休息，增加营养，多吃含蛋白质丰富的食物，补充足量维生素，饮食宜淡不宜咸，以加强身体抵抗力，避免各种感染。慢性肾炎患者要严格节育，生第一胎后最好做绝育手术，因为多生一胎，就多冒一次生命危险。

7. 糖尿病

糖尿病是遗传性较强的疾病，其在各种诱因下，发病基因会表现出病症，妊娠就是诱因之一。因此，女性妊娠前必须询问直系亲属中有没有糖尿病患者。

孕妇患糖尿病，会引起流产、早产、妊娠高血压综合征、羊水过多症和胎儿巨大等。所以，有糖尿病家族史的女性在妊娠前，应该到内科诊断，根据检查结果再决定是否妊娠，对于不宜妊娠却怀孕的女性，应尽早终止妊娠。

患糖尿病的孕妇，必须在医生指导下进行严格的饮食控制；临产前，要提前 3~4 周住院待产；产褥期要注意防止感染，每天测体温 4 次。重症糖尿病患者不宜哺乳，轻症者可以哺乳，但要加强乳房护理，保持清洁，防止感染。

为了及早发现糖尿病，有家族病史的女性和孕妇要在不同时期做尿糖测定。值得注意的是，化验呈阳性者，不一定就是患了糖尿病，因为妊娠期间可引起肾性糖尿，妊娠后期乳腺功能活跃，就会出现乳糖尿，而这些均属生理性糖尿。因此，糖尿病要进行多次认真检查才能确定。

8. 贫血

平时有眩晕或站起来头发晕、头痛、呼吸困难等症状的和有贫血倾向的女性，在决定妊娠前一定要进行血液检查。检查后，如果确认患有贫血症，应先治愈再考虑妊娠。贫血症的主要疗法为食疗，平时加强饮食营养，多进食含优质蛋白质和铁质丰富的食物，如动物肝脏、瘦肉、海藻类、蛋黄、花生、芝麻等。可以多吃豆制品，豆制品是植物蛋白质和铁质的最佳来源，又很经济实惠。

轻度贫血不属于病理范围，不必担心，日常生活稍加注意，一般很快就可以纠正。因妊娠而贫血的女性，要适当减轻工作量。血红蛋白在 7g/L 以下者为轻度贫血，应多休息，以减少机体对氧的消耗，同时也可避免头晕、乏力导致晕倒而发生意外。

9. 高血压

年轻人得高血压被称为"青年性高血压"。高血压患者中，年轻患者比例相当小，但是，高血压患者一旦怀孕，血压会更高，很容易演变为妊娠高血压综合征，那么对孕妇就很危险了。

准备生育的女性，对自己的血压情况不大清楚且平时又有剧烈头痛、肩酸、失眠、眩晕、水肿等症状的，一定要在妊娠前到医院测量血压。检查后，发现血压偏高的女性要注意平时饮食起居，加强身体锻炼，最好能在妊娠前保持正常的血压。

患高血压病的孕妇应避免过度疲劳，保证足够的睡眠时间，保持情绪的稳定，少吃多餐，减少盐分摄入，每天食盐量控制在 2g 以内，少食高脂肪、高热量的食物。还要根据病情，在医生的允许与指导下，服用利尿药、降压药等。

10. 心脏疾病

虽然心脏疾病及心绞痛在处于生育年龄的年轻妇女中比较罕见，但也有一些想要孩子的妇女患有先天性心脏病，或后天因风湿病而使心脏受损。此外还有心肌炎、心律失常等情况。

如果你有心脏问题，但现在生活等一切比较正常，那么怀孕对你和胎儿来说都将是安全的。妊娠、分娩对心脏的压力十分重，那些因为心脏功能不良而并发肺功能低下，从而变得气喘吁吁的妇女及血液循环不良的妇女，可能会因怀孕而使自己面临严重的生命危险。孕前早已有过心力衰竭，心脏已扩大，有心律失常，或有心内膜炎，年龄过大（已超过 35 岁）等情况，妊娠后发生问题的机会就大得多。

你若患有心脏病，在决定妊娠之前一定要请心脏专家做全面的检查，认真评估心脏情况，只有在心脏专家的许可和严密监控下你才能妊娠。如果你正在定期服用治疗心脏病的药物，那么在受孕之前应当向医生咨询有关服药的一些问题。如果你正服用华法林以防止血栓形成的话，医生可能至少把你在怀孕期内前 3 个月的治疗方案改为注射肝磷脂，后者对胎儿是安全的。如果你患的是先天性心脏病，你应当去进行遗传学方面的咨询，以评估胎儿患先天性心脏病的潜在风险。

11. 病毒性肝炎

病毒性肝炎是我国常见的消化系统传染病，最常见的是病毒引起的甲型、乙型肝炎。妊娠期尤其容易患病，为非妊娠期的 6 倍左右，而爆发性肝炎的患病概率为非孕期的 60 多倍，死亡率很高。

妊娠本身营养的需求及内分泌的改变会加重肝脏的负担，使孕妇对病毒感染的抵抗力降低。如果在妊娠早期感染了肝炎，其恶心、呕吐的症状常被误认为是早孕反应，而延误了肝炎的诊断及治疗。妊娠早期患急性病毒性肝炎时，胎儿畸形的发生率也会增加。如果肝炎发生于妊娠晚期，很容易发生凝血异常，易造成严重的产后出血。合并重症肝炎时，孕妇的死亡率很高，可达 10% 以上。妊娠晚期发生肝炎时，早产的发生率很高，也容易引起新生儿死亡。肝炎还可发生母婴之间的传播，尤其是乙型肝炎可通过妊娠期胎盘、分娩时接触母血或羊水、产后母乳喂养及接触母亲的唾液、汗液等方式传染给孩子。因此，患有病毒性肝炎的患者能否妊娠，一定要请传染病专家认真检查后才能确定。怀孕后得了肝炎，也要认真听取传染病和产科专家的意见，确定治疗方案以及是否需要终止妊娠。

12. 肺结核

曾经患过肺结核的女性，妊娠后很容易导致肺结核复发。因此，肺结核痊愈的女性在决定妊娠前最好上医院检查原病是否有复发倾向，由医生决定是否可以妊娠。正常情况下，结核非活动期已经趋于稳定或钙化，应该可以妊娠，但是仍不能排除妊娠期和产后旧病复发的可能。肺结核患者以病愈至少 2 年后生育为宜。

结核菌一般不会经胎盘侵入胎儿体内，即母体不会把结核病传染给腹中的胎儿。但是，如果母亲患的是开放性肺结核，就很容易传染给刚出生的新生儿。因此，新生儿必须在出生后 24 小时内接种卡介苗，严禁母乳喂养。

13. 甲状腺疾病

甲状腺位于颈前部，对调节人体新陈代谢水平具有重要作用。如果甲状腺不够活跃或者过于活跃，都会导致妇女月经问题、不育或流产。

甲亢是典型的甲状腺疾病。大多数人认为，妊娠会加重甲亢的心血管病的症状，甚至可发生甲亢引起的心力衰竭。因此，严重的甲亢没有经过很好的治疗是不应该妊娠的。患有甲亢怀孕时，胎儿畸形、流产、早产、胎儿生长迟缓的发生率均较正常怀孕时要增高。甲亢患者需要服用抗甲状腺功能的药物，例如最常用的丙基硫氧嘧啶，这种药物可通过胎盘影响新生儿，发生甲状腺功能减低、甲状腺肿大，甚至发生畸形。甲亢的患者还可产生甲状腺免疫球蛋白，这种球蛋白可以通过胎盘到达胎儿，引起新生儿一过性的甲亢，增高新生儿的死亡率。甲亢孕妇本身在流产、分娩的过程中，由于紧张、流产时的宫缩疼痛、分娩或手术的创伤、产后感染等都有可能引起甲亢危险的发生。甲亢患者在决定妊娠之前，一定要先去内分泌专家处咨询，检查甲状腺功能，在甲亢得到较好的控制后，再考虑妊娠为宜。

如果你是甲状腺功能不足的患者，可通过服用甲状腺素来治疗，它对你的健康至关重要。

如果你目前正患有甲状腺疾病，你的孩子出生后将需要进行特殊的甲状腺功能检测，因为一个健康的甲状腺对大脑的正常发育起着至关重要的作用。

14. 癫痫

癫痫一般不会影响你的受孕，除非是由于药物治疗而导致月经周期不规律，从而会延迟受孕。但妇女怀孕后，如果经常有癫痫抽搐发作，或有癫痫持续状态就有可能引起早产或流产。一些妇女在怀孕期间会有更多的发作现象，这可能是因为其体内激素的变化降低了血液中的抗惊厥成分水平。可以通过血液检查来监控这些成分，并调整药物剂量来改善这种情况。

不少的癫痫孕妇为了控制癫痫的发作，常需用药。但许多抗惊厥药物对胎儿均会产生不同程度的不良反应，特别是应用丙戊酸钠（抗癫灵）、苯妥英钠、苯巴比妥和卡马西平，能引起胎儿严重的先天缺陷，如心脏病、脊柱裂、阴茎发育不良（尿道下裂）和并指等，并伴有智力低下。

如果你的癫痫症刚发生过或你正在服用抗惊厥药，那么在怀孕之前要向医生咨询这些因素可能会对怀孕产生的影响——许多由抗癫痫药物引起的婴儿先天性缺陷都发生在受孕后的前几周。尽可能在怀孕的前 3 个月内不要用苯妥英钠或卡马西平等抗惊厥药物，孕期用药最好能监测用药的药物浓度水平。癫痫发作如果频繁，或者癫痫发作为持续状态都不能妊娠。要把疾病控制在不用药或用小量的药物，没有癫痫发作或仅有很少再发作的情况下才能计划怀孕。

15. 红斑狼疮

这是一种自身免疫性疾病，生育年龄的女性发病率较高。红斑狼疮能引起皮疹、关节疼痛、发热、淋巴结肿大，严重时损害肾脏等人体重要器官，对大脑和心血管系统也会有影响。

一些患红斑狼疮的妇女体内会产生抗磷脂抗体，这些抗体能导致形成血块和血栓，这就是抗磷脂综合征。患有抗磷脂综合征的妇女在受孕方面也许不会有困难，但会发生反复流产，因为在胎盘内形成血栓将导致妊娠失败。又由于在妊娠期有较多的患者病情会加重，如服用较大量的激素治疗时，胎儿可能有致畸的危险。所以如果发现自己患有红斑狼疮，在计划受孕前，应请专家认真检查、咨询，只有在病情稳定6个月以上或肾功能正常的情况下，经专家的允许后才可考虑妊娠。

16. 性传播疾病

性传播疾病是由各种细菌、病毒和真菌引起的，并且只有通过性或其他亲密接触才会感染的疾病。有些性传播疾病带有明显的症状，有些则无症状。一些性传播疾病可以通过感染精液、破坏子宫颈黏液以及造成盆腔炎而产生严重损害，甚至造成不育。因为胎儿在怀孕及分娩期可以受到很多感染，所以你在怀孕之前要进行有无性传播疾病的检查并完成相关治疗，这是至关重要的。

（1）衣原体感染：在某些国家，这种感染已成为造成盆腔炎的最普遍的原因。患有衣原体感染的妇女阴道分泌物也许会有所增加，并且有所变化，其宫颈也许会被感染，并且这种感染可以播散到其他盆腔器官。对男性来讲，衣原体能引起尿道炎的症状。

衣原体通过两种方式影响妇女的生育能力，一是可以导致盆腔炎，该炎症是不孕的一个常见原因；二是可以导致宫颈炎，该炎症通过影响宫颈黏液而造成暂时性不孕。感染衣原体的男子，其睾丸和附睾也可能被感染，这样就降低了其精液的质量。对感染衣原体的男子来说，最大的危险在于他们将会把衣原体传播给其配偶，而其配偶也许就会发展为盆腔炎。

如果你已经感染了衣原体并计划要受孕，你要确保在受精之前先接受治疗。这是因为感染衣原体的孕妇会在分娩过程中把它传染给婴儿，婴儿会因此患上结膜炎和肺部感染。一般可用红霉素来治疗衣原体。因为衣原体测试也不是百分之百地可靠，所以患者的配偶也要经常接受抗感染治疗，即使其测试结果是阴性。

（2）淋病：染上淋病的男子其症状通常是阴茎分泌物增多或有尿道炎的症状。染上该病的妇女也许会没有什么引起注意的症状，但其通常症状是阴道黄色分泌物增多，常有宫颈炎及尿道感染。

如果不接受有效治疗，淋病在男性体内会扩散到所有的性器官并影响其生育。淋病在女性体内可以扩散到子宫颈并感染子宫和输卵管，从而造成导致不孕的严重盆腔炎。它还会扩散至眼睛、关节及喉咙。一个受感染的妇女可以在分娩过程中将该病毒传染给婴儿，该婴儿可能因此患上危及视力的结膜炎。一旦发现，可及早中止妊娠，足月可行剖宫产。

淋病一般可用青霉素来进行治疗，一旦治愈，它就不会对你未来的孩子造成威胁。但由于患者通常受到其他如衣原体的感染，因此医生多采用综合治疗的方法，治疗通常持续 1~2 周。

（3）梅毒：梅毒可经胎盘侵入胎儿体内从而造成流产、早产、死产、畸胎和导致新生儿脑膜炎等。新生儿先天性梅毒的主要症状是：塌鼻梁、血性鼻涕、皮肤出现梅毒疱疹、骨骼异常等。认为自己可能患有梅毒的女性，妊娠前一定要进行血液检查，千万不要存在侥幸心理，否则危害很大。被确诊为梅毒的患者要接受治疗，痊愈后才可考虑妊娠。

初期感染梅毒时，只是生殖器溃疡，数日后会自行愈合。但实际上病根未除，约 12 周后又重新发作，并伴有头痛、高热、皮肤出现红斑等症状。因此，自己或丈夫有过生殖器官溃疡的，一定要到医院做全面的体格检查。

患梅毒的孕妇若能早期发现，早期治疗，赶在胎盘尚未形成之前痊愈，就不会传染给胎儿，否则只能终止妊娠。

（4）滴虫病：滴虫病是一种妇科常见病，由阴道毛滴虫所引起。此病的临床表现是稀薄的泡沫状分泌物增多，并发外阴瘙痒，若有其他细菌混合感染，则排出物呈脓性，可有臭味，常伴有灼热、疼痛、性交疼痛等。男性患者通常无特殊症状，只是有时会感到龟头疼痛或尿道发炎。

滴虫病不会使妇女发生盆腔炎，但它会影响到子宫颈黏液的质量，从而影响受孕。滴虫病一旦治愈，就不会对你以后的生育造成影响，通常用甲硝唑（灭滴灵）来治疗，但要注意在用药的时候要戒酒。

（5）尖锐湿疣：尖锐湿疣又称为肛门生殖器疣，是一种好发于皮肤与黏膜交接处的尖头瘤状湿疣，由人乳头瘤病毒引起。尖锐湿疣一般是通过性接触而传播，其中半数患者往往伴有其他生殖器感染。女性患者已被发现与宫颈癌的发病有关。这种性病的发病率较高，与患者发生性接触后，大约有 2/3 的性伴侣被感染上此病，孕妇易患此病且于妊娠期病灶增长快，容易导致流产或早产，病灶在分娩或流产后缩小或自然消退。

由于尖锐湿疣具有较强的传染性，并有恶变的可能性，所以患者一经发现要立即进行检查和治疗。女性患者先要做宫颈刮片检查，以排除宫颈癌的存在。应根据不同的病情选用不同的治疗方法。病灶少且小，仅在外阴部者，可用 1% 酞丁安膏涂擦，每日 3~5 次，4~6 周可望治愈。也可用复方安息香酸酊涂擦，用后病灶变白，并有烧灼感，每周 1 次，5~6 次可结痂痊愈。还可用 50% 三氯醋酸局部涂擦。如病灶有蒂且大，可进行冷冻、电灼、激光治疗。更大的疣可考虑局麻下手术切除。若配偶或性伴侣也患病，应同时治疗。妇女患病后要严格避孕，以免妊娠后使病情迅速加重。孕妇如已足月妊娠，以择期剖宫产分娩为宜。

第二节　妊娠前禁忌

一、戒除不良嗜好

我们都知道，吸烟、过量饮酒及使用药物是有害于身体健康的。一旦它们影响到我们的生育能力及怀孕，就不仅仅会危害我们自身的健康，而且会影响下一代的健康。如果你决定成为孩子父母的话，一定要花一些时间努力戒除这些不良嗜好。

1. 戒烟

除了令人憎恶且容易上瘾的尼古丁和致癌化合物焦油外，烟草中还含有多种致命物质，这包括三氧化二砷、一氧化碳等。这些有毒物质在许多方面危害着你的身体：它们收缩体内毛细血管，阻滞血液流动，升高血压；作为诱变剂，使细胞分裂紊乱而癌变；破坏体内免疫系统，使你更容易生病和感染；降低激素水平，从而影响生育能力。烟草中的致癌物质能够引起肺癌，同时也会使颈部、口腔、咽喉、胃、肝脏等部位发生癌变，吸烟的人也更容易因心脏病、慢性支气管炎、肺气肿而过早死亡。

现在吸烟的年轻女性越来越多，烟草中的毒素可以抑制卵细胞周围的颗粒状细胞，使吸烟女性体内雌激素水平降低，难以刺激产生足量的黄体激素，这将抑制排卵的发生。同时，吸烟女性的子宫颈黏液质量也较差。

吸烟对下丘脑和脑垂体有直接的影响，再加上较低的雌激素水平，使吸烟女性更易月经紊乱。即使她们排卵正常，尼古丁和烟草中的其他毒素仍能够使精子难以穿透卵细胞膜而减少受孕机会。吸烟也能够缩短女性的生育期，吸烟较严重的女性可能会提前几年绝经。

吸烟对男性的生育能力也具有灾难性的伤害，男性吸烟者的精子数量要少于不吸烟男性。而且，男性吸烟者的精子质量也较不吸烟者差，它们大多形状不规则，活动性差。由于自然界具有其固有的安全机制，低质量的精子结合卵细胞成功的概率很小，一旦受孕则可能给婴儿的健康带来严重危害。

即使不吸烟，你可能仍然要在家中、办公室或公共场所接触其他吸烟的人，这被称为被动吸烟，并且与你少量吸烟具有相同的危害。如果你打算怀孕，应远离吸烟场所，并尽量呼吸清新的空气，从而保护自己的健康和生育能力。如果配偶吸烟，你可帮他戒掉，与此同时要求他或其他吸烟的人尽量到户外吸烟。

戒烟不是一件容易的事，如果一天吸烟超过 10 支，你可能在心理和生理上已上瘾，因此在戒烟成功前会感到很难受。你可能会咳嗽，睡眠不规律，感到烦躁、疲惫，最严重的症状需要几周才能消失。在戒烟前，你要确信这是有益的，意识到戒烟的重要性，想吸烟时做如下想象：观想一下孩子在子宫里健康成长，并不受烟雾的毒害。下面是帮助你戒烟的几个步骤。

（1）制定戒烟日程计划，在日记中记录日期，并将此告诉其他人。

（2）扔掉吸烟用的物品，如打火机和烟灰缸，它们容易提醒你吸烟。

（3）用每周节省的钱买其他物品，而不是香烟。

（4）寻求放松身心的途径（如饭后喝杯咖啡），口中含一些无糖口香糖，而不是香烟。

（5）得到配偶、朋友及其他人的支持，这样你不会孤独。

（6）掌握一种放松技巧并经常练习，这样，压力来临时你就不会认为吸烟是唯一的缓解途径。

2. 戒酒

酒精能够影响男性和女性产生高质量的精子和卵子。在睾丸和卵巢中，在染色体需要精确分类和分离的关键时刻，酒精会干扰细胞分裂过程，并可致畸。

酒精能够抑制下丘脑并减少激素的释放，这将对排卵造成干扰，然而酒精对女性生育能力的破坏主要是影响卵细胞成熟分裂过程的准确性。女性饮酒通常并不会因为摄入酒精而导致不能怀孕，然而一旦开始怀孕，饮酒能够从多方面引起怀孕失败。首先是受精卵不能着床，这可能是因为黄体不能产生大量孕激素，黄体期缩短了，没有大量孕激素的支持就不能维持怀孕；其次，怀孕后饮酒，即使适量饮酒也能够使流产率增加。

对一些男性而言，尽管饮酒从表面上看起来并未对他们的生育能力造成严重危害，但酒精对精子数量具有破坏性危害。饮酒会降低来自脑垂体的激素水平，因此睾酮的分泌量和精子数量降低了。酒精中的毒素破坏了精子细胞的分裂，对睾丸具有直接危害，并会产生大量不规则的精子，精子活动性降低。这样，酗酒男性最终会睾丸萎缩，睾酮水平降低，精子数量降低。

即使精子产量不受影响，酒精的短期危害是破坏精子与卵细胞结合的能力——精子在酒精的危害下难以进入输卵管。

从理论上讲，任何想做父母的年轻夫妇在孕前戒酒至少3个月，能使成功生育的机会增加。男性在配偶怀孕后要控制饮酒量，而孕妇则严禁饮酒。

二、规避生活环境中的危险

除饮食、药物等因素外，周围的环境对你的生育能力可能也会有危害。接触辐射和化学物质会给家中和工厂里的准父母带来危害。虽然这已超出了个人控制的范围，但只要你提高警惕，还是可以消除或减少这些危害的。

1. 躲避放射性物质的危害

我们的生活中经常接触辐射，并非所有的辐射都是有害的，对健康造成危害的主要是放射性辐射。长时间接触紫外线会破坏皮肤细胞，导致皮肤癌，但紫外线不能穿透人体过深而影响生殖系统。另一方面，放射性辐射能够破坏体内细胞分裂，给精子、卵子和血液细胞带来伤害。

放射性辐射剂量过高将彻底杀死任何细胞，剂量低仍有危险。接触辐射能够破坏细胞核中的遗传物质，并导致细胞分裂紊乱。刚刚形成的受精卵若接触X线会破坏染色体并导致流产，也有可能造成胎儿器官发育不良，导致婴儿先天性缺陷。

在受孕前要尽量远离辐射较高的区域，不要接受 X 线检查，并尽可能限制不必要的乘坐飞机。

2. 男性要避免热刺激

精子对热辐射很敏感，因此接触热辐射会对男性生育能力造成特殊危害。睾丸温度要低于人体其他部位，以便产生健康精子，即使阴囊温度的微微升高也能减少男子的精子数量，长时间接受热辐射会使精子数量过少而导致不孕。

如果男性的职业经常接受热辐射，如焊接烘房、发电机室等，应在露天下乘凉休息，穿宽松凉爽的衣服，下班后洗冷水浴，以降低睾丸温度，产生足够数量的健康精子。

3. 远离化学物品的危害

如果你在工作生活中接触有毒化学物质，要警惕它们对人体的危害。有毒化学物质通过引起月经紊乱来危害妇女的生育能力，怀孕期间接触这些物质能导致流产或婴儿先天性缺陷。接触有毒的化学物质也能危害男性的生育能力，致使其性欲降低，精子数量和活动能力大减。

我们日常生活中有可能接触并需要加以防范的有毒化学物质包括以下方面。

（1）杀虫剂：如 DDT、林丹、狄氏剂、十氯酮等。

（2）重金属：如铅、汞、镉、硒、铝等。

（3）溶剂：如制鞋业使用的甲苯，餐洗液中的四氯乙烯，用于干洗、制鞋业及无铅汽油中的苯，除漆剂中的亚甲基氯化物等。

（4）其他有害化学物质：如用来制造合成橡胶的氯丁二烯，制造塑料和粘胶纤维的乙烯基氯化物和二硫化碳、麻醉剂气体，墨水中使用的多氯联苯。

4. 远离空气污染

我们每天呼吸的空气已被许多有毒化学物质污染，尤其是市区或工业区周围的空气，充斥着交通废气中所含的铅、苯、一氧化碳以及许多燃料燃烧后产生的二氧化硫。

如有可能，在交通高峰期应避开某些街道，选择交通不拥挤的道路行走，多去空气清新的场所活动，如郊外、公园等。

5. 饮用干净卫生的水

一些有毒化学物质能够污染饮用水，被污染的水中会含有铅、杀虫剂残余、细菌等，有条件的话应对饮用的水源进行检测。如果你担心饮用水中有害的化学物质含量过高，可考虑使用净水器、饮用矿泉水等。

三、用药原则与危害

为减少和避免药物致畸的危害，需要医生和孕妇密切合作，合理用药。妊娠的前 3 个月最好不用药，或尽量少用药。凡属可用可不用的药物，尽量不用，必须用药时应遵医嘱。

1. 有些药物是比较安全的

不要因噎废食，得了病什么药也不敢用。当孕妇需要使用抗感染的药物时，一般用青霉素和红霉素较安全。感冒时，用感冒冲剂、银翘解毒丸、桑菊感冒片等是较安全的。

2. 孕妇不要滥服补药

如鱼肝油（维生素 A、维生素 D）的摄入量过多，可造成胎儿腭裂、脑畸形、智力发育迟缓等。故孕妇服用鱼肝油剂量宜小，而且不能长期服用。

3. 远离药物的危害

所有被称为西药的药品对人的生育能力和未出生的胎儿都有潜在的危险，甚至咖啡因过量也可影响生育能力。安眠药的致畸教训提醒我们，妇女在孕前及整个孕期都要提高警惕，要在医生监督下才能吃些必需的药物。如果你经常服药，并准备怀孕，尽量在怀孕前停止服药。

4. 误服药物须设法补救

在妊娠早期误服药，又想继续妊娠，则要向优生咨询门诊请求指导。必要时，取绒毛膜检查以协助诊断。如胎儿有缺陷，应予以人工流产；如胎儿正常，则予以保留。

第二章　妊娠期药食宜忌

第一节　妊娠期间药食宜忌

一、如何判断早孕

受孕之后，随着胚胎、胎儿在子宫腔内的生长发育，母体发生了一系列的生理性变化。这些变化多多少少引起孕妇主观上感觉，或反映为客观上的征象。因此，比较敏感的妇女，常在妊娠的早期，在请医生检查之前就怀疑或断定自己怀孕了。但是，也有很多初次怀孕的妇女，未必能完全知道自己是否怀孕。下列征象可以提醒你注意是否已经怀孕。

1. 月经过期不来潮

一个正值生育年龄而且有性生活的妇女，如果平时月经一向很准，突然过期不来潮（如超过月经期 10 天以上），就应考虑是否怀孕了。如果两个月月经不来潮，更应考虑怀孕的可能性，因为月经过期不来潮是生育年龄妇女怀孕的最早和最重要的表现。但也需注意，停经虽是怀孕的一个重要特征，但并非绝对。因为月经超前或推迟几天一般来说是常有的事，所以，迟来几天并不一定就是怀孕。而且，除了怀孕外，还有很多情况都可使月经延期或暂时停止，比如环境的改变、气候的突变、精神刺激、营养不良、子宫疾患、全身疾患、内分泌功能紊乱等。相反，有些妇女虽然怀了孕，却在该来月经的时候仍有少量阴道出血，因此不相信自己已经怀孕。另外，有的哺乳期妇女，月经还未复潮又再次怀孕，这样就无法依据停经与否来判断了。

2. 早孕反应

约有半数妇女，在停经 6 周左右即有头晕、疲乏、嗜睡、食欲不振、恶心、偏食（如喜欢吃酸的食物和厌恶油腻等特殊气味）等反应，严重的还可以出现频繁呕吐，这常常发生在早晨起床以后。这些现象，统称为早孕反应，一般在怀孕 3 个月后自行消退。

3. 尿频

如果月经过期不来，即使没有出现上述的早孕反应，要是小便不多却时时想解，怀孕的可能性很大。在怀孕的早期常有小便频繁，这是因为增大的子宫将膀胱向上推移，压迫了膀胱，所以，只要膀胱里稍微积了一点儿尿液，就有想小便的感觉。

4. 乳房的变化

在怀孕的最早几周就可以感觉到乳房发胀和乳头疼痛，初次怀孕者更为明显。另外，在怀孕 2 个月后可发现乳房表面有扩张的血管，两乳头变大，呈深棕色，而且乳头周围皮肤（即乳晕）色素也加深，呈深棕色。

5. 皮肤色素的沉着

除了乳头和乳晕颜色加深以外，在鼻子的两边面颊上有对称的棕色斑纹出现，或在下腹部肚脐和阴阜之间有一条颜色较深的线纹显露，这都是怀孕的征象。前者称为妊娠斑，后者称为妊娠纹。

6. 基础体温持续升高

如果每天测基础体温，其升高可持续 3 周以上。

7. 下腹部膨胀

在怀孕的前一两个月里，由于子宫增大，常会有下腹部作胀的感觉，不过，这时候小肚子还是平平的，不可能摸到什么，除非腹壁特别薄而子宫又是前倾的人，下腹部可能会稍稍隆起，或能摸到一个拳头大小的包块（即妊娠子宫）。

以上怀孕早期出现的一些症状，为进一步明确，最好到医院做一下检查，既能明确诊断，又可知道胚胎发育是否正常。产科医生可以通过一些仪器或化验检查来明确：

（1）B 超检查：B 超检查是确定早期妊娠快速准确的方法。

（2）妊娠试验：通过化验尿液，妊娠试验若为阳性，则可协助妊娠的判断。

（3）黄体酮试验：每日肌内注射黄体酮 20mg，连续 3 日，停药后超过 7 日未出现阴道滴血，则提示妊娠的可能性较大。

（4）宫颈黏液结晶检查：宫颈黏液量少、质稠，涂片在显微镜下观察看到排列成行的椭圆体，不见羊齿植物叶状结晶，则有助于早期妊娠的诊断。

二、日常生活宜忌

（一）日常生活调养

1. 保持良好的心态

我们知道，胎儿确确实实能感受到母亲的一举一动、一言一行，从母亲输送给胎儿血液中的物质的变化可以看出，也可以从孕妇从事重体力劳动引起胎动异常的感觉中体会到。所以，孕妇要重视心理活动，首重修养。陈自明在《妇人大全良方·胎教门》中记载："自妊娠之后，则须行坐端严，性情和悦，常处静室，多听美言，令人讲读诗书，陈礼说乐，耳不闻非言，目不观严事，如此则生男女福寿敦厚，忠孝贤明。不然则男女既生，则多鄙贱不寿而愚顽。"一位教授在对大量的孕妇进行指导时认为，智力活跃、身心健康的婴儿，一般不会脱胎于酗酒、嗜烟、爱吵嘴、没修养的妇女。为了让自己的宝宝出生后身体健康、智力良好、性格温和，成为一个德、智、体、美全面发展的好孩子，孕妇应保持心情开朗、精神愉快，追求高尚的精神生活，如下棋、弹琴、书法、绘画、读书等，尽量排除思想上卑俗、厌恶的包袱，避免处于焦急、忧虑、气愤的精神状态。家人也要给予支持和理解，尤其是丈夫，应从情感上、生活上以及其他方面关心妻子，帮助妻子消除顾虑，多陪伴妻子，丰富生活内容，保持愉快心情。

丈夫应做好以下几方面工作。

（1）创造安静、舒适的生活环境：良好的环境是胎儿健康发育的必要条件，环境污染和噪声对胎儿的危害很严重。所以做丈夫的应努力使居住环境保持清静、优美，并注意保持环境卫生，尽量避免噪声。

（2）努力创造和谐、愉快的生活氛围：丈夫应该经常陪伴妻子，多体贴、关心妻子，并要随时注意妻子的情绪变化，对妻子的烦恼给予谅解，对妻子因不良情绪产生的坏脾气应多忍让，耐心开导，主动承担家务，做一些适合妻子口味且营养丰富的饭菜，通过各种方法缓解妻子的不适。

（3）丈夫要帮助妻子培养对胎儿的爱：父母从此时就应把胎儿当作一个完整的孩子，要培养对胎儿的爱，发自内心地关心、爱护胎儿。尤其是孕妇的情绪会直接影响胎儿的发育和健康，丈夫应当多陪伴妻子看些激发母子感情的书刊或电影、电视，想象、描绘孩子将来的样子和由他带来的美好生活，帮助妻子克服因妊娠反应、体形改变、色素沉着等原因产生的对妊娠和胎儿的排斥，增进母子感情。

2. 居室要求

孕妇的居室应注意以下几个方面。

（1）房间要清洁通风：房间没必要追求漂亮豪华，但要求有较好的通风。室内要整齐清洁，舒适安静。

（2）温度要适宜：温度最好是控制在20℃～22℃之间，超过25℃会让人感到精神不振、头昏脑涨、全身不适；温度太低，会影响到人的正常工作和生活。夏天室温高，可开窗通风，亦可使用电风扇或空调，但别过凉或对着直吹，这样才能避免患感冒或生病；冬天若以煤炉取暖，需防止一氧化碳中毒，因一氧化碳中毒而造成的缺氧对母婴都有害，所以即使在冬天，也要记住定时开窗使空气流通。

（3）湿度要适宜：室内的空气湿度最好为50%。若相对湿度太低，会使人口干舌燥、喉痛、流鼻血等。尤其是冬天容易出现，可以采用在火炉上放水壶、暖气上放水槽、室内摆水盆、地上喷洒水或使用空气加湿器等方法调节。如果湿度太高了，则室内潮湿，衣裤发潮，可引起消化功能失调，食欲降低，肢体关节酸痛、浮肿等。调节的方法是：移走室内潮湿的东西及沸腾的开水，或打开门窗，通风换气，以散发潮湿的气体，直到适宜。

（4）不要放松柏类植物：在居室内放上几盆花，确实让人赏心悦目，有益身体健康。但孕妇住的房间，不要放松柏类植物。如果房间过小，气温高，较浓的松香味会影响孕妇的食欲，并会感到恶心、厌腻。洋绣球、五彩梅等植物会使人产生过敏反应，孕妇的居室也不要养。

3. 适宜运动

一般来说，孕早期的准妈妈要多做有氧运动。游泳对这个时期的孕妇来说是相当好的有氧运动。如果是怀孕前就一直坚持游泳的人，怀孕期间身体状况良好，那么从孕早期到后期都可以继续进行。最重要的是，游泳让全身肌肉都参加了活动，促进血液循环，能让宝宝更好地发育。同时，孕期经常游泳还可以改善情绪，减轻妊娠反应，对宝宝的神经系统也有很好的影响。不过特别要提醒的是，游泳要选择卫生条件好、人少的游泳池，下水前先做一下热身，下水时戴上泳镜，还要防止别人踢到肚子。除了游泳，像瑜伽、快步走、慢跑等一些节奏性的有氧运动也可以选择。

怀孕早期的孕妇在不疲劳的前提下也可以做一些日常家务，如做饭、扫地等。适当的体力劳动要掌握在不累、不搬重东西、振动较小、不压迫腹部的范围内，这样不仅锻炼了身体，还可以调节生活。

4. 一般要求

（1）有些孕妇可能会出现恶心、呕吐和全身不适，这是正常的妊娠反应。呕吐后仍要坚持进食，少吃多餐，吃一些清淡又富有营养的食物。可以吃少量坚果类小食品增加微量元素。不要吃未经煮熟的鱼、虾等海鲜和肉类。孕早期孕妇体重变化不明显。

（2）在外出时，不到拥挤的场所，以避免病毒感染。

（3）在洗浴时，不要洗桑拿或长时间浸泡洗澡。

（4）注意休息，避免过重体力活动。

（5）在疾病防控上，如出现发热、阴道流血、剧烈呕吐、腹痛等异常情况应马上到医院检查。

（6）在预防畸形儿方面，孕早期每日补充叶酸0.4mg，可预防胎儿神经管畸形。

（7）对有心、肝、肾等主要脏器疾病或病史者，应及早做全面检查，以确定是否能够继续妊娠。如发现梅毒，要及早规范治疗。

5. 注意保胎

（1）日常生活方面，应停止过激的活动，像搬运重的东西、长时间站立工作、做下腹部用力的事情等，都应避免。争取生活环境安静，生活应有规律。为此，家人应尽力协助。

（2）注意孕期卫生，孕妇在怀孕后，精神不要太紧张，尤其是有过流产史的孕妇，更要安定情绪，劳逸结合，怀孕前3个月不要有性生活。

（3）可以从事一般性的工作，但是有下列情形时，工作最好停止或转换其他工作：有流产、早产现象，或前置胎盘造成阴道出血时，必须停止工作；有妊娠毒血症、怀双胞胎或胎儿体重过轻时，最好多休息；工作场所含有毒物时，最好调换工作场所，远离放射线剂量高的工作场所，如核能电厂、放射线检验室或治疗室；美容师、教师或护理人员因工作的性质常需久站，容易发生静脉曲张，应尽量减少站立的时间。

（4）孕妇在孕期患病，自然应及时治疗，但要注意合理用药。习惯性流产的孕妇，除注意以上事项外，还应在医生指导下口服维生素E、注射黄体酮等，以预防再次流产。要尽量少用香熏美容护肤，尤其是怀孕前3个月内最好不用，因为精油可能造成胎儿流产。孕妇可以化淡妆，但最好选用孕妇专用化妆品，尤其不能浓妆艳抹，以避免化妆品中可能含有的对人体不利的成分对胎儿造成危害。

6. 做家务

孕妇在妊娠期可以进行一些家务劳动，要以不感觉疲劳为宜，特别是在妊娠中晚期，身体行动不是很方便，若自己想干却干不成，心情就容易受影响。因此，孕妇应注意以下几方面情况。

（1）避免登高打扫卫生，不要在扫除时搬沉重的东西，因这些动作既危险，又压迫肚子。弯腰用抹布去擦东西也要少干或不干，在妊娠后期最好是不干。冬天在寒冷的地方打扫卫生时，不能和冷水长时间接触，因身体着凉会导致流产。同时，也别在庭院干除草一类的活，因长时间蹲着，骨盆充血，也易流产。有必要时应让丈夫代替去做。

（2）做饭时为避免脚部疲劳、浮肿，能坐在椅子上操作的就坐着做。妊娠晚期注意不要让锅台压迫已经突出的肚子。有早孕反应时，烹调的味道会引起呕吐，因此要想办法做那种不用加热就可以吃的饭菜，或由家人来做饭。

（3）出去买东西要选择人不太多的时候去，把它当作是散步。因为在人流中，有时肚子会被别人的胳膊撞击而发生不测，当发生流感时，也易被传染上。去大商店尽量别爬楼梯，要乘坐电梯。一次别买太多的东西，抱着很沉的东西不好走路，必要时可分几次去买，若想一次买很多容易保存的食物，要等家人一块儿去买才行。不要骑自行车出去买东西，特别是在妊娠早期，因为骑自行车时腿部用力的动作太大，易引起流产。在妊娠期，动作的敏捷性降低，反应也比平时迟钝，所以应该时时处处地多加留心。

（4）洗完衣服晾衣服时，因是向上伸腰的动作，要肚子用劲，因此要特别小心。或者把晾衣服的竹竿降低，或者登上一个低一点儿的小凳子，一定要注意安全。

7. 孕晚期的自我监护和保健

（1）减少活动：妊娠晚期，医生会建议准妈妈多休息，避免不必要的活动。

（2）睡眠姿势：最好按时休息，侧卧。如果孕妇不是采取侧卧的睡眠姿势，也许会造成水潴留，而侧卧很快会感觉好一些。

（3）定期看医生：定期去看医生是非常重要的。医生可通过观察一些指征来了解准妈妈是否有麻烦，如血压、体重的变化及胎儿生长情况等。

（二）日常生活禁忌

1. 孕妇不宜做哪些工作

（1）接触化工产品的工作：由于要经常接触某些化学毒物，而这些化学毒物对母婴健康均可造成严重危害，并且极易造成婴儿先天畸形。这些化学物包括铅、镉、甲基汞、二硫化碳、二甲苯、汽油等。

（2）接触电离辐射的工作：电离辐射虽然看不见摸不着，但可以造成孩子小头畸形、先天愚型，甚至出现无脑儿的悲剧。接触电离辐射的工作有医疗或工业生产放射室、电离辐射研究及电视机生产等。

（3）医务人员：传染病流行期间，医务人员容易因密切接触患者而被感染，从而可能导致胎儿畸形。所以，医务人员在妊娠3个月以内，如正值疾病流行，即使不能暂停工作，也要格外加强预防保健。

（4）农村妇女：怀孕以后要注意在生产劳动中加强自我保护，怀孕期间绝对不可接触农药。大多数农药可以引起孕妇流产、早产以及胎儿先天性畸形。还要注意不要从事搬、拉、推、抬等重体力劳动。在乡镇企业工作的妊娠妇女要避免接触有毒物质。

（5）高温作业、振动作业、在噪声环境中工作、长期站立工作等，均可对母婴健康造成损害，影响优生优育。

（6）孕早期要避免房事：孕早期是胎儿特别不安定的时期，应该避免对腹部造成压力。而且妊娠中，孕妇的抵抗力变弱，十分容易感染细菌，夫妻进行房事时，细菌进入子宫会对胎儿造成感染或使得子宫变得易收缩，还有引起子宫出血的可能性，因此为了确保胎宝宝的安全，在怀孕 12 周以前应控制房事。

（7）远离手机与电脑，以避免辐射对胎儿的影响。

（8）孕早期特别需要静养，这一时期很容易疲劳，而且大多数准妈妈有孕吐反应，长途旅行不论是乘飞机还是乘火车都十分不舒服，并且对于异地的情况又不是十分熟悉，所以建议尽量避免孕早期长途出行，可将旅行计划推迟到孕中期。

此外，孕妇还要注意避免以下工作：频繁上下楼梯的工作；震动或冲击能波及腹部的工作；不能得到适当休息的流水作业；长时间的站立；工作环境温度过低；高度紧张的工作；单独一人，没人协助的工作；在没有通风设备的机房中长时间工作。以上所列情况均对孕妇的身体不利，必须暂时避开。所以，孕妇在孕期为了保证母婴的健康，应调换其他能够胜任而无害的工作。

2. 适宜选择性流产的范围

（1）妊娠早期遭致病病毒感染的孕妇。

（2）接触了有毒物或受到过辐射的孕妇。

（3）应用过不良药物的孕妇。毫不夸张地说，任何药物都有其不良反应，因此，孕妇应该恪守这样一个原则：尽量少用药，最好不用药，任何用药都要在医生的指导下进行。

（4）饲养家猫的孕妇。猫是弓形虫病的传染源，孕妇感染此病后生下的婴儿可能患有先天性失明、脑积水等。

（5）经常化浓妆的孕妇。化妆品中含有铅、汞等有毒物质，这些物质被孕妇的皮肤吸收后，可透过血胎屏障进入血液循环，进而影响胎儿发育。

（6）经常情绪不好的孕妇。人的情绪变化与肾上腺皮质激素的多少有关。当孕妇出现忧虑、焦急、暴躁、恐惧等不良情绪时，肾上腺皮质激素可能阻碍胚胎某些组织的融汇作用，造成胎儿唇裂或腭裂等。

（7）妊娠早期有过热浴史的孕妇。有些孕妇在怀孕初期常进行热水浴或蒸汽浴，过高的温度与闷热的浴室空气很易影响胎儿大脑和脊髓的发育。

凡属于以上类型的孕妇，有必要做产前诊断，如发现胎儿畸形或有遗传病，则应及早施行选择性流产。

三、饮食宜忌

（一）饮食宜进

1. 孕妇营养的需要

（1）热能：孕期由于胎儿、胎盘以及母亲体重增加和基础代谢增高等因素的影响，在整个正常怀孕期间需要额外增加80000kcal的热量，此值约相当于在怀孕期内每日在孕前热能需要的基础上增加285kcal。但实际上并不是每个时期都这样平均增加，而是根据每个时期的需要按不同数量增加。一般将妊娠分为三期，每期为3个月。第一期由于胎儿发育初期，母亲生理变化尚不明显，体重变化不大，故此期热能需要基本上与非孕时相近，WHO（1979年）建议每日增加热能150kcal，而在以后两期每日增加350kcal。实际上，孕妇在第三期活动量已减少，所需热量并不是特别高，根据一些研究者证实，每日增加200kcal即能满足需要。极轻体力劳动孕妇三期的热能摄入量可按以下标准：第一期2140kcal、第二期2200kcal、第三期2020kcal。"中国居民膳食营养素参考摄入量"规定孕妇在怀孕4个月后每日在孕前供给量基础上增加200kcal。孕后期不宜于热能增加过多，以免难产。但孕中后期孕妇体重增加每周低于0.4kg者，需适当调整热能摄入。

（2）蛋白质：为了满足母体、胎盘和胎儿生长的需要，孕期对蛋白质的需要增加，孕期蛋白质供给不足尚有发生妊娠毒血症的危险。根据母体和胎儿发育所需，整个怀孕期在体内总共贮留约1kg蛋白质，其中一半贮留于胎儿，其余分布于胎盘、子宫、羊水、乳腺和母血中。1kg蛋白质分配到280天的三期中，约相当于第一期每日增加1g，第二期每日4g，第三期每日6g，三期平均为每日多加3.57g蛋白质。如果将个体差异和蛋白质生物价值估计在内，则每日需增加蛋白质约10g。此外，尚需将尿中排出的氨基酸量、肾小管重吸收减弱和血浆皮质激素升高考虑在内。故我国建议孕妇4~6个月期间增加15g，7~9个月期间增加25g。孕妇摄入的蛋白质中应1/3以上为生物价值高的优质蛋白质。

（3）脂类：自孕初期开始，孕妇体内某些部位就有脂肪存积，妊娠全过程中平均增加2~4kg脂肪。另外要供给胎儿脂肪储备，胎儿储备的脂肪可为其体重的5%~15%，脂质是脑及神经系统的重要成分，为胎儿脑固体物质的35%~60%，有1/3的胎儿脑脂肪酸是长链的亚油酸及亚麻油酸。在胎儿脑发育过程中如果缺少适量的必需脂肪酸，可推迟脑细胞的分裂增殖。脑神经细胞的髓鞘生成是自胎儿期开始直到生后一年完成的，饱和脂肪酸为神经髓鞘化所必需。故孕妇膳食中应包括饱和脂肪酸与多不饱和脂肪酸，每日应有3~6g必需脂肪酸以及适量的磷脂与胆固醇，以保证胎儿脑神经系统正常发育。但因孕期血脂多较未孕时升高，故脂肪以60g/d左右，占全日热能之比的20%~25%为宜。

（4）碳水化合物：葡萄糖为胎儿代谢所必需，多用于胎儿呼吸，五碳糖可被利用以合成核酸，为胎盘蛋白质合成所需。来自母体的葡萄糖与氧被胎盘消耗一半。由于胎儿利用母体葡萄糖较多，母体在碳水化合物不足时氧化脂肪与蛋白质来供能，故孕妇饥饿时易患酮症，尤其是孕期体重增加很少的孕妇对酮症更敏感。孕妇饥饿时除有低血糖、高酮体血症外，还有低丙氨酸血症，丙氨酸是肝内糖原异生的前体。故孕妇要避免饥饿，为预防酮症，每日至少要进食 150～200g 碳水化合物。

（5）无机盐及微量元素

①钙和磷：钙、磷是构成人体骨骼和牙齿的主要成分。在孕期母体摄入的钙除供给自身的需要外，还必须供胎儿生长发育所需。胎儿骨骼和牙齿在出生前即开始钙化，至出生时，全部乳齿均在牙床内形成，第一恒齿也已钙化，尤其在妊娠后期钙化速度增快，需要量增大。此时若钙供给不足即可导致母体骨质软化，胎儿也可发生先天性佝偻病和牙齿发育不良。

在妊娠第一期，胎儿每天约需增加 7mg 钙，第二期每天增加 110mg，第三期增加迅速，可达 350mg。这样新生儿体内积蓄 30g 钙，其中 80% 是在第三期蓄积的，此时孕妇对钙的吸收率也大大提高，相当于平时的 2 倍。在补钙的同时应增加维生素 D 的摄入量以促进钙的吸收。选择富钙食物时，应尽量避免含植酸和草酸高的食物。孕妇缺钙还可以引起血压升高。

在孕期孕妇储存的钙不仅供胎儿生长发育使用，还为泌乳做准备。我国营养学会建议孕妇钙的供给量，为妊娠 4～6 个月时每日为 1000mg，7～9 个月时为每日 1500mg。磷在膳食中来源丰富，虽然对磷未规定供给数量，但最好使钙磷比例保持在 1∶1.5～1∶2 的范围内。

②铁：妊娠期妇女缺铁性贫血的发生率较高。据报道，孕期贫血患者城市可达 20% 以上，农村可达 40% 以上或更高，平均为 30% 以上。产后 3 个月城市贫血患者有所降低，农村仍未减少，其中约 80% 为缺铁性贫血。

妊娠期母体约供给胎儿 300mg 铁；此外，胎盘需 70mg，母体血容量增加及形成血红蛋白需 500mg，皮肤、头发和汗液等丢失 280mg，全部加起来超过 1100mg，约相当于一个成年妇女全部贮备量的 2 倍。在此期间孕妇闭经可节约 100～200mg，还有约 230mg 铁在产后血容量恢复正常以后可返回铁库，这样在孕期铁的净需要量为 800mg。每天由食物可吸收 1～1.5mg，原体内储存 300mg。一般食物中铁的吸收率为 10%，在妊娠第二期铁的吸收率可增加到 25%～30%。我国建议铁的供给量少女为每日 20mg，未孕成年妇女为每日 18mg，妊娠 4 个月后为每日 28mg。由于在孕期对铁的需要量增高，难以从膳食得到满足，也可在孕中期至末期每日补充 30mg 元素铁，即相当于 150mg 硫酸亚铁。孕妇的血红蛋白、血清铁、白蛋白与新生儿相应指标有显著正相关，新生儿身长与母亲增重、血红蛋白、血清铁、血清铁蛋白也密切关系，说明母亲铁营养状况可影响胎儿的生长发育。

③锌：除儿童以外，孕妇是易缺锌的人群。成年孕妇体内含锌 1.3g，孕妇可增至 1.7g，孕妇在第二和第三孕期分别需贮存 400mg 和 750mg 锌。孕妇膳食的生物利用率若为 20% 时，则约有 20%～30% 的孕妇可能发生锌缺乏。新生儿出生体重与母亲锌的摄入量和母血锌浓度有明显的正相关。有人报道，在妊娠第一期血锌低者，其新生儿

体重低于 2500g 的发生率比高血锌者高 8 倍；同时孕妇血锌低者比血锌高者易产生合并症。

母体血浆锌系与白蛋白结合，而白蛋白不能通过胎盘，母体如何将锌输送至胎儿尚不清楚，但胎儿在此时期体内组织可蓄积锌 50~60mg，其中的一半存于肝中，另一部分与蛋白质结合或组成金属酶。胚胎在发育过程中对锌的需要迅速增加，第 14 周时约增加 7 倍，从妊娠 4 个月到 9 个月，胎儿肝脏中锌含量可增加 50 倍。

妊娠期孕妇血浆锌浓度下降，可由正常 12.24~15.30μmol/L 下降到 9.33μmol/L，同时血浆白蛋白也下降，是否当母体血浆锌下降时供给胎儿的锌量也改变则不详，很可能是在孕期锌库总量未下降，但细胞外液因液体容积增大而将浓度稀释。有报道发现孕妇血清锌下降，但新生儿血浆锌浓度维持正常，甚至新生儿脐带血清锌浓度较母体血清锌高 50%。我国营养学会建议每日锌的供给量非孕妇女为 15mg，孕妇自 4 个月后为 20mg。据报道，孕妇膳食锌的利用率为 25% 时，锌的需要量约为 10.5mg，假若需要量的变异系数为 15%，则每日需 13.6mg。当每日摄入 10.5mg 时，锌缺乏的危险性为 50%，如摄入量在 10.5mg 和 8.9mg 之间，则危险度为 70%，故我国规定孕妇每日锌供给量 20mg 是适宜的。

锌缺乏地区先天性神经系统畸形发生较多，此与妊娠期缺锌有关。锌缺乏对新生儿畸形的作用不仅仅是因妊娠后期缺锌，而在胚胎形成的早期就受到影响，孕妇在妊娠 20 天左右血清锌浓度即开始下降，并于 20~60 天左右大幅度下降，随后降低速度减慢，而胚胎发育、分化过程中对致畸原最为敏感的器官形成期也是在妊娠 20~60 天左右。

④碘：碘是甲状腺素的主要组成成分，甲状腺有调节能量代谢和促进蛋白质生物合成的作用，有助于胎儿的生长发育。一般情况下，非缺碘地区通过膳食摄入的碘可以满足机体的需要，不会发生甲状腺肿，但孕期由于代谢旺盛，甲状腺功能活跃，碘需要量增加，且由尿排出的碘也增加，可由于碘摄入不足，易发生甲状腺肿。孕妇患有甲状腺肿，其子女患甲状腺肿的机会增加 10 倍，此外，孕妇严重碘缺乏时，还会使后代发生克汀病。克汀病是一种由于胚胎期及出生后早期缺碘，以致甲状腺素合成严重不足，引起机体异常的疾病。该病的发生以胎儿胚胎期缺碘为关键。我国营养学会建议孕中期和末期膳食中碘的供给量由非孕妇的每日 150μg 增至 175μg。

孕妇应经常摄入一定量的海产品，如海带、紫菜等，由于我国现已普及碘化盐，一般不易缺乏。有研究报道，孕妇长期服用大剂量的碘化钾可引起产后甲状腺肿，有时还可合并甲状腺机能低下，故补碘要适量。

（6）维生素

①脂溶性维生素

a. 维生素 A：孕妇在妊娠后期血清维生素 A 的水平明显高于非孕妇女，这与孕妇血液中孕激素水平随妊娠的逐渐升高有关。孕激素可促进肝脏和脂肪组织中贮存的维生素 A 释放入血，而孕激素至妊娠末期达到最高水平，故在妊娠期母血维生素 A 浓度增高，尤其在妊娠后期增高显著。此外，孕妇血清维生素 A 水平的变化还与孕妇的营养有关，当孕妇维生素 A 营养良好时，其血清维生素 A 水平随孕期激素水平的上升而升高；当母体内维生素 A 不足时，血清维生素 A 则持平不升甚至缓慢下降。当孕妇分娩时，血清维生素 A 水平急剧下降，以至接近于非孕妇，这可能与分娩时视黄醇结合蛋白质（RBP）下降有关。视黄醇结合蛋白质为维生素 A 的运载蛋白，食物中的维生素 A 被人体消化吸收后，运至肝脏储存，当组织需要时即与 RBP 结合而释放入血，所以血清维生素 A 的浓度与 RBP 水平密切相关。据报道，孕初期、中期及分娩时母血 RBP 的水平分别为 38.55μg/dL、41.07μg/dL 和 38.79μg/dL，分娩时 RBP 水平下降，接近孕初期，因此维生素 A 水平也下降。

母血中的维生素 A 可以通过胎盘转运至胎儿，但 β 胡萝卜素则不能通过胎盘转运至胎儿，这可能因 β 胡萝卜素的载体脂蛋白不能直接通过胎盘所致。由此而知，孕妇应以动物性食品作为维生素 A 的主要来源，应占维生素 A 供给量的 1/2。我国的饮食习惯是维生素 A 来源中 β 胡萝卜素占比例较大，这是值得注意的问题。

以氟标记的维生素 A 醋酸酯给予胎鼠，5 小时后胎盘、孕鼠肝脏及血液中均发现有标记的维生素 A 醋酸酯。这说明胎盘不仅能将母体中的维生素 A 转运给胎儿，同时胎儿的维生素 A 也可以通过胎盘的分泌进入母体循环。因此胎盘对维生素 A 不仅仅是屏障作用，更重要的是建立了母体与胎儿的动力平衡，调节着胎儿体内维生素 A 的水平。

维生素 A 缺乏可影响动物生殖，在胚胎发育早期缺乏维生素 A 可出现腭裂和骨骼、眼睛缺陷，此种情况在人类尚未证实。过量摄入维生素 A 可引起中毒，并能导致先天性畸形。我国营养学会建议维生素 A（包括 β 胡萝卜素）每日供给量非孕妇女为 800μg 视黄醇当量（RE），孕妇 4 个月以后为 1000μg RE。FAO/WHO 认为孕妇每日维生素 A 摄入总量应限于 3000μg RE 以下。

b. 维生素 D：维生素 D 能促进母体钙的吸收，孕妇每日的供给量为 10μg（400U）。活性形式的 25 - 羟胆骨化醇和 1，25 - 二羟胆骨化醇都易通过胎盘参与胎儿钙的代谢。胎儿血中维生素 D 的含量低于母血。母亲在孕期摄入过量的维生素 D，婴儿可出现动脉硬化、精神障碍和尿酸中毒，所以孕妇食用强化食品补充维生素 D 时要特别慎重，如饮用了维生素 D 强化的奶（400U/L），就不必要再食用其他强化的食品。

c. 维生素 E：一般情况下维生素 E 不会缺乏，除非摄入的多不饱和脂肪酸非常多。至于维生素 E 缺乏会引起流产、死胎等，仅在动物中证实，在人体尚不肯定。母体仅有少量维生素 E 可通过胎盘，所以新生儿组织中维生素 E 的浓度很低，这与维生素 E 的载体为低密度脂蛋白不能通过胎盘有关。我国营养学会建议孕妇 4 个月以后每日的供给量为 12mg，非孕妇女则为 10mg。

②水溶性维生素：水溶性维生素在体内储存甚少，孕妇必须每日摄取足够量以满足机体的需要。一般孕期母血中水溶性维生素的含量水平趋于下降，而胎儿血水平比母血水平高 50% ~ 100%。

a. 维生素 B_1：维生素 B_1 与热能消耗有关，随着孕妇热能的增加，维生素 B_1 比非孕妇女约增加 0.3mg。孕期维生素 B_1 尿排出量减少，说明组织贮留的较多。孕妇缺乏维生素 B_1 时母体可能没有明显的临床表现，但胎儿出生后却可能出现先天性脚气病，主要发生在单纯食用精白米的地区。维生素 B_1 有助于减轻妊娠恶心。我国营养学会推荐孕妇维生素 B_1 的供给量为每天 1.8mg。

b. 维生素 B_2：随着胎儿的长大，机体对维生素 B_2 的需要量亦增加，约增加25%，胎儿血中维生素 B_2 的含量比母血高。若摄入不足，随着妊娠的进展则可出现维生素 B_2 缺乏。有人报告从妊娠第7周至42周，维生素 B_2 缺乏的人数从20%增至40%。动物实验结果显示在妊娠的第 13 天和第 14 天出现维生素 B_2 缺乏，干扰软骨的形成，会造成骨骼畸形，如长骨缩短、肋骨融合等。

我国营养学会建议孕妇每日维生素 B_2 的供给量为 1.8mg。国内各地孕妇营养调查结果显示维生素 B_2 摄入量多不足，只为推荐供给量的60%左右。

c. 烟酸：我国孕妇膳食中烟酸一般不缺少，妊娠期膳食中色氨酸转变为烟酸的效率增加。正常人每食入色氨酸70mg，尿中可排出1mg烟酸代谢产物，孕妇每食入18mg色氨酸，可排出1mg烟酸代谢产物。脐血中烟酰胺比母血高20%。我国营养学会建议孕妇每日烟酸供给量为18mg。

d. 维生素 B_6：孕期妇女色氨酸代谢失调，黄尿酸排出增加，钠控制能力降低，每天补充维生素 B_6 1.0～2.5mg 可得以纠正。维生素 B_6 可由母体很快传送至胎儿，胎儿血中维生素 B_6 是母血的 5 倍。实验证明孕妇对维生素 B_6 的需要量比非孕妇女高数倍。维生素 B_6 对减轻妊娠恶心、呕吐有帮助，缺乏时可引起小细胞低血色素性贫血、神经系统功能障碍、脂肪肝、脂溢性皮炎等。我国未规定膳食中维生素 B_6 的供给量，美国提出孕妇每日维生素 B_6 供给量为 2.6mg。

e. 维生素 B_{12}：新生儿依靠母体供给维生素 B_{12}，即使母体维生素 B_{12} 已耗尽，但胎儿血中仍有维生 B_{12}。孕妇维生素 B_{12} 供给不足可引起早产，这种现象多发生于吸烟的妇女。孕期妇女对维生素 B_{12} 的吸收增加，但大部分都传送给了胎儿。每日维生素 B_{12} 的推荐量是能维持血清为 $4\mu g$ 的水平，假如供给量达不到该水平，则血清维生素 B_{12} 水平下降。一般孕后期不额外补充很难达到正常水平。我国尚无维生素 B_{12} 供给量标准，WHO 建议孕妇每日维生素 B_{12} 的供给量为 $3\mu g$。

f. 叶酸：妊娠期对叶酸的需要与促进胎儿正常生长和防止巨幼细胞贫血有关。由于叶酸为 DNA 和 RNA 合成所必需，所以孕期的需要量增加。此外，为促进红细胞生成也是必需的，故孕妇叶酸需要量为非孕妇女的 2 倍。FAO/WHO 提出孕妇叶酸的供给量为 $400\mu g$，非孕妇女为 $200\mu g$。孕期叶酸吸收明显下降，尿排出量增加，二者使母体叶酸贮存耗竭。对叶酸缺乏是否可导致流产、死产、未成熟儿、胎盘早剥或低出生体重儿尚有争论，但一些研究证实如果怀孕期前后口服叶酸增补剂，对已生过一胎神经管畸形的妇女再次怀孕时可预防神经管畸形的再发。我国尚未制订叶酸供给量标准。

g. 维生素 C：维生素 C 可以自由通过胎盘，胎儿血清维生素 C 水平为母血的 2～4 倍，有些研究证实胎盘能合成维生素 C，由此可以解释为何胎儿组织维生素 C 水平较高。孕妇维生素 C 摄入量低可致胎膜早期破裂和增加死胎率。孕妇维生素 C 的供给量比非孕妇女增加20mg。我国营养学会建议孕妇维生素 C 的供给量为80mg，而非孕妇女为 60mg。

2. 孕妇营养对胎儿的影响

（1）孕妇营养与新生儿出生体重：胎儿的生长发育完全依赖于母体供给营养，胎儿营养的好坏不仅关系着胎儿的生长发育，而且关系着人的一生。孕妇在怀孕过程中在生理上会发生很多变化，其作用就是为了促进营养素的利用和保证胎儿及其附属物的正常发育。母亲营养不良造成血容量增加减少，心搏出量、胎盘血流量、胎盘DNA含量减少，因而导致胎儿生长发育迟缓。据报道，美国有15%的婴儿为低体重儿，出生时体重不足2500g，其中2/3的婴儿为早产，其余则为宫内发育迟缓，至妊娠40周时还很小，这主要是由于母亲营养不良所致。这种新生儿对传染病易感，肾脏发育不全，体温调节功能差，碳水化合物和蛋白质代谢功能不良。低体重儿第一年的住院率为正常体重儿的2倍，围产期死亡为正常儿的30倍。我国天津报道，1968年至1978年10年中活产新生儿总死亡率为35.05‰，其中出生体重低于2500g的新生儿死亡率为116.2‰，而高于2500g体重者仅为6.90‰，前者为后者的16.8倍。早婚未成年妇女所生婴儿发育不良和死亡的危险系数更大，因其本身还在生长发育期也需要营养，如此更加重了营养的供给不足。

早产是致低出生体重儿的原因之一，经产妇和在孕期体重增长 <7kg 或 >13kg 的孕妇容易发生；还有吸烟过量（每天吸11支以上）和酗酒的妇女也容易发生低出生体重儿。由于很多神经的发育、肾脏和肺脏的成熟都在妊娠后期完成，所以在这个时期未成熟儿发生组织缺陷的机会最多。

（2）孕妇营养与胎儿脑发育：大脑的发育是在孕晚期和出生后第一年，其中最关键的时期是妊娠最后3个月至出生后6个月。孕妇营养不良对胎儿脑神经系统发育影响的程度与脑组织发育阶段有密切关系，如在脑组织细胞分裂、增殖阶段，营养不良可使脑细胞分裂减慢，表现出细胞数量减少而细胞体积不变；如在脑组织体积增大阶段营养不良，可使增大的脑组织细胞成熟慢，表现为细胞平均体积减小而细胞数量不变。细胞体积在营养不良纠正后可恢复，而脑细胞数量的减少则不可恢复，为永久性的损害。孕妇严重营养不良时，新生儿脑细胞的数目可减少到正常的80%，如产前、产后孕妇和新生儿的营养都严重缺乏，则婴儿脑细胞数可减少到正常的40%。通过测定脑中DNA数量可以计算脑细胞数目。在人脑发育过程中，DNA合成有两个高峰，第一个高峰是在妊娠期第26周，第二个高峰是接近分娩期，这两个高峰相当于神经元分化和神经胶质分化速度最快的时期。

（3）孕妇营养与畸形：孕期某些营养素缺乏或过多，有导致婴儿先天性畸形的危险。孕早期缺乏锌或叶酸，胎儿可能发生神经管畸形，其中尤其以无脑儿和脊柱裂最为严重，孕前和孕早期适当补充叶酸和多种维生素，可以预防神经管畸形的初发和再发。孕期摄入过多的维生素A，亦可导致婴儿先天性畸形，以脑膨出和脊柱裂多见。

（4）孕妇营养与自然流产：流产原因有多种，其中母体有严重营养不良、贫血亦可导致流产，这常与孕妇维生素E供给情况有关。正常孕妇血清维生素E水平随孕期增加而升高，自然流产妇女血清维生素E水平下降，流产次数多者血清维生素E水平更低。

3. 孕妇的合理膳食

孕妇的膳食应当建立在合理营养的基础上。所谓合理营养即所供给的热能和营养素必须满足孕妇的生理需要，而且各种营养素之间要保持平衡，例如热能来源比例的平衡、各种微量元素之间的平衡等，然后再根据合理营养的要求配备合理的膳食，也就是平衡膳食，同时还应制定合理的膳食制度。

（1）孕妇合理膳食的配备原则

①热能和营养素的供给：首先按照孕妇热能和营养素的膳食供给量标准（表2–1）选择。

表2–1 孕妇每日膳食中热能和营养素供给量

（中国营养学会1988年10月修订）

营养素	成年妇女（或妊娠早期）				妊娠4~6月	妊娠7~9月
	极轻劳动	轻劳动	中等劳动	重劳动		
能量（kcal）	2100	2300	2700	3000	+200	+200
（MJ）	8.8	9.6	11.3	12.6	+0.8	+0.8
蛋白质（g）	65	70	80	90	+15	+25
钙（mg）	800	800	800	800	1000	1500
铁（mg）	18	18	18	18	28	28
锌（mg）	15	15	15	15	20	20
硒（μg）	50	50	50	50	50	50
碘（μg）	150	150	150	150	175	175
视黄醇当量（μg）	800	800	800	800	1000	1000
维生素D（μg）	5	5	5	5	10	10
维生素E（mg）	10	10	10	10	12	12
硫胺素（mg）	1.1	1.2	1.4	1.6	1.8	1.8
核黄素（mg）	1.1	1.2	1.4	1.6	1.8	1.8
烟酸（mg）	11	12	14	16	18	18
抗坏血酸（mg）	60	60	60	60	80	80

食物的种类和数量，组成了孕妇的平衡膳食。平衡膳食应包括各类食物，一般将食物分为五大类。

a. 粮谷类：即米、面、杂粮等食物，此外还包括干豆类如赤豆、绿豆等。这类食物主要含淀粉多，是膳食中热能、B族维生素的主要来源，也是蛋白质和膳食纤维的重要来源。

b. 动物性食物：包括畜禽肉、水产品、蛋及畜禽动物的内脏等。这类食物是优质蛋白质、脂肪、维生素 A、维生素 B_2 和钙、铁、锌等无机盐和微量元素的重要来源。

c. 蔬菜与水果：主要供给维生素、无机盐及膳食纤维，除薯类含淀粉较多外，一般供热能较少。

d. 大豆及其制品：大豆指的是黄豆、青豆及黑豆。此类食物含有丰富的蛋白质和油脂，是膳食中优质蛋白质来源之一；其油脂富含亚油酸，所以也是必需脂肪酸的重要来源。此外，此类食物还是钙、维生素 B_1 的良好来源。其不足之处是大豆含有抗营养因素，如蛋白酶抑制剂对一些蛋白酶有抑制作用，影响对食物的消化吸收。除此之外，此类食物还含有植物红细胞凝集素、植酸，并有豆腥味，不过这些物质经加热处理或发酵即可破坏和除掉。

e. 奶及奶制品：主要供给优质蛋白质、维生素 A 和维生素 B_2。奶在营养上最大特点是富含钙，且利用率高，是钙的最好来源，为婴幼儿、孕妇、乳母、老年人的重要供钙食物；经乳酸杆菌发酵后的酸奶，其钙的吸收利用率更高。

除此五大类食物外，食用油脂和调味品等也是膳食中不可缺少的。

②膳食要色、香、味俱全及多样化：食物色、香、味俱全可刺激食欲，有助于消化吸收。食物多样化不仅可改善膳食的感官性状，并且可以保证多种营养素的摄取。主食多样化，蛋白质可起到互补作用，提高蛋白质的营养价值。饭菜搭配还要注意饱腹感。

③配膳要适合季节的变化：夏季的饭菜要清淡爽口，凉拌食物要注意卫生，适当选用酸、辣食物可增进食欲，但不宜过多食用有刺激性的食物。冬季饭菜味道可较浓厚，但不宜过分丰盛，以免摄入过多的脂肪。

④尽可能照顾用膳人的饮食习惯：饮食习惯是长期适应一定的生活条件而形成的，不可能一时改变过来，在不违反营养原则的情况下应适当照顾，这样也有利于促进食欲，使食物得到充分地消化、吸收和利用。但对一些不良的饮食习惯应当予以纠正，例如暴饮暴食、偏食、挑食、饮食无规律等。

⑤合理的烹调：食物烹调加工的目的是为了改善食物的感官性状，增添色香味，提高消化率，并可起到消毒杀菌的作用。但往往因烹调方法不当，使食物在烹调加工过程中丢失大量的营养物质。主食米、面在烹调过程中应尽量减少营养素的损失。大米尽量少淘洗，尤其不宜搓洗。一般情况下淘洗大米，硫胺素可损失 29% ~ 60%，核黄素和烟酸可损失 23% ~ 25%。煮粥不要加碱，不吃捞饭，捞饭硫胺素的保存率仅为 17%，而碗蒸的饭由于未去米汤，硫胺素可保存 62%，核黄素可保存 100%。烙、烤的面食维生素 B_1 的保存率最高，大饼（烙）硫胺素的保存率为 97%，油条由于加碱，且经高温油炸，其硫胺素损失殆尽，保存率为 0。不要选用过分精白的米面，加工越精细，维生素的损失率越高。例如，特级粳稻米硫胺素的含量为 0.08mg/100g，而标二粳稻米为 0.22mg/100g；再如富强粉含硫胺素 0.17mg/100g，而标准粉则含 0.28mg/100g。

蔬菜的烹调采取急火快炒最好，蔬菜煮后去汤或切后在空气中长时间暴露，都会造成抗坏血酸大量损失。烹调蔬菜或其他食物时，加少量淀粉可减少抗坏血酸的损失。

⑥膳食制度合理：膳食营养合理还必须有合理的膳食制度来保证。所谓膳食制度是指把全天的食物定质、定量、定时地合理分配在一天内。因为一天不同的时间内，

人体所需的热能和各种营养素的数量不完全相同，加之大脑皮质的兴奋抑制过程和胃肠道对食物的排空时间与人体的生理需要都必须互相适应，且有一定的规律性，故应针对人们生活和工作情况，规定适合人体生理需要的膳食制度。这样可以使人有规律地进餐，形成条件反射，到时消化液即开始分泌，对食物的充分消化吸收有利。一般人的膳食制度多为一日三餐，为了保证孕妇的营养，孕中期以后可在上、下午两餐之间加一次点心。一日三餐食物分配比例多以热能分配为原则，早餐应占全天总热能的25%～30%，午餐40%，晚餐30%～35%，如果中间加一次点心，午餐可改为35%，晚餐改为30%，点心约占5%～10%。晚餐不必吃得太丰盛，摄入过多的蛋白质和脂肪易使大脑兴奋影响睡眠，且易肥胖。

（2）孕期的食物选择

①主食：米、面不要过分精白，尽量采用中等加工程度的米面。主食不要太单一，应米、面、杂粮、干豆类掺杂食用，粗细搭配，有利于获得全面营养和提高食物蛋白质的营养价值。

②蔬菜：应多选用绿叶蔬菜或其他有色蔬菜。孕妇膳食中蔬菜的 2/3 应为绿叶蔬菜。鲜豆类如豇豆、毛豆、四季豆等蛋白质含量丰富，并且其中所含铁的吸收率较好，也可选用。对竹笋一类无色、价高，且含草酸高的蔬菜应尽量少用或不用。

③水果：柑橘、枣、山楂含抗坏血酸丰富，价格相对低廉，尤其是冬季蔬菜少时，可较多选用。

④动物性食品：尽量选择蛋白质含量高、脂肪含量低的品种。由于畜禽内脏，尤其是肝脏维生素 A 和铁等微量元素丰富，孕中期和孕晚期应多选用。禽肉的脂肪含量低，肉质细腻，蛋白质含量丰富，尤其是鸡肉炖汤味鲜美，有刺激消化液分泌的作用，适合孕妇食用。

鱼类的肉质细嫩，蛋白质丰富，脂肪以不饱和脂肪酸为主，且含维生素 B_2、锌、硒较丰富，尤其是深海鱼类脂肪中有丰富的二十二碳六烯酸（DHA），对胎儿脑和神经发育有益，孕妇应多食鱼类。

蛋类的蛋白质中必需氨基酸的含量和组成较其他动物性食品更为理想，蛋白质的生物价值很高，是已知天然食物中最优质的蛋白质，此外，蛋黄中还含有丰富的钙、铁、维生素 B_1 和维生素 B_2，故为孕妇比较理想的食物。

⑤奶类食品：奶类蛋白质主要成分酪蛋白为含磷复合蛋白质，具有足够的必需氨基酸，也是一种完全蛋白质。奶中脂肪熔点低，颗粒细小，易于消化吸收；尤其是奶含钙丰富，易吸收，是膳食中钙的良好食物来源，为孕妇供钙更为适宜。粮谷和蔬菜虽含有一定量的钙，但由于同时含有植酸、磷酸、草酸和纤维素，影响钙吸收。奶类几乎含有一切已知的维生素，尤以维生素 A 和 B_2 突出，是孕妇理想的食品，每日应饮用 250mL 以上。

⑥大豆类食品：大豆是植物性食物中蛋白质含量最高、质量最佳的食物，其蛋白质中除蛋氨酸外，其他必需氨基酸的含量可与动物性蛋白质相媲美，尤其是赖氨酸含量较高，与谷类同时食用可提高谷类蛋白质的营养价值。大豆脂肪含有丰富的亚油酸，

对防止孕妇血脂升高和促进胎儿生长发育皆为必需。大豆食品钙、铁、维生素 B_1 及维生素 B_2 含量较多，且价格低廉，每日最好能摄入 100g 以上。有的豆制品如素鸡、卤干、腐乳、豆腐钙含量很高，亦为钙的良好来源，臭豆腐中还含有丰富的维生素 B_{12}，每 100g 含 1.88 ~ 9.60μg。

（3）孕早期膳食要求及食谱举例：孕早期营养需求上与孕前没有太大区别，但为了保证胚胎发育和满足孕妇生理变化的需要，要合理调配膳食以保证热能和营养素的供给。

①保证优质蛋白质的供给：孕早期母体子宫和乳房已开始增大，胚胎、胎盘开始发育，羊水也已产生，此时胚胎生长虽然缓慢，但机体已有一定量的蛋白质储存，妊娠 1 个月时，每日贮存蛋白质 0.6g。由于早期胚胎缺乏氨基酸合成的酶类，不能合成自身所需的氨基酸，必须由母体供给，所以孕早期必须供给足够的优质蛋白质。

②确保无机盐和维生素的供给：无机盐、维生素具有构建身体、调节生理功能的作用，缺乏时易影响胚胎的分化、细胞的分裂和神经系统的发育。

③食物可口能促进食欲：妊娠初期常有恶心、呕吐、食欲不振等妊娠反应，呕吐严重还会失水，所以食物应含水分多，且含有丰富的维生素和钙、钾等无机盐。可具有一定的酸、辣味，以促进食欲，但烹调方式以清淡为宜。

④食物容易消化，少吃多餐：选择易消化的食物如烤面包片、烤馒头片、饼干、粥等，在胃内储留时间短，可减少呕吐。少吃多餐对减轻恶心、呕吐有帮助。

⑤孕早期的食单与食谱举例

一日食单

粮食	320g
豆制品	60g
蛋	50g
牛奶	250mL
肉类	100g
蔬菜	500g
水果	50 ~ 100g
烹调用油	20mL

以上食单可供 2100kcal（8.8MJ）热能。

一日食谱举例

早餐	牛奶	250mL
	烤馒头片	标准粉 50g
	红腐乳	腐乳 5g
	酱肝	猪肝 10g
午餐	米饭	稻米 150g
	豆腐干炒芹菜	芹菜茎 100g，熏豆腐干 50g
	海米烧油菜	油菜 200g，海米 10g

	紫菜蛋花汤	鸡蛋50g，紫菜5g
晚餐	花卷	标准粉100g
	清蒸鳊鱼	鳊鱼100g
	拌白菜心	白菜心150g，海蛎肉6g，香醋10g
	全日烹调用油	20g
晚点	饼干	苏打饼干50g
	橘子，芦柑	100g

本食谱可供蛋白质91.3g（热比17.4%）、脂肪55g（热比23.6%）、碳水化合物308.8g（热比59%），维生素、无机盐、微量元素全部达到极轻体力劳动孕早期妇女供给量要求（见表2-1）。

（4）孕中期膳食要求及食谱举例：妊娠第13周至第27周末为中期妊娠阶段，此时妊娠反应减轻，食欲增加。孕中期胎儿消化器官、神经系统、骨骼系统都在生长发育，基础代谢率增加。母体为了适应胎儿发育的需要在生理上也发生了较大变化，如子宫增大、乳房增大、血容量增加等，故应增加营养素的摄入量以满足胎儿和母体的需要。

①增加热能：孕中期孕妇基础代谢加强，糖利用增加，在孕前基础上增加200kcal（0.8MJ）的热能摄入，每日主食摄入量应达400g或大于400g，并与杂粮搭配食用。

②保证足量的优质蛋白质：孕中期是母体和胎儿增长组织的快速时期，尤其是胎儿脑细胞分化发育的第一个高峰。孕妇每日应在原基础上增加15g蛋白质，一半以上应为优质蛋白质，来源于动物性食品和大豆类食品。

③增加维生素的摄入量：孕中期由于热能的增加、物质代谢的增强，要相应地需要增加维生素 B_1、B_2 和烟酸的摄入量。为了防止巨幼红细胞性贫血的发生和胎儿发生神经管畸形，维生素 B_{12} 和叶酸的摄入量亦需增加。为了胎儿骨骼的发育，维生素 A 和维生素 C 的需求量都有加大。为此，孕中期孕妇应在主食中加入粗粮、杂粮，经常选用动物内脏，多食用新鲜的蔬菜和水果。

④多吃无机盐和微量元素丰富的食物：尤其应多选用富含钙、铁、锌的食物，有些地区还要注意碘的供给。孕中期应每日饮奶，经常食用动物肝脏、水产品和海产品。植物性食品首选豆制品和绿叶蔬菜。

孕中期一日食单可在孕早期的食单基础上加100g粮食，动物性食物可增加至150~200g。

一日食谱举例

早餐	牛奶	250mL
	豆沙包	标准粉50g，红豆馅10g
午餐	米饭	籼米150g
	猪肝炒菠菜	猪肝70g，菠菜100g
	西红柿汤	西红柿100g
午点	牛奶	250g

<table>
<tr><td></td><td>豌豆黄</td><td>50mL</td></tr>
<tr><td>晚餐</td><td>花卷</td><td>标准粉100g，油3mL</td></tr>
<tr><td></td><td>小米粥</td><td>小米50g</td></tr>
<tr><td></td><td>排骨炖海带</td><td>排骨100g，海带（干）50g</td></tr>
<tr><td></td><td>鲫鱼汤</td><td>鲫鱼50g，芫荽10g</td></tr>
<tr><td></td><td>全日烹调用油</td><td>植物油28mL</td></tr>
<tr><td>晚点</td><td>橘子，芦柑</td><td>100g</td></tr>
</table>

本食谱供给蛋白质97g（热比15%）、脂肪81g（热比29%）、碳水化合物335g（热比56%）、热能2500kcal（10.5MJ），多种维生素、微量元素已达轻体力劳动者孕中期的供给量要求（见表2-1）。唯硫胺素尚不足1.8mg，可用制剂补充。

（5）孕晚期膳食要求与食谱举例：妊娠第28周至分娩前为孕晚期。此时子宫明显增大，升至上腹，并向上顶压胃和膈肌。孕妇饭量减少，但又有饥饿感。胎儿此时生长迅速，细胞体积速增，大脑增殖到达高峰，表现为神经细胞繁殖和髓鞘化迅速，此时母亲的营养至为重要，尤其对脑发育影响最大。

孕晚期膳食应根据需要进行以下的调整。

①增加蛋白质的摄入：孕晚期胎儿生长迅速，由第28周的1000g增至第40周的3000g，是妊娠过程中贮留蛋白质最多的时期，胎儿约贮留170g，母体约贮留375g，这些蛋白质均需从膳食中得到。孕晚期蛋白质的每日供给量比未孕时要增加25g，应多食用动物性食物和大豆类食物。

②供给充足的必需脂肪酸：孕晚期是胎儿大脑细胞增殖的高峰，神经髓鞘化迅速，需要充足的亚油酸转化为花生四烯酸以满足大脑发育所需。另外，二十二碳六烯酸（DHA）为神经突触发育所必需，多吃海鱼有利于DHA的供给。

③增加钙和铁的摄入量：孕晚期对钙和铁的需要增加，胎儿体内的钙一半以上是在怀孕期的最后2个月贮存的，此时钙的供给对胎儿骨骼和牙齿的发育十分重要。所以孕妇在怀孕晚期钙的供给量比孕中期增加500mg，每日应摄入1500mg，同时应摄入足够的维生素D，但不要过量。孕晚期，胎儿肝脏以每日5mg的速度贮存铁，直至出生时达到300~400mg的贮存量，同时母体还要贮存一定量为分娩失血所需。铁的摄入量应达到28mg，比未孕妇女多增加10mg，且大多应来自动物性食品的血色素型的铁。此时孕妇应经常摄取奶类、鱼和豆制品，最好将小鱼炸酥或醋酥后连骨吃。虾皮含钙丰富，汤中可放入少许；芝麻酱含钙很高，可经常食用。动物肝脏和血液含铁量很高，且为血色素型铁，利用率高，可经常食用。

④充足的维生素：孕晚期需要充足的水溶性维生素，尤其是硫胺素。孕晚期硫胺素摄入不足，易引起呕吐、倦怠，分娩时子宫收缩无力，使产程延缓。

⑤热能：孕晚期热能的供给量同孕中期，不需补充过多，尤其在孕晚期最后1个月，要适当限制脂肪和碳水化合物的摄入，以免胎儿过大，影响顺利分娩。

⑥孕晚期的食单、食谱举例

孕晚期食单

粮食	370～420g
豆制品	60g
蛋	50g
牛奶	500mL
鱼、虾、鸡	150g
蔬菜	500g
水果	100g
烹调用油	20mL

食谱举例

早餐	牛奶	250mL
	麻酱烧饼	标准粉100g，芝麻酱10g
午餐	米饭	籼米150g
	肉末雪里红	瘦猪肉70g，雪里红100g
	素炒油菜苔	油菜苔150g
	鱼汤	胖头鱼50g，荸荠10g
午点	牛奶	250mL
	鸡蛋	50g
晚餐	米饭	籼米150g
	炒鳝鱼丝	黄鳝100g，柿子椒50g
	素炒菜花	绿菜花150g
	紫菜汤	紫菜10g，虾米皮10g
全日烹调用油		25mL
水果		橘子100g

此食谱可供给蛋白质118g，脂肪70g，碳水化合物360g，热能2543kcal（10.64MJ），视黄醇当量2453μg，硫胺素1.92mg，核黄素2.88mg，烟酸25.9mg，抗坏血酸269mg，维生素E 14.6mg，钙、铁、锌分别为1471mg、32.1mg与19.6mg，基本上达到孕晚期轻劳动妇女的推荐供给量。但我国妇女中有不能每日饮用500mL牛奶者需用其他含钙食物或钙制剂补充。

6. 妊娠期常见症状饮食调理

（1）妊娠心悸气喘：到了怀孕后期，孕妇常会出现心悸及气喘的现象。这是因为体内的血液循环量增加，心脏负荷加重，且子宫胀大，横膈受压迫，觉得呼吸急促而不顺畅。如果睡觉时习惯平卧的姿势，更会感到气促不适，这是因为平卧时会将子宫及胎儿更推向上，抵住了横膈。因此，孕妇在怀孕末期宜采用侧卧的睡姿，以减少心脏及横膈的压力，以减轻气喘的情况。平日要减少活动，多休息，不要讲话太多，以免气促加重。

可用龙眼干15g，水煎成400mL，时时饮服，对心悸有显著功效。

（2）妊娠咳嗽：妊娠咳嗽多由于妊娠期间怀孕妇女胎火偏旺、肺失清润所致。

能治疗妊娠咳嗽的药物有甜杏仁、川贝母、枇杷叶等。能治疗妊娠咳嗽的食物有梨、白萝卜、燕窝、银耳、冰糖、蜂蜜等。

①杏仁6g洗净去杂质，葡萄干15g除去泥沙洗净，放入炖锅内，加水300mL。把炖锅置武火上烧沸，再用文火炖煮20分钟即成。可每日服用2次，每次饮用1/2。适用于妊娠肺热咳嗽。

②白萝卜1000g洗净切丝，用纱布滤出汁液。冰糖50g打碎，放锅内加水100mL，用中火煎熬融化。将冰糖汁冷却后同白萝卜汁液混匀即成。每日2次，每次100mL。适用于妊娠咳嗽。

③梨2个，去皮洗净，从蒂下1/3处切下为盖，用小刀除去梨核；川贝母10g研成细粉，陈皮6g切细丝，冰糖15g打碎。将冰糖、川贝母粉、陈皮丝装入梨内，盖上梨盖，各放入一只蒸杯内，每杯装入清水80mL，蒸40分钟即可。每日2次，每次1个梨，喝完杯中汤。适用于妊娠咳嗽。

（3）妊娠便秘：妊娠便秘是由于孕妇胎火较重，导致津液亏损、肠燥热结所致。能解除妊娠便秘的药物有当归、肉苁蓉、火麻仁、柏子仁等。能解除妊娠便秘的食物有蜂蜜、核桃仁、黑芝麻、香蕉、牛奶、花生、菠菜、苋菜、白菜、梨、无花果等。

①将蜂蜜50g盛在瓷碗内，用筷子或小勺不停地搅拌，令其起泡，泡浓密时，边搅动边将香油25mL缓缓注入蜂蜜内，共同搅匀。将100mL冷开水徐徐注入蜂蜜、香油的混合液内，再搅匀使成混合状态，微微加热后服下。1日1次，1次可将其服完。适用于妊娠大便燥结，数日不行，腹胀。

②把香蕉2个去皮，切成3cm长的段，冰糖10g打碎，共同放入炖杯内，加水100mL。把炖杯置于中火上烧沸，再用文火煎煮25分钟即可。每日2次，吃香蕉喝汤。适用于妊娠便秘。

（4）妊娠水肿：妇女妊娠晚期足踝部常有轻度水肿，可不必治疗，经休息多可自行消退。若水肿逐渐加重，甚至头面、四肢都发生肿胀者，称为妊娠水肿。孕妇平常首先要调整工作和日常生活节奏，不能过于紧张和劳累。要保证充足的休息和睡眠时间，每餐后休息半小时，下午休息2个小时，每晚应睡9~10个小时。平时可将腿举高，放在椅子上，采取半坐卧位，不要久站、久坐。防止情绪激动和避免较剧烈或长时间的体力劳动。

其次要适当注意营养。要摄取高蛋白、低碳水化合物的饮食。整个妊娠期间体重增重10kg左右比较理想。饮食要清淡，但不是完全禁盐，饮食宜高蛋白、易消化，少食辛辣油腻的食物。宜食的食物主要有冬瓜、西瓜、赤豆、荸荠、薏苡仁、白菜、莴苣菜、荠菜、绿豆、黄瓜、甘蔗、鲤鱼、鲫鱼、玉米等，以利水消肿。

另外，可根据水肿的症状，发挥中医辨证施食的特色，进行饮食调理。脾虚者，适当补充健脾和胃的食物，如山药、南瓜、木耳、芋头、蘑菇、莲子、大枣、桂圆、栗子等。肾阳虚者，应适当补充温阳之物以利温煦运化，这些食物包括羊肉、虾、鸽肉、鹌鹑等。妊娠水肿的孕妇平时应注意补充蛋白质，以增强体质，如家禽、瘦肉、鸡蛋、牛奶、河虾、豆类及豆类制品。但是在进食这类食物时应照顾已损伤的胃气，按照循序渐进的原则以补而不过量为宜。而且，妊娠水肿的孕妇需根据水肿的程度，给予低盐饮食，每日限盐5g，以减轻水钠潴留。若为脾肾两虚，宜选有补益脾肾作用的食物，如大枣、薏苡仁、香椿、玉米、扁豆、山药、鱼类、赤豆、蚕豆、黑豆、豆浆、乳类、冬瓜、芹菜、荸荠、木瓜、南瓜、胡桃肉、蜂蜜、桑椹等。若兼有气滞，则可选食具有理气作用的食物，如萝卜、陈皮、香附、橙子、茉莉花、刀豆、冬瓜、白菜等。

①薏苡仁30~50g，加水如常法煮粥。适用于脾虚型妊娠水肿。

②鲤鱼1尾，洗净，去内脏，与黑豆25g、赤小豆25g同煮汤食用。适用于脾虚型妊娠水肿。

③黄瓜、冬瓜皮、茯苓皮各30g，生姜皮10g，大枣5枚。用水500mL煮至300mL，再加白糖适量，分2次服，或顿服（1次服完）。适用于脾虚型妊娠水肿。

④将茯苓100g、粳米100g研为细面，放入容器内，加水适量，调成稠糊状，再加入白糖适量，做成小饼，用文火烙熟即可。可在早、晚当点心随意吃。适用于脾虚型妊娠水肿。

（5）妊娠口疮：妊娠期由于心肾不交，虚火上炎，或脾胃湿热，引起口腔黏膜发炎。能治疗妊娠口疮的中药有生地黄、熟地黄、地骨皮、牡丹皮、茯苓、枸杞、石斛、知母、黄柏、泽泻、山药、玄参、冬虫夏草、玉竹、天冬、砂仁、甘草等。能治疗妊娠口疮的食物有鸭肉、蔬菜、水果等。

（6）妊娠小腿抽筋：女性怀孕后，特别是第1次怀孕的女性，往往会出现小腿抽筋的情况。小腿抽筋实际上是小腿肌肉痉挛，这是妊娠中后期最常见的症状。

小腿抽筋可能与缺钙及受凉有关，多在夜间发作，影响睡眠，使人紧张烦恼。防治小腿抽筋可采用以下方法。

①睡眠时注意保暖。

②发作时，做局部按摩或用力蹬后脚跟伸直双腿。

③从妊娠中期起开始服用钙片、鱼肝油和活性钙等。

④饮食中注意多吃含钙多的食物，如虾皮、豆腐等。

⑤虾皮50g，鸡蛋50g，豆腐100g，葱花、花生油、食盐适量。将虾皮用清水洗一下，沥干水分；鸡蛋磕入碗内，搅打成蛋液；豆腐切成小块，放入沸水中焯一下。将炒勺置火上，放花生油烧热，下葱花炝炒，放入适量清水、豆腐块、虾皮烧沸，淋入鸡蛋液，开后用盐调味即可。具有补钙、助胎儿生长发育的作用，并能防治孕妇缺钙引起的小腿抽筋。

⑥牛骨250g，莲藕150g，红枣5枚，食盐适量。牛骨洗净，莲藕去皮洗净切块，红枣洗净。将锅置火上，放入适量清水，烧沸后放红枣、莲藕、牛骨，再沸时撇去浮沫，用文火炖2小时，用食盐调味即可。有益气健脾、补钙强筋的作用。

（二）饮食禁忌

1. 忌以下不利于胎儿生长发育的食物

（1）过咸的食物：过咸的食物不仅会引起高血压，而且还会损伤动脉血管，影响脑组织的血液供应，造成脑细胞的缺血缺氧，导致记忆力下降、智力迟钝。日常生活中孕妇应少吃含盐量高的食物，如咸菜、榨菜、咸肉、豆瓣酱等。

（2）味精：医学研究表明，孕妇如果在妊娠后期经常吃味精会引起胎儿缺锌，孕妇食用味精过多还有引起胎儿脑细胞坏死的可能。

（3）含过氧化脂质的食物：过氧化脂质会导致大脑早衰或痴呆，直接有损于大脑的发育。腊肉、熏鱼等曾在油温200℃以上煎炸或长时间暴晒的食物中含有较多的过氧化脂质，孕妇应少吃这类食物。

（4）油炸食品：油炸食品含有较多的铝及含苯环的芳香族化合物，不仅会加速人的衰老，影响胎儿发育，而且可诱发癌肿、畸形等，所以孕妇不应该吃。油条中会加入一定量含有铝的明矾，铝可以通过胎盘进入胎儿大脑，造成胎儿大脑发育障碍。

（5）含有酒精的饮品、浓茶以及含有咖啡因的饮料：孕妇孕期喝酒过多，胎儿就有可能发生"胎儿酒精中毒综合征"，出生后有中枢神经系统的功能障碍，面部及全身出现多种畸形，如心脏构造有缺陷、手指和脚趾畸形等，出生以后的智力也比普通孩子低。而浓茶含有高浓度鞣酸，在肠道内易与食物中的铁、钙结合沉淀，影响肠黏膜对铁和钙的吸收利用，可诱发缺铁性贫血及低钙血症，影响胎儿的生长发育，所以孕妇不宜饮浓茶。咖啡因的影响前文已提到。

（6）含有防腐剂、色素的各种罐头食品：防腐剂、人工色素等食品添加剂以化学成分为主，正常人少量摄入是安全的，对于妊娠这个敏感的生理阶段来说，还是能免则免为好。

（7）未煮熟的肉类、蛋类：未经煮熟的肉类、蛋类食品带有大量的致病菌，进食后可引起细菌性食物中毒；食入未熟的肉类还有可能引起弓形虫感染。

（8）久存的土豆：土豆中含有生物碱，存得越久的土豆生物碱含量越高。过多食用这种土豆，可影响胎儿正常发育，导致胎儿畸形。当然，人的个体差异很大，并非每个人食用后都会出现异常，但孕妇还是不吃为好，特别是不要吃长期贮存的土豆。

（9）可疑的食物：如不新鲜的肉、鱼、贝壳类动物，霉变的花生，不能确认的野生蘑菇，以及开始变质的水果、蔬菜等。

（10）含糖量过高的食品以及过辣的食品：如奶油、肥肉、糖果、糕点、巧克力等。因为这类食品含热能较多，吃得过多将导致孕妇体重剧增、脂肪蓄积、组织弹性减弱，分娩时易造成滞产或大出血，孕妇本人也因肥胖易患妊娠高血压综合征、糖尿病、肾炎等病症。而辛辣食品一方面具有刺激性，对胎儿不利，另一方面易诱发或加重孕妇的便秘和痔疮。

（11）受污染食物：专家提示，孕妇缺乏无机盐或微量元素能致胎儿畸形，孕妇经常食用被污染的食物同样会引起胎儿畸形。被有机氯农药及有机汞农药等蓄积性较强的农药污染的食物进入机体，毒物就会在孕妇体内蓄积，经血液循环进入胎盘导致胎儿中毒，从而引起流产、畸胎、死胎等。

2. 孕早期不要擅自进补

怀孕初期，在饮食上，一般不提倡大补营养，主要以自己的喜好为主，想吃什么就吃什么。吐得比较厉害的孕妇，要注意吃一些清淡、容易消化的食物。等进入孕中期，孕吐反应消失，这时再补营养也来得及。

（1）忌滥用人参：孕后，月经停闭，脏腑经络之血注于冲、任二脉以养胎，孕妇处于阴血偏虚、阳气相对偏盛的状况。人参属于大补元气之物，会使孕妇气盛阴耗，使胎儿受损，不利于安胎。

（2）忌滥用补药：再好的补药，也要经过人体代谢，除了增加肝肾负担，可能还会产生一定的不良反应，对孕妇和胎儿都会带来程度不一的影响。有的孕妇服了大量的蜂王浆导致严重腹泻，最终流产。常服人参蜂王浆、洋参丸、宫宝等，会损伤孕妇和腹中之胎。

3. 孕期饮食禁忌

25%的流产在怀孕第8周前发生，因此孕妇在饮食上要特别注意。

（1）忌食有堕胎作用的水产品，如螃蟹、甲鱼、龙虾等。螃蟹其性偏寒凉，有活血祛瘀之功，尤其是蟹爪，有明显的堕胎作用。

（2）忌大量食用滑利的食物，如山楂、荸荠、薏苡仁等。薏苡仁对子宫肌有兴奋作用，能促使子宫收缩，因而有诱发流产的可能。

（3）忌食热性食物，如羊肉、狗肉、鹿肉、公鸡肉、麻雀、海马、荔枝、桂圆、杏仁等。

（4）忌食冷饮，从冰箱里拿出来的水果、饮料要放置到室温时再吃。

（5）孕妇不能摄取太多的维生素 A，否则会导致胎儿发育不健全，其中动物肝脏内含有极丰富的维生素 A，切忌过量食用。

（6）要限制咖啡的饮用量。

（7）饮酒以 2 杯啤酒或 1 杯葡萄酒为极限，最好避免喝酒。

四、药物宜忌

（一）用药原则与选择

1. 妊娠期用药原则

（1）在生育年龄、有受孕可能的妇女用药时，须注意月经是否过期，特别是 2 个月以内的妊娠最易被忽略，应予注意。

（2）孕妇健康有利于胎儿正常的生长发育，有急、慢性疾病的患者应在孕前期进行治疗，治愈后方可在医师指导下妊娠。孕妇患者应及时明确诊断并给予合理治疗，包括不用药物或用药治疗以及是否需要终止妊娠的考虑。

（3）必须用药时，应根据孕妇病情的需要，选用疗效确切而对胎儿比较安全的药物。一般来说，能单独用药就避免联合用药；应用肯定对胎儿无害的药物，避免应用难于肯定是否会对胎儿造成不良影响的药物；应用小剂量，避免大剂量。早孕时用药要多考虑致畸影响，中、晚期妊娠用药要多考虑避免对胎儿的毒副作用。

妊娠期抗菌药物的选用：①妊娠早期避免应用：甲硝唑、甲氧苄啶（TMP）、异烟肼、乙胺嘧啶、利福平、金刚烷胺。②妊娠后期避免应用：氯霉素。③妊娠全过程避免应用：四环素类药物、红霉素酯化物、万古霉素、呋喃妥因、碘苷、阿糖腺苷。④权衡利弊后谨慎应用：氨基糖苷类抗生素、氟胞嘧啶、林可霉素、磷霉素。⑤妊娠全过程可以应用：青霉素类、头孢菌素类、其他 β 内酰胺类、大环内酯类（酯化物除外）抗生素。

（4）恰当掌握用药剂量、时间和给药途径。根据测定的血药浓度进行药物剂量的调整最为理想。不同的给药途径不仅会影响药物的吸收量和速度，也会影响药物胎盘转运的速度和程度。

（5）妊娠晚期用药考虑到药物对新生儿的影响，分娩期用药应注意从开始注射药物到胎儿娩出时间应短于或不长于用药到胎儿体内出现最高浓度的间隔时间，以降低胎儿出生时体内药物的浓度。

（6）如孕妇已用过某些可能致畸的药物，应根据药物的用量、用药时的妊娠月份等因素综合考虑处理方案。早孕妇女，如用过明显致畸的药物应考虑终止妊娠。

2. 妊娠期用药的选择

孕妇用药首先要考虑的是对胎儿的致畸和毒副作用。我国有的学者根据药物对胎儿的危险程度将药物分为 4 类（表 2 - 2），即比较安全、相对安全、具有一定危险及妊娠期禁用。1979 年美国食品和药品管理局（FDA）根据药物对动物和人类所具有的不同程度的致畸危险，将其分为 5 级，并规定应在药品说明书上明确标明。

A 级：已在人类进行过病例对照研究，证明对胎儿无危害。

B 级：动物实验对胎仔无危险，但尚无人类的研究，或动物实验有不良作用，但在人类尚缺乏很好的对照研究。

C 级：尚无很好的动物实验及在人类的研究，或已发现对动物有不良作用，但在人类尚无资料说明问题。

D 级：对胎儿有危险，但孕妇因其利大于弊，有时仍需使用。

X 级：已证明对胎儿的危险弊大于利，可致畸形或产生严重的不良作用。

表 2 - 2 孕妇用药选择参考

药物分类	B	C	D	X
抗感染药	青霉素、红霉素、头孢菌素、林可霉素、磺胺类、呋喃类、甲硝唑、制霉菌素、两性霉素	甲氧苄胺嘧啶、无环鸟苷、叠氮胸腺嘧啶	四环素类	

续表

药物分类	B	C	D	X
解热抗炎止痛药	醋氨酚、布洛芬（D）、消炎痛	醋柳酸（D）		
镇静安眠镇痛药	哌替啶（D）、吗啡（D）	可等因（D）	地西泮、巴比妥盐类、利眠宁	
抗精神失常药抗癫痫药	氯丙嗪	吩噻嗪类	阿米替林、丙咪嗪苯妥因、三甲双酮（X）、丙戊酸（X）、苯巴比妥（X）	
心血管及抗凝药	地高辛（C）、肝素	β受体阻滞剂、奎尼丁、维拉帕米（异搏定）	香豆素类、氢氯噻嗪（双氯克尿噻）	
抗过敏及平喘药	异丙嗪、敏可静、色甘酸钠、叔丁喘宁、抗组胺类（C）	麻黄素、异丙肾上腺素		
激素类	可的松类（C/D）	孕激素	氯米芬、雌激素、避孕药、苯丁酸	
抗肿瘤			硫唑嘌呤、苯丁酸氮芥、环磷酰胺、顺铂、MTX、苯丁酸氮芥、甲基苄肼、长春新碱	
其他	海洛因（D）、胰岛素、噻克利嗪	三甲氧苯扎胺、愈创木醇甘油醚	右旋苯丙胺类（D）、乙醇（X）、硫脲类	异维生素A酸

注：＊A类药迄今尚未确定

（二）药物禁忌

1. 妊娠期禁用的药物

人类主要的致畸药物列于下表（见表2-3、表2-4）中，仅在特殊情况才用于孕妇。如果表中的抗肿瘤药物与孕妇的生命攸关必须使用，那就有理由终止妊娠。

表2-3 人类的主要致畸药物

药物分类	药物	作用
抗生素	四环素	乳齿变色和釉质发育不全

续表

药物分类	药物	作用
抗有丝分裂药物 （早期妊娠给予）	（1）烷化剂抗有丝分裂药： 苯丁酸氮芥 马利兰 （2）放线菌素 （3）抗代谢药：巯嘌呤、 甲氨蝶呤	流产率增加，存活的异常胎儿 达100% 流产或活胎儿可能异常 流产或存活胎儿异常的危险性极大 胎儿甲状腺肿
放射性化学药 镇静药	放射性^{131}I 反应停	神经系统异常，短肢畸形

表 2－4　已知的致畸药物

血管紧张素转化酶抑制剂	
乙醇	异维甲酸
氨基蝶呤	锂盐
雄激素	甲巯咪唑
卡马西平	甲氨蝶呤
氯化联苯	青霉胺
双香豆素	苯妥英钠
环磷酰胺	放射活性碘
达那唑	四环素
己烯雌酚	三甲双酮
苯壬四烯酯	丙戊酸

2. 妊娠期肯定或可能有致畸作用的药物

下列（表2－5）的大多数药物在治疗上如能慎用，可减少或消除其致畸的危险。

表 2－5　肯定或可能有致畸作用的药物

药物分类	药物	对胎儿的危害	注释
麻醉药			
局部麻醉药	丙胺卡因	持续硬膜外麻醉后，胎儿可 患高铁血红蛋白血症	宜用丁吡卡因
全身麻醉药		对胎儿的不良作用均与供诱 导麻醉用的大剂量巴比妥类 以及缺氧症有关	用巴比妥类作诱导麻醉宜 给较小剂量，避免缺氧

续表

药物分类	药物	对胎儿的危害	注释
镇痛药	（1）阿司匹林及其他水杨酸类	在人类几乎未有阿司匹林致畸或引起死产、新生儿死亡以及出生体重减少的报道。晚期妊娠服大剂量阿司匹林偶尔能引起新生儿出血过多和瘀斑，是由于胎儿血小板功能不良和凝血因子 XII 减少所致	晚期妊娠禁止过量地服用水杨酸类
	非那西丁	大剂量可引起胎儿高铁血红蛋白血症或溶血性贫血	孕妇不用
	（2）麻醉性镇痛药	孕妇应用可减弱胎儿的宫内活动，认为与新生儿呼吸抑制有关。大剂量可引起突发性呼吸暂停、心动过速、肌张力减退和低体温的新生儿戒断综合征	分娩时使用的麻醉性镇痛药应选择适当的剂量，用复苏设备和麻醉药拮抗剂有效
抗微生物药	氨基糖苷类（庆大霉素、卡那霉素、新霉素、链霉素、妥布霉素）	稍有耳毒性危险	给予代用抗生素或使用时监测母体血药浓度
	氯霉素	"灰婴综合征"（灰白青紫、低体温、软瘫以至循环衰竭、呼吸衰竭和心跳停止）的报道仅出现于幼儿及 2 个月以内的婴儿，妊娠期应用氯霉素发生此征仅系理论推测。而妊娠期使用氯霉素引起胎儿骨髓抑制的可能性较大	给予代用抗生素
	新生霉素	可夺取蛋白结合点和阻止新生儿胆红素灭活，使新生儿溶血性脑损伤的危险增加。有发生核黄疸的报道	晚期妊娠不用
	磺胺类（长效）	有使动物致畸和发生核黄疸的报道。有产生新生儿黄疸的危险	妊娠期不用，改用短效磺胺类
抗胆碱酯酶药	新斯的明、吡啶斯的明	过量可引起新生儿神经肌肉抑制	与婴儿室的儿科医生联系
抗凝血药	双香豆素	分娩前出血、临产时胎盘早剥、新生儿血肿或出血水均可发生	作用缓慢，难于做血液学监测，宜用肝素或华法林

药物分类	药物	对胎儿的危害	注释
	苯茚二酮 华法林	分娩前出血、临产时胎盘早剥、新生儿出血或水肿均可发生。早期妊娠服用，可出现"华法林胚胎病"，其特征是鼻结构发育不良、点状骨骺、宫内生长轻度迟缓以及可能短指（趾）。受累婴儿可发现眼部异常、智力迟钝、骨骼严重异常和罕见的结缔组织疾病。中期或晚期妊娠服华法林可致分娩前出血或胎儿出血，也有报道能引起中枢神经系统异常。胎盘或胎儿出血往往与剂量控制不当有关	通过有效的血液学监测（"血栓形成试验"应为9～15%）可预防其并发症，若在临产时血栓形成试验低于10%，可缓慢静脉注射维生素 K_1 5mg，必要时3小时后重复给药。早期妊娠最好用肝素（静脉或皮下注射），中期妊娠继续皮下注射肝素或用华法林，于妊娠最后2～3周再用肝素静脉注射
抗抑郁药	锂盐	妊娠期锂盐的肾清除率增加，但偶见新生儿紫绀、嗜睡、软弱、吮乳和呼吸无力或先天性心脏病	监测孕妇血清锂应在1mmol/L以下，给药38周停用
抗癫痫药	地西泮	临产前给高剂量可能出现胎儿心动过速、心脏抑制以及新生儿戒断综合征	晚期妊娠和临产必需时宜用小剂量，或给予代用抗惊厥药
	苯巴比妥	用巴比妥类控制癫痫发作，其主要危害是新生儿对镇静药产生的戒断症状，尚无致畸的明显迹象	是唯一能控制癫痫的巴比妥类药
	苯妥英钠	可降低叶酸盐的血清浓度，因维生素 K 依赖性凝血因子不足可发生新生儿出血。有先天性异常（末端指、趾骨发育不全、唇裂、膈疝）的危险。苯妥英钠与巴比妥类合用可增加其致畸危险性，若与氨甲酰氮䓬合用可减少其致畸危险性	对可能妊娠的妇女做常规抗癫痫治疗，应补给叶酸并监测母体血浆叶酸盐浓度。但也有人提出异议，认为每日给予叶酸 500μg 以上，能翻转苯妥英钠的作用，使癫痫发作增多，临产时，孕妇肌内注射维生素 K_1 5mg，新生儿肌内注射 0.5～1mg
抗疟药	扑痫酮	同样能引起胎儿异常和新生儿出血	给叶酸，维生素 K
	奎宁	过量奎宁可导致流产，大剂量可发生胎儿异常	预防疟疾可用氯胍或乙胺嘧啶合并叶酸以替代奎宁

续表

药物分类	药物	对胎儿的危害	注释
	氯喹	有报道大剂量可致胎儿耳蜗神经、视网膜损伤。对正常健康的妇女给予预防剂量无致畸作用	可用氯胍或乙胺嘧啶合并叶酸代替氯喹
抗有丝分裂药物（局部用）	碘苷	理论上有胎儿异常的危险，对动物有某种致畸作用	疗效很差，用于生殖器疱疹可控制其症状
	鬼臼树脂	有报道妊娠期治疗外阴疣以后出现死胎	可用此药对症治疗，也可在全麻下烧灼疣赘
抗甲状腺药	甲亢平、他巴唑、硫脲嘧啶、碘化物	可引起甲状腺肿和甲状腺功能减退。许多治疗气管炎和哮喘的专利制品含有碘化物	妊娠前和妊娠期欲进行甲状腺部分切除术者，若必须用抗甲状腺药，可与左甲状腺素钠合用，并且要对甲状腺状况做临床评估
利尿药	噻嗪类、呋塞米	血小板减少性紫癜（罕见），胎盘血流减少，胎盘功能低下	噻嗪类在妊娠期的治疗意义较小
降血糖药	氯磺丙脲、甲苯磺丁脲	可引起新生儿低血糖，适当地控制母亲的糖尿病对胎儿有利	妊娠期糖尿病仍应优选胰岛素和（或）饮食疗法
降压药	氯苯甲噻二嗪（二氮嗪）	胎儿毛发形成障碍，久用可能引起胎儿糖代谢紊乱	规定的唯一用法是当血压急剧升高时，做一次性给药
	甲基多巴	胎儿 Coomb 氏试验阳性。有报道每日用量在 2g 以上时，可引起新生儿胎粪阻塞性肠梗阻	产科医生要了解这种现象，若每日 2g 未能控制高血压，加用利尿药或心得安
	安血定	致死性新生儿低血压和麻痹性肠梗阻的发生率是 50%	可给代用药如甲基多巴
	心得安	胎儿宫内发育迟缓，分娩时胎儿无力，新生儿重度心动过缓，出生后低血糖，因胎盘功能不良有围产儿死亡的危险。怀孕后开始采用心得安治疗者，这种危险性更大	尽可能在妊娠前做抗高血压治疗。给代用药如甲基多巴，仅必要时可给予小剂量心得安
	利血平	胎儿心动过缓，新生儿体温调节失常，新生儿鼻塞	孕妇不用

续表

药物分类	药物	对胎儿的危害	注释
免疫抑制药	硫唑嘌呤	对母体与胎儿均有病毒感染的危险，尤其是外阴疱疹和巨细胞病毒感染	避免接触传染源，采用子宫颈病毒培养法监测感染情况，孕足月疱疹性宫颈炎是剖宫产术的适应证。胎儿巨细胞病毒感染可能不影响胎儿和婴儿发育
性激素	雄激素	用其预防习惯性流产，可使女性胎儿男性化	无治疗价值
	雌激素	受孕时或早期妊娠开始应用，或者妊娠大部分时期连续地应用己烯雌酚，其出生儿在15～20年后可能发生阴道腺病或腺癌，腺癌发生率为1/700～1/7000，腺癌的大量病例已由美国报道。英国虽曾广泛应用于高危妊娠，但报道的病例极少。有报道在子宫内发现男性胎儿泌尿生殖器的某些缺陷，占男性胎儿的12/1000。新生儿附睾、睾丸异常的发生率增多，但不是恶性肿瘤	孕妇不用
	孕激素	19去甲睾酮制剂（乙炔睾酮、炔诺酮、异炔诺酮）可使女胎男性化，阴蒂增大，但阴唇融合罕见	妊娠期只宜应用17羟衍生物如己酸孕酮
	妊娠试验用激素	用雌激素与孕激素的混合物诊断妊娠，可增加子孙后代先天性异常的发病率	孕妇不用，给孕妇以试验的微小剂量对胎儿也会有极大危险
	口服避孕药（雌激素和孕激素）	妊娠期投给或停用后短期内受孕者，发生胎儿肢体短缺和其他缺陷的可能性有轻度增加，以男胎为甚	致畸危险性极小
维生素D	大剂量应用。二氢速甾醇，其他合成同类药	胎儿骨骼畸形	监测整个妊娠期血浆钙和磷酸盐浓度，严格控制剂量，可减少或消除致畸危险

3. 妊娠期具有适应证而其有害证据不足的药物

下列（表2-6）的药物仅偶见异常病例，尚不足以证明其有害作用。

表 2-6　妊娠期具有适应证而其有害证据不足的药物

药物分类	药物	对胎儿的危害	注释
麻醉气体		手术室人员流产的危险性增加，实验动物有先天性异常	接触者流产率不显著大于未接触者，引起人类先天性异常也不明显。按一般规则，应在手术室内设备排报装置
抗酸药	许多制剂	回顾性调查提示妊娠开始56天以内服抗酸药，出生婴儿先天性异常发生率略增，但未被前瞻性调查所证实	早期妊娠用饮食疗法，使用三硅酸镁合剂，或氢氧化镁合剂
止吐药	琥珀酸苯吡拉明与盐酸双环胺以及维生素 B_6 合用（Debendox 片剂）	有报道 Debendox 可致畸形，而详细的前瞻性调查表明，未接触该药的孕妇其出生婴儿先天性畸形发生率与用此药者相似	是复方制剂，应改用较佳的单一止吐药，如异丙嗪或其他制剂
抗微生物药	复方新诺明、双嘧啶	含叶酸拮抗剂（甲氧苄氨嘧啶和磺胺甲基异噁唑或磺胺嘧啶），官方资料根据其理论上的危害列为孕妇禁用药，但此药已广泛用于妊娠期并无明显损害	同时每日口服叶酸5～10mg。不用于叶酸盐代谢障碍的患者如癫痫患者
	异烟肼	动物实验表明该药可干扰维生素 B_6 的代谢，有可能影响胎儿的发育	同时每日口服维生素 B_6 50mg
	甲硝唑（灭滴灵）	目前有充分根据证明此药不致畸	按妊娠期用药的一般规则，对"无症状"感染应推迟到中期妊娠，按常规用药，不可一次性地给予大剂量
	磺胺类（短效）	多数医生都认为孕妇可应用短效磺胺类并提倡作为孕妇尿道感染的第一线治疗药。本品多年来已广泛地用于孕妇。若用于临产时，理论上推测可能引起新生儿黄疸，但临床上未证实出现核黄疸。若母体缺乏葡萄糖-6-磷酸脱氢酶，可引起胎儿高铁血红蛋白血症	近产或临产时不用。缺乏葡萄糖-6-磷酸脱氢酶的地中海血统患者禁用
降血压药	肼屈嗪	小白鼠早期妊娠用极大剂量仔鼠的腭裂发生率增高	未证实对人胎有何不良作用

续表

药物分类	药物	对胎儿的危害	注释
含酮宫内节育器	铜-7 铜-T 多负荷	宫内节育器合并妊娠者有半数患者自发性流产，若继续妊娠则有发生胎儿异常的危险	经大规模研究未能证实增加胎儿异常的危险性
铁	许多制剂	据回顾性调查指出妊娠开始56天内，用补血药其胎儿先天性异常发生率比未用补血药者轻度增加，而前瞻性调查未能证实	若作为预防性给药，宜推迟到中期妊娠
镇静药和安定药	巴比妥类（常规镇静剂量）	认为可引起胎儿的畸形，前瞻性调查不能进一步肯定此点	作为镇静药广泛地用于孕妇已有50多年
	氯丙嗪 安宁 单胺氧化酶抑制药和三环类抗抑郁药	认为高剂量可损伤视网膜 若用于早期妊娠可致胎儿异常 理论上推测可使临产胎儿对刺激的易感性增强	孕妇避免长期使用 早期妊娠避免使用 没有单一成分的代用品时，应当有限制地使用
类固醇	糖皮质激素	动物实验证明它与胎儿异常有关，尤其是腭裂	用于妊娠期主要的内科疾病已20多年，已证明它对人类无致畸作用
	口服避孕药（妊娠前用）	新生儿黄疸	其危险性未进一步肯定

4. 滥用的药物

在妊娠前治疗药瘾极为重要，因为这关系到胎儿的健康，发现有药瘾的孕妇要注意转到药物依赖性防治中心，或与对药瘾有研究的精神科专家联系会诊。麻醉药物成瘾者通常伴有营养缺乏、行为异常，注射用药者有感染病毒或细菌的危险，因此很难判定哪些症状是药瘾的不良反应。有药瘾的孕妇，在分娩前就要请儿科医生会诊，并且分娩时儿科医生应在场。临床常见的药物及对胎儿的危险详见表2-7。

表2-7 滥用的药物

药物分类	药物	对胎儿的危害	注释
酒精	酒精性饮料	每日饮入35mL以上的酒精可延缓胎儿生长。每日90mL以上可出现"胎儿酒精综合征"，包括上颌骨发育不全、额突出和低腭、睑裂小、小眼，有些病例斜视或单侧上睑下垂。其他先天性异常有婴儿身体和智力发育迟缓	减少饮料或戒酒。有适应证者可转与精神病学家或戒酒。给予B族维生素和其他营养食物

续表

药物分类	药物	对胎儿的危害	注释
苯丙胺类	左旋苯丙胺和其他α拟交感神经药（如鼻用血管收缩剂）	据不完全资料说明，有可能导致胎儿宫内发育迟缓、血小板减少性紫癜，也有使胎儿异常增加的可能	转与精神病学家
大麻属	美洲、印度大麻制品	无资料，应注意身心有缺陷孕妇的新生儿	鼓励戒瘾
麻醉性镇痛药	海洛因（二乙酰吗啡）吗啡	胎儿宫内发育迟缓，胎儿活动减少，临产时胎儿窘迫，新生儿出生后呼吸抑制，新生儿戒断综合征可能严重（包括中枢神经和胃肠系统），围产儿死亡	转与精神病学家。早期妊娠可改用美散痛或改用镇静药。每月检验乙肝表面抗原。晚期妊娠测定胎盘功能，分娩时采用硬膜外麻醉、胎儿监测，要在监护室观察新生儿
	哌替啶（杜冷丁）美散痛	对胎儿危害很小轻度新生儿戒断综合征	
烟碱	香烟	胎儿宫内发育迟缓、早产，围产儿死亡和婴儿发育迟缓的机会增加	育龄妇女应禁烟，妊娠期在保持健康的基础上减少烟量
致幻药	麦角酰二乙胺	动物实验证明能使染色体断裂，个别病例报道有胎儿异常，但无可靠证据	转与精神病学专家
镇静药	巴比妥类（大剂量）、苯二氮䓬类（利眠宁、安定、氯羟安定、硝基安定或大剂量的去甲羟基安定）	临产时引起胎儿窘迫。未明确证实可影响胎儿发育。可引起新生儿戒断综合征和呼吸抑制或暂停，无力，低体温	转与精神病学家。苯二氮䓬类在临产时可改用其他药或者减量使用。在监护室观察新生儿

5. 妊娠期用药的非致畸性有害影响

（1）胎儿宫内发育迟缓（IUGR）：药物致畸与致胎儿宫内发育迟缓之间有一定关系。具有致畸性的药物，在妊娠中期以后应用，可能影响胎儿的生长发育而致宫内发育迟缓。一般认为，随着妊娠期发展，药物使细胞受损后的畸形发生率明显降低，而宫内发育迟缓的发生率却显著增高。IUGR 的发生率约为 2%～10%，其围生期死亡率为正常体重儿的 4～6 倍。引起 IUGR 的原因复杂而繁多，包括营养不良、妊娠并发症、不良嗜好、遗传因素、药物及环境因素等。

妊娠期用药不当可直接或间接影响胎儿的生长和发育，导致 IUGR。某些药物在大剂量或妊娠早期应用可能使胎儿致死或致畸，而小剂量或妊娠中期以后应用，可能影响胎儿的生长和发育而致 IUGR，如苯妥英钠、抗肿瘤药及乙醇等。此外，有些药物如降压药、麻醉药、血管活性药等对胎儿的生长发育均可能有一定影响。降压药利血平使用过量可影响子宫胎盘血流量，增加宫内生长迟缓的发病率。有麻醉药瘾的孕妇 IU-GR 发生率增高，某些镇静药如眠尔通长期服用也可导致 IUGR 的发生。β 受体阻滞剂如普萘洛尔（心得安），除可引起支气管痉挛、新生儿低血糖及心动过缓外，对胎儿宫内生长发育也有影响。地塞米松等皮质激素类药物常用于促胎儿成熟的治疗，降低新生儿肺透明膜病的发生，但长期或过量应用可能导致胎儿宫内发育迟缓。

（2）中枢神经系统抑制：此症往往与麻醉剂或镇静剂应用不当有关，表现为新生儿呼吸抑制、无呼吸期延长、呼吸不规则、反射功能降低及对外界刺激的反应减弱、吮乳能力降低及体温调节功能失常等。

（3）核黄疸：新生儿黄疸是常见的临床问题。新生儿一般在出生后 2~3 天出现黄疸，持续 7 天左右即消退，血清胆红素不超过 12mg/dL，称为生理性黄疸。核黄疸为病理性黄疸，其病因较多，其中某些药物也可引起这种高胆红素血症。有些药物如氯霉素、新生霉素等对肝脏酶系统具有抑制作用，有些药物如磺胺、呋喃咪啶、维生素 K_3 等则可与胆红素竞争血浆白蛋白结合部位，上述两类药物均可导致血清中未结合胆红素含量增高。这种未结合胆红素含量达到一定浓度时，可透过脑屏障进入富含脑磷脂的脑组织，促使脑细胞发生变性坏死，称为核黄疸红素脑病。这种核黄疸预后差，可危及新生儿生命或留下后遗症。

（4）肾毒性和耳毒性：这是氨基糖苷类抗生素（链霉素、卡那霉素、庆大霉素等）的常见毒性。新霉素的耳毒性最大，其次是链霉素。氨基糖苷类抗生素对肾脏有不同程度的毒性，其中以卡那霉素肾毒性较大。氨基糖苷类抗生素主要以原形经肾排出，肾功能不良时可造成体内积蓄，不但增加对母体的毒性，也会加重对胎儿的影响。

（5）其他

①灰婴综合征：氯霉素长时间使用，出生的新生儿可能发生呼吸不规则、紫绀、苍白、腹胀及呕吐以至循环衰竭，并可发生死亡。

②胎儿及新生儿出血倾向：往往与妊娠中、晚期使用血小板抑制剂如水杨酸盐、吲哚美辛及氢氯噻嗪等或抗凝剂不当有关。

③甲状腺肿大：抗甲状腺药物如他巴唑或硫氧嘧啶等，可抑制胎儿甲状腺功能，增加促甲状腺素的分泌而造成胎儿甲状腺肿大。

④新生儿免疫系统抑制：与孕妇服用免疫抑制剂如硫唑嘌呤等有关，地塞米松等激素类药物长期应用亦可导致免疫系统抑制。

⑤新生儿低血糖：糖尿病孕妇服用降糖药（甲苯丁脲等），可通过胎盘影响胎儿，出生的新生儿可发生低血糖。

⑥新生儿出生时瞳孔散大、心动过速：可能与产妇分娩时应用颠茄、阿托品等有关。新生儿鼻塞、呼吸道阻塞、缺氧等，可能与产妇应用交感神经阻滞剂如利血平有关。

6. 妊娠期服用中药的禁忌

（1）中医药学传统认识的孕妇忌服慎服药物

①孕期忌服的中药有：藜芦、巴豆、蓖麻子、牵牛子、芦荟、番泻叶、甘遂、芫花、大戟、乌桕根皮、千金子、商陆、皂荚、皂角刺、川乌、草乌、附子、天雄、天

南星、三棱、莪术、干漆、阿魏、马钱子、狼毒、水蛭、虻虫、土鳖虫、斑蝥、蜈蚣、蟾酥、麝香。外用的中药砒石、水银、轻粉等，也属禁忌。

②必须严格掌握适应证和剂量的慎服药有：大黄、芒硝、桃仁、红花、枳壳、枳实、牛膝、肉桂、半夏、冬葵子、乳香、没药、朱砂、雄黄等。

③这些药物被列为禁用或慎用的根据：a. 临床药效反应激烈，可引起急剧呕吐或腹泻，从而有可能导致流产或早产。b. 临床毒副作用明显，可引起腹痛、眩晕、惊厥、昏迷、休克或吐血、尿血等严重症状，甚至因之死亡。c. 药性大辛大热或有破气破血作用，有引起流产或早产的危险。d. 中医药学早已明确认定，能够致人死亡的剧毒药。

④服药禁忌：包括使用方法禁忌及在服药期间对病情或药物有碍的食物禁忌、使用方法禁忌。生品内服宜慎用乌头、白附子、草乌；马钱子不宜生用、多服或久服；白果生食有毒；红粉有毒，只可外用不可内服；苦杏仁内服不宜过量，以免中毒；闹羊花、华山参不宜多服或久服；轻粉不可过量，内服慎用；雄黄不可久用；罂粟壳易成瘾，不宜长服；常山有催吐作用，用量不宜过大；斑蝥内服慎用；蓖麻油忌与脂溶性驱虫药同用。

（2）从现代毒理学探讨孕妇忌服和慎服的中药：近 30 年来国内期刊报道的 103 种中药长期毒性实验的病理学检查结果发现，有 44 种中药能导致实验动物的病理损害，合计检出率达 42.7%。在这些中药毒性损害的靶器官中，肝、肾和消化道的受损率最高，其次是心肌和内分泌系统。这些长期毒性实验和动物病理检查有阳性发现的中药是：桑叶、蒲公英、野菊花、天花粉、虎杖、千里光、半边莲、秦艽、苍耳子、八角枫、松萝、雷公藤、半夏、马兜铃、白果、甜瓜蒂、常山、大黄、蓖麻子、泽泻、木通、莪术、延胡索、苦楝根皮、啤酒花、白术、甘草、补骨脂、棉籽、马桑、蟾酥、博落回、长春花、喜树果、三尖杉、斑蝥、猪屎豆等。上述动物实验的结果表明，有相当数量的中药有其易受攻击的靶器官或靶系统，有的甚至可造成非常严重的致死性病变。

（3）中药的胚胎毒性问题

①近年研究结果表明，有些药物具有明显的诱发染色体畸变的效应，包括槐花、杜仲、黄芪、洋金花、茵陈、熟地黄、红花等常用药物。生半夏粉对怀孕母鼠和胚胎均有非常显著的毒性，而制半夏则无明显毒性。芫花、狼毒、黄芫花、了哥王、曼陀罗、金果榄、紫菀、问荆等均有诱变性。静脉注射黄连素也可能对胎儿的中枢神经系统有毒性和导致胎儿大脑发育障碍，含有黄连素成分的还有黄柏、三颗针、十大功劳、南天竹、古山龙等。有关中草药致癌性的动物实验研究发现蜂斗菜、款冬花、紫草红、苏铁、蕨菜等可以诱发癌症或肉瘤。中药是否也具有致基因突变的遗传毒理学效应虽尚难确定，但作为孕期服药宜忌来说，应持谨慎态度。

②目前文献报道的实验研究大多数是以单味药为基础的研究，仅能作为临床参考，应避免把有害中药作为单味药服用，尤其在妊娠初 3 个月内不宜单独服用，更不能大剂量长期服用。如果按中医辨证论治随证加减用药治疗孕妇疾病，在复方中按传统常用剂量服药，一般不会产生不良反应。但是，孕妇不要随便服用中草药单方，这也是

一条可靠的经验法则。

③随着注射用中药针剂的出现，也给孕妇用药提出了新问题。例如，天花粉按复方配伍服用对孕妇是安全的，而天花粉针剂却是作为引产药应用，并且可发生严重的过敏反应。因此孕妇应用内服中药复方较安全，不宜任意应用中药注射剂。

第二节　妊娠合并症药食宜忌

一、妊娠剧吐

【概述】

孕妇在早孕时出现头晕、倦怠、择食、食欲缺乏、轻度恶心呕吐等症状，称早孕反应。因恶心呕吐多在清晨空腹时较严重，故又称晨吐。早孕反应一般对生活与工作影响不大，不需特殊治疗，多在妊娠 12 周前后自然消失。少数孕妇早孕反应严重，恶心呕吐频繁，不能进食，影响身体健康，甚至威胁孕妇生命时，称妊娠剧吐。

1. 病因

至今还不十分清楚。鉴于早孕反应发展和消失的过程，恰与孕妇血绒毛膜促性腺激素值上升和下降的时间相吻合；葡萄胎、多胎妊娠的孕妇，血中绒毛膜促性腺激素值显著增高，早孕反应亦较重，甚至发生妊娠剧吐；而且在妊娠终止后，症状立即消失。因而目前多认为妊娠剧吐与血中绒毛膜促性腺激素水平增高关系密切。但症状的轻重，个体差异很大，不一定和绒毛膜促性腺激素成正比。临床上观察到有些神经系统功能不稳定、精神紧张的孕妇，妊娠剧吐多见，说明本病可能与大脑皮质及皮质下中枢功能失调，致使下丘脑自主神经系统功能紊乱有关。

2. 临床表现

（1）妊娠剧吐多见于年轻初孕妇。一般在停经 40 日前后出现，初为早孕反应，逐渐加重，直至呕吐频繁不能进食，呕吐物中有胆汁或咖啡渣样物。

（2）由于严重呕吐，引起失水及电解质紊乱。

（3）由于长期饥饿，机体动用脂肪组织供给能量，导致脂肪代谢中间产物酮体的积聚，引起代谢性酸中毒。患者明显消瘦，极度疲乏，皮肤、黏膜干燥，眼球下陷，脉搏增快，体温轻度升高，甚至出现血压下降。

（4）眼底检查可发现视网膜出血。病情继续发展，患者可出现意识模糊及昏睡状态。

3. 辅助检查

（1）尿液检查：尿量减少，尿比重增加，出现尿酮体、蛋白尿及管型尿。

（2）血液检查：血红细胞计数及血细胞比容升高，血红蛋白升高，尿素氮、肌酐升高，胆红素、转氨酶升高等。

（3）其他检查：必要时还应行眼底检查及神经系统检查。

【生活调理】

充分认识妊娠呕吐是一种生理现象，是妊娠期由于激素水平发生变化所致。应解除思想顾虑，保持轻松愉快的精神状态；适当休息，劳逸结合，保证充足的睡眠时间；调节好饮食质量及次数。

1. 调适心理

心情要保持轻松愉快，避免紧张、激动、焦虑、忧愁等不良心理状态，这样可以减轻妊娠呕吐的程度。孕妇应学习一些保健知识，充分认识早孕反应，解除心理负担。越是害怕呕吐，症状会越发明显。多进行适当的文体活动，阅读书报，夫妻愉快交谈，尽可能增加欢乐的气氛，转移和分散集中在呕吐上的注意力。丈夫的体贴，亲属、医务人员的关心能解除孕妇的思想顾虑，增加孕妇战胜妊娠反应的信心。另外，舒适、宽松的环境，可使症状减轻。

2. 适量活动

不能因为恶心呕吐就整日卧床，这样只能加重早孕反应，如果活动太少，恶心、食欲不佳、倦怠等症状则更为严重，易形成恶性循环。适当参加一些轻缓的活动，如室外散步、做孕妇保健操等，都可改善心情，强健身体，减轻早孕反应。

3. 穴位按摩

这是一种简便、安全的疗法。孕妇每天呕吐剧烈时，自己用手指交替按摩左右两侧的内关穴（在两前臂内侧，距腕三横指的正中线上）和足三里穴（在膝关节髌骨下四横指，于胫骨前缘旁一横指处）。方法是：用食指的掌面在穴位处稍用力地按压与揉动 20～30 次，可助止吐。

【饮食宜忌】

1. 饮食宜进

（1）调整饮食：注意食物的形、色、味，使其引起食欲。选择食物要容易消化和吸收，这样有利于防止呕吐。在能吃的时候，尽可能吃想吃的东西。多喝水，多吃些富含纤维素和维生素的食物，可以防止便秘，以免便秘后加重早孕反应的症状。改善就餐环境可以转换情绪，激起孕妇的食欲。吃饭后半小时尽量避免平躺，以避免胃酸逆流造成恶心感。

①少吃多餐：为减少呕吐反应，三餐切勿多食，以免引起胃部不适或恶心呕吐。准备少量、多品种的食品，如苏打饼干、咸味面包、口味清淡的点心、奶制品、瓜子等，感觉胃部不适时，立即吃下可缓解。

②注意调味，促进食欲：孕妇可选用山楂、糖葫芦、酸梅、杏、柑橘、咸菜、牛肉干、陈皮梅、酸奶、凉拌粉皮、凉拌番茄、黄瓜等，以增进食欲。

③不要因吐废食：不要怕引起早孕反应而拒食。即便是吐了，仍要再吃，只要有一部分食物留在胃里，就可供消化、吸收。

④增加体液，以免脱水：频繁呕吐者应选择稀粥、藕粉、酸梅汤、西瓜汁、山枣汁、椰子汁及多汁的水果，这样既补充水分、营养，又调剂了口味。

⑤宜进食低脂肪、易消化的清淡饮食：由于妊娠剧吐的孕妇胃酸分泌减少，胃排空时间延长，使得高脂肪的食物不易消化、吸收。同时由于胃排空时间延长，高脂肪食物易加重胃肠道负担，更易引起剧烈的呕吐。因此，妊娠剧吐者宜选择低脂肪、易消化的清淡膳食，如新鲜蔬菜、水果、米汤、稀粥、豆浆等。

⑥宜进食高热能、高维生素的食物：由于妊娠剧吐的孕妇呕吐频繁，食欲差，易致营养供应不足及维生素缺乏。因此，妊娠剧吐者宜选择清淡爽口、易于消化、富有营养及富含维生素的食物，如面包、面食、饼干、果汁、果酱、牛奶、藕粉、豆浆、点心及各类新鲜蔬菜和水果。症状较轻时，可适当吃些鸡蛋、动物肝脏、瘦肉、鲤鱼、河虾和豆制品等富含蛋白质的食品，特别是鲤鱼，有治疗妊娠水肿、胎动不安、反胃吐食的功效；食量不大时，应少食用含水分多、热能低、体积大的蔬菜，并应采取少食多餐的进食方式；孕妇在早晨呕吐较剧，故宜吃些干的食物，如烤馒头片、面包干等。

（2）饮食搭配

①苹果与枸杞：妊娠期间多食苹果，能增加营养，防治因频繁呕吐而导致的酸中毒；枸杞含有天然多糖、维生素 B_1、维生素 B_2、维生素 E、胡萝卜素等，若苹果与枸杞搭配食用，营养更加丰富，适合妊娠剧吐的孕妇食用。

②柚子与黑橄榄：柚子性寒，味甘酸，具有化痰、消食和胃、理气、解酒毒等作用，适用于气管炎、酒精中毒、食积胀满、孕妇口淡食少等患者食用。柚子若与黑橄榄用水煎服，可治疗妊娠呕吐。

③生姜与橘皮：生姜味辛、性微温，具有健胃解表、温中散寒、止呕解毒等功效；橘皮性温、味辛，能理气开胃、燥湿化痰，橘皮中含有挥发油，能刺激消化道，促进胃肠蠕动及消化液分泌，亦有健胃之功效。故生姜与橘皮水煎服能治疗妊娠剧吐。

④生姜与乌梅：生姜味辛、性微温，具有健胃解表、温中散寒、止呕解毒等功效，与乌梅水煎服可治疗妊娠剧吐。

（3）药膳食疗方

①佛手20g，糯米100g，白糖20g。将佛手洗净，切成块，加水1000mL，用小火煮至水剩一半，去渣留汁，再加入淘净的糯米和适量的水，继续煮至成粥，再加入白糖调匀。每日早、中、晚分食。可疏肝和胃止吐。

②芦根50g，黄芪10g，猪瘦肉100g。将芦根洗净，切成段，黄芪切成片，与瘦肉丁一起煨汤。去渣后，每日早、中、晚分次食用。可补气养阴。

③鸡蛋1个，白糖30g，米醋6mL。将米醋煮沸，放入白糖调和，打入鸡蛋，煮至半熟，全部服食，每日2次。适用于脾胃虚弱之妊娠剧吐。

④鲜韭菜汁10g，生姜汁5g，白糖适量。将鲜韭菜、生姜捣烂，绞取汁水，再将少许白糖放入汁水中，拌匀即成。每日3次，饭前服，少量饮之。适用于脾胃虚弱之妊娠剧吐。

⑤生姜汁1匙，甘蔗汁1杯。炖热温服。适用于肝胃不和之妊娠剧吐。

⑥白术10g，粳米30g，鲫鱼约50g。将鲫鱼收拾干净，白术洗净煎取汁100mL，然

后将鱼与粳米煮粥，粥成后放入药汁和匀，根据患者口味可放入盐或白糖。每日1剂，可连服3~5天。适用于脾胃虚弱之妊娠剧吐。

⑦佛手10g，生姜2片，白糖适量。将佛手与生姜水煎取汁，调入白糖温服。适用于肝胃不和之妊娠剧吐。

⑧鸡子粥：糯米用清水浸泡1小时后加入烧开的清水中，待再沸后改用文火熬至粥成，放入阿胶，淋入打烂搅散的鸡蛋，候两三沸，再加入精盐，搅匀即成。可安胎。

⑨艾叶生姜煲鸡蛋：鸡蛋煮熟后去壳，艾叶、生姜与鸡蛋同煮。煲好后，饮汁吃蛋。可安胎。

⑩乌贼鱼粥：先将乌贼鱼用温水泡发，冲洗干净，切成丁块，粳米淘洗干净。炒锅中放入花生油烧热，下葱、姜煸香，加入清水、乌贼鱼肉，煮至熟烂后再加入粳米，继续煮至粥成，然后用精盐调味即可。可安胎。

2. 饮食禁忌

（1）孕妇厌恶之物：凡孕妇厌恶的食物，食入后必然增加恶心感，使呕吐加重，故应禁食。

（2）特殊腥臭味的食物：如鳜鱼、黄鱼、带鱼、黑鱼、海虾、虾皮、梭子鱼、海鳗、甲鱼、海蜇皮、海蜇头等，这类食物具有较浓的腥味，容易刺激患者的恶心感，诱发呕吐；有些土腥味较重的河鱼，如白鱼等亦会诱发呕吐；发酵后产生的臭味食品，如臭腐乳、臭冬瓜及带有臭味的咸菜、臭豆腐干、臭鱼虾等，都会诱发恶心、呕吐，影响食欲，加重病情，均应禁食。

（3）暴饮暴食：由于长期剧烈呕吐及厌食，孕妇丧失了进食的信心和勇气，长期饥饿引起体内一系列代谢变化，使得病情加重。因此，解除孕妇的思想顾虑，保证充足的休息和睡眠，改善进食，是治疗的要点。妊娠剧吐与血中的绒毛膜促性腺激素有关，同时胃酸分泌减少，胃排空时间延长也是不可忽视的原因。故妊娠剧吐者应少食多餐以减少呕吐的次数，切忌暴饮暴食。同时在食物的量上应满足孕妇营养及能量的需求。

（4）油腻、坚硬的食物：由于妊娠剧吐的孕妇长期呕吐，胃酸分泌减少，胃排空时间延长，使得油炸、高脂肪的食物不易消化、吸收。同时由于胃排空时间延长，油腻食物易加重胃肠道负担，更易引起剧烈的呕吐。另外，油腻食物容易助湿生痰，加重恶心。因此，妊娠剧吐者宜选择低脂肪、易消化的清淡饮食，如新鲜蔬菜、水果、米汤、稀粥、豆浆等。

（5）过甜的食物：过甜的食物对脾胃虚弱者尤其容易生湿生痰，导致胎气夹痰湿上逆而发生恶心、呕吐，如糖果、巧克力、蜂蜜、蔗糖、苹果脯、桃脯等，均有助湿之弊，故应尽量避免食用。

【药物宜忌】

1. 西医治疗

（1）镇静止吐：苯巴比妥30mg，每日3次，口服；异丙嗪25mg，每日2~3次，口服；氯丙嗪 25mg，每日 2 次，口服或肌内注射；氯氮卓 10mg，每日 3 次，口服；复合维生素 B 或维生素 B_6 10～20mg，每日 3 次，口服；维生素 B_6 注射液 50mg，肌内注射。

（2）补充液体和无机盐：每日补充液体量不少于 3000mL，尿量不少于 1000mL。常用 10% 葡萄糖注射液及复方氯化钠注射液、10% 氯化钾、维生素 B_6 注射液等。剧烈呕吐者，液体内可加入异丙嗪 25mg。

（3）纠正酸中毒：有代谢性酸中毒时，应输入碳酸氢钠或乳酸钠（用二氧化碳结合力作为指导用量的指标）。

（4）补充营养：伴有营养不良者，20% 脂肪乳 250～500mL，或人血白蛋白 10g，静脉滴注，每日或隔日 1 次。

（5）终止妊娠：极少数重症患者，经各种处理后无效且有下列指征者：如体温38℃以上，持续不退者；脉搏细数不规则，休息时 120 次/分钟者；黄疸剧增，血中胆红素增加至 2～4mg/mL 者；出现抽搐、谵妄、昏迷者；出现视神经炎、视网膜出血者，应终止妊娠。

2. 中医治疗

（1）中医辨证论治：本病辨证应注意观察了解呕吐物的性状（呕吐物的色、质、气味等）以助分辨疾病的寒热虚实。如呕吐酸水或苦水，或黄稠痰涎，其味酸臭者，多属热证、实证；呕吐清水痰涎，无酸腐气味者为虚证、寒证。再结合伴随呕吐而出现的兼症，舌脉综合分析，审证求因以辨证论治。本病的治疗原则应以健脾化痰、调气和中、降逆止呕为主，禁用升散之品。

①脾胃虚弱

主症：妊娠早期，恶心，呕吐不食，恶闻食气，食入即吐，口淡，呕吐清涎或食糜，头晕，纳呆，神疲倦怠，嗜卧嗜睡，舌淡苔白，脉缓滑或细滑无力。

治法：健脾和胃，降逆止吐。

方药：党参 15g，白术 15g，茯苓 10g，砂仁 6g，生姜 10g，法半夏 10g，陈皮 10g，木香 6g，炙甘草 6g。

加减：若兼热，见口干喜饮，加黄芩 10g、竹茹 15g 以清热止吐；若兼血虚，见头晕、心悸，加当归 10g、白芍 15g 以养血和营。

用法：每日 1 剂，水煎服。

②肝胃不和

主症：妊娠早期，恶心呕吐，恶闻食气，甚则食入即吐，口苦咽干，呕吐酸水或苦水，头晕而胀，胸胁胀痛，心烦急躁，嘈杂不安，溺黄便结而臭，唇干舌红，苔黄而干，脉弦滑数。

治法：调肝养胃，降逆止吐。

方药：紫苏叶 12g，陈皮 10g，竹茹 15g，黄连 6g，法半夏 10g，乌梅 10g。

加减：呕吐甚伤津，舌红口干者，加沙参 15g 以养胃阴；便秘者，加何首乌 25g、麻子仁 15g 以润肠通便。

用法：每日 1 剂，水煎服。

③气阴两亏

主症：妊娠期呕吐频繁而见精神萎靡，形体消瘦，双目无神，眼眶下陷，皮肤干燥，尿少，大便秘结，甚或发热，唇舌红干，苔少，脉细滑数无力。

治法：益气养阴，和胃止吐。

方药：太子参 15g，麦冬 15g，五味子 10g，玄参 10g，生地黄 10g，玉竹 15g，芦根 15g，代赭石 30g。

加减：呕吐带血者，加海螵蛸 12g，乌梅炭 15g，藕节 12g 以养阴清热、凉血止血。

用法：每日 1 剂，水煎服。

（2）验方

①藿香 9g，砂仁 3g，太子参、半夏各 9g，茯苓 15g，陈皮 6g，生姜 3 片。每日 1 剂，水煎服。可健脾和中，调气降逆。适用于胃虚型恶阻。

②紫苏叶 9g，黄连、竹茹、黄芩、陈皮各 6g，姜半夏、白芍各 9g，川续断、桑寄生各 12g。每日 1 剂，水煎服。可清肝和胃，调气止吐。

③伏龙肝（烧柴草灶心土最佳，烧煤者不可用）100g，水煎代茶饮。

（3）推拿疗法：一指禅推或揉风府、哑门、膻中、足三里穴，按揉内关、关冲穴。

（4）艾灸疗法：用艾条灸内关穴，每日 1~2 次，时间选在晨起后效果更好。

3. 药物禁忌

（1）维生素 B_1

①不宜饮茶：饮茶可影响维生素 B_1 的吸收而使其疗效降低。

②不宜食用生鱼、蛤蜊肉：生鱼、蛤蜊肉中含有破坏硫胺素的硫胺素酶（维生素 B_1 分解酶），长期吃生鱼和蛤蜊肉，可造成维生素 B_1 缺乏。

③不宜饮酒及含酒精的饮料：酒精可损害胃肠黏膜，并影响维生素 B_1 的吸收，降低其疗效。

④与氢氧化铝凝胶相克：如果维生素 B_1 与氢氧化铝凝胶合用，由于氢氧化铝凝胶的吸附作用而减少其吸收，降低其疗效。

⑤与碳酸氢钠、巴比妥类相克：因二者与维生素 B_1 同用可引起后者分解，使维生素 B_1 的疗效降低或失效，故维生素 B_1 不宜与碳酸氢钠、巴比妥类同用。但维生素 B_1 可减轻巴比妥类药物所引起的戒断症状。

⑥与糖皮质激素相克：氢化可的松、地塞米松有对抗维生素 B_1 的作用，不利于症状的缓解。

⑦与药用炭、白陶土相克：维生素 B_1 可被药用炭、白陶土等吸附而降低疗效，故一般不宜同服。如果必须合用，可先服维生素 B_1，2~3 小时后再服用药用炭、白陶土等。

⑧与氨茶碱相克：维生素 B_1 在碱性溶液中不稳定，因此维生素 B_1 不宜与氨茶碱同用，以免引起化学反应，降低其疗效。

⑨与含鞣质的中药或中成药相克：含有鞣质的中药和中成药，若与维生素 B_1 同时

服用，鞣质可与维生素 B_1 结合产生沉淀，不易被吸收利用，从而降低其疗效。

（2）维生素 B_6 不宜与含硼食物同时食用：维生素 B_6 实际上包括三种衍生物，即吡哆醇、吡哆醛、吡哆胺，三者都具有同等的活性，均易被胃肠道吸收，吸收后吡哆醛、吡哆胺转变为吡哆醇，吡哆醇与硼酸作用可生成络合物。茄子、南瓜、胡萝卜、萝卜缨等含硼较多，这些食物中的硼与体内消化液相遇，如此时服用维生素 B_6 则可能生成络合物，影响维生素 B_6 的吸收与利用，从而降低药效。

（3）维生素 C

①不宜同时食用动物肝脏：维生素 C 是一种烯醇结构的物质，易被氧化破坏，如遇到微量金属离子，如铜、铁离子，会迅速氧化，特别是铜离子能使维生素 C 氧化加速 1000 倍以上。而动物肝脏含铜丰富，能催化维生素 C 氧化，使其失去生物功能，降低药效。

②不宜过食碱性食物：维生素 C 属于酸性药物，若在服用维生素 C 期间过食碱性食物，如菠菜、胡萝卜、黄瓜、苏打饼干、茶叶等，可因酸碱中和而降低疗效。

③不宜多食富含维生素 B_2 的食物：维生素 C 是六碳糖衍生物，在其分子中有两个烯醇式羟基，很容易离解出氢离子，所以具有一定的酸性和很强的还原性，极易被氧化。维生素 B_2 具有一定的氧化性。在服用维生素 C 治疗疾病时，若多食富含维生素 B_2 的食物，如猪肝、牛肝、羊肝、牛奶、乳酪、酸制酵母、蛋黄等，则维生素 C 易被维生素 B_2 氧化，而维生素 B_2 本身被还原，两者均失去效用，达不到补充维生素的目的。

④不宜食用水产品：在食用水产品的同时，如果服用大剂量的维生素 C 会置人于死地。含砷多的许多食物，通常是对人体无害的。例如，小河虾、对虾体内含有较多的砷化物，但由于这些砷化物均以五价形式存在，而对人体没有影响。若在食用这些砷含量高的水产品的同时服用大量维生素 C，两者相互作用的后果，可使五价砷转变为三价砷，从而产生剧毒物。

⑤不宜生食瓜类食物：由于瓜类食物，如南瓜、黄瓜、笋瓜等含有维生素 C 分解酶，因此服用维生素 C 时不宜食用瓜类食物，以避免维生素 C 的破坏及疗效降低。维生素 C 分解酶不耐热，瓜类食物煮熟后此酶即被破坏，所以瓜类食物宜做熟后食之。

⑥与氯丁醇相克：维生素 C 与氯丁醇可结合成无疗效的产物，从而降低其疗效。

⑦与红霉素相克：因为红霉素在酸性条件下呈解离型，不易吸收，而且排泄快，在胃肠道中不稳定，易被破坏，因此维生素 C 与红霉素合用可使红霉素疗效降低。

⑧与氢氧化铝凝胶相克：氢氧化铝凝胶的吸附作用能使维生素 C 的吸收减少，疗效降低。

⑨与氨茶碱相克：氨茶碱系碱性药物，与酸性药物维生素 C 合用，可因酸碱中和而彼此降低疗效。

⑩与石蒜碱相克：实验证明，大剂量维生素 C 能增强石蒜碱的毒性。

⑪与巴比妥类相克：巴比妥类可增加维生素 C 在尿中的排泄量，减弱维生素 C 的作用。

⑫与维生素 K_3 相克：由于两药极性较大，均溶于水，在体液中相遇后便发生氧化

还原反应，使其结构发生改变，导致两药的作用降低或消失。

⑬与含苷类成分的中药相克：维生素 C 是酸性药物，在酸性过强的条件下（如维生素 C 加胃酸）有可能使苷类分解成苷元和糖，从而影响疗效。因此，凡含苷类成分的中药（如黄芩、人参、龙胆草、砂仁、远志、柴胡等）均不宜与维生素 C 同服。

⑭与肝素相克：维生素 C 可对抗肝素的抗凝血作用，二者合用时可使凝血酶原时间缩短。

⑮与华法林相克：维生素 C 可对抗华法林的抗凝作用，二者合用时可使凝血酶原时间缩短。

（4）苯巴比妥

①不宜饮茶：茶叶中所含的鞣酸、咖啡因及茶碱等成分对中枢神经有兴奋作用，可减弱苯巴比妥的镇静作用。

②不宜饮酒或含有酒精的饮料：苯巴比妥等镇静药对乙醇和其他中枢神经抑制药有协同作用，如果在服用镇静药期间饮酒或含酒精的饮料，会增加乙醇对机体的毒害，可能引起乙醇中毒，甚至昏迷或呼吸抑制等严重反应。

③与单胺氧化酶抑制药及药酶抑制药相克：单胺氧化酶抑制药（如呋喃唑酮、优降宁等）和药酶抑制药（如西咪替丁）均可使苯巴比妥代谢减慢，作用增强，因此二者合用时应适当减量。

④与灰黄霉素相克：苯巴比妥为酶促药物，能使灰黄霉素的代谢增强，血药浓度降低，药效减弱；此外，苯巴比妥有促进胆汁分泌的作用，胆汁可使肠蠕动加快，使灰黄霉素在十二指肠内的滞留时间缩短，从而降低灰黄霉素的吸收和疗效（血药浓度下降 35%）。因此，如必须同服，两药应间隔 3～4 小时服用或者适当增加灰黄霉素的剂量。

⑤与洋地黄相克：苯巴比妥是一种较强的酶促药物，可以增强洋地黄的代谢速度，从而降低其疗效。

⑥与利他林相克：利他林有拮抗苯巴比妥对中枢神经的抑制作用，并可抑制肝微粒体酶对苯巴比妥的代谢，因此二者不宜同服。但如果服用苯巴比妥剂量过大引起中毒时，可用利他林解救。

⑦与胃舒平相克：苯巴比妥与胃舒平两药合用可妨碍或延缓抗酸药物胃舒平在胃肠道的重吸收，使其作用减弱。

⑧与碳酸氢钠相克：碳酸氢钠碱化尿液，可减少弱酸性药物苯巴比妥的重吸收，促进排泄，降低疗效，碳酸氢钠可用于解救苯巴比妥中毒。

⑨与氢氯噻嗪相克：苯巴比妥与氢氯噻嗪两药相互作用，能增加直立性低血压的发生率。

⑩与活性炭相克：活性炭的吸附作用会影响苯巴比妥的吸收，使其疗效降低。二者如需合用，则应在服苯巴比妥 2～3 小时后再服用活性炭。

⑪与牛黄相克：中药牛黄有清新开窍、豁痰定惊的作用，但牛黄与苯巴比妥同服，可发生拮抗作用。

⑫与含硼砂的中成药相克：含硼砂的中成药，如痧气散、红灵散、行军散、通窍散等，可减少苯巴比妥的吸收，降低其疗效。

⑬与卡马西平相克：苯巴比妥可使卡马西平代谢加速，血药浓度降低，疗效减弱。

（5）吩噻嗪类药物

①不宜饮咖啡及咖啡类饮料：咖啡及咖啡类饮料中的咖啡因与氯丙嗪可产生药理性拮抗作用，若同时服用，氯丙嗪的疗效将降低。

②不宜饮酒及含酒精的饮料：乙醇与吩噻嗪类药物（如氯丙嗪、奋乃静、氟奋乃静、氟奋乃静癸酸酯等）对中枢神经有相加抑制作用，并且吩噻嗪类药物还可抑制肝内乙醇脱氢酶活性而阻碍乙醇降解，加强并延长乙醇的中枢抑制作用和血管扩张等作用。

③与呋喃唑酮相克：呋喃唑酮与吩噻嗪类药合用，使后者镇静、催眠作用及不良反应增强。

④与肾上腺素相克：吩噻嗪类药可使肾上腺素的作用逆转，从而引起严重的低血压。

⑤与阿托品相克：吩噻嗪类药具有抗胆碱样的作用，与阿托品合用可增强口干、视物模糊、少尿等症状，甚至可诱发青光眼。

⑥与中枢抑制药相克：中枢抑制药（如乙醚、氟烷、巴比妥类等）可增强吩噻嗪类药的不良反应。

⑦与普萘洛尔相克：普萘洛尔与氯丙嗪合用，可使 α、β 受体同时阻断，降血压作用增强，大剂量时可发生严重低的血压。

⑧与胍乙啶相克：氯丙嗪与胍乙啶合用后，氯丙嗪能阻碍胍乙啶进入肾上腺素能神经末梢，使胍乙啶作用减弱。

⑨与胰岛素相克：吩噻嗪类药与胰岛素合用后，易引起黄疸及肝功能异常。

⑩与戊四氮、印防己毒素相克：氯丙嗪可降低惊厥阈，与中枢兴奋药戊四氮、印防己毒素合用易发生惊厥。

⑪与驱虫药相克：氯丙嗪、二盐酸氯哌噻吨与驱虫药（哌嗪等）同时服用，可增加锥体外系反应（如肌张力增高、肌肉震颤）。

⑫与具有抗胆碱作用的中药相克：吩噻嗪类药物有抗胆碱作用，如果与具有抗胆碱作用的中药（如华山参片、天仙子、洋金花等）合用，能相互增强作用，可加重患者口干、视物模糊、无尿等症状。

⑬与含氰苷的中药相克：含氰苷的中药（如杏仁、桃仁、枇杷仁等）会加重抗精神病药的毒性反应，造成呼吸中枢抑制，进而损害肝功能，甚至导致呼吸衰竭。

⑭与安坦相克：有人主张使用氟奋乃静及其长效制剂氟奋乃静癸酸酯时同服安坦等抗胆碱药，以预防或减少锥体外系反应。但大多数人认为，这种做法是盲目的，甚至是有害的，因为不是所有的患者均出现锥体外系反应，且上述两类药物合用时，可加重外周抗胆碱药的不良反应，尤其是精神症状（如幻觉、妄想、意识模糊等）。

（6）止吐药物：妊娠剧吐的患者在必须使用止吐药物时，应避免使用对胎儿有不利影响的药物，如甲氧氯普胺（胃复安）对胎儿有致畸作用；妊娠3个月内禁用盐酸氯苯甲嗪（敏可静）、盐酸二苯甲、盐酸氯苯丁嗪（安其敏）等。可短期给予维生素 B_6 及镇静药物。

二、流产

【概述】

妊娠不足28周、胎儿体重不足1000g而终止称流产。流产发生于妊娠12周前称早期流产，发生在妊娠12周至不足28周称晚期流产。流产又分为自然流产和人工流产，自然流产的发生率占全部妊娠的15%左右，多数为早期流产，自然流产连续发生3次或3次以上者称为习惯性流产。流产的主要症状为停经后出现阴道出血及腹痛。出血是由于胎盘绒毛与底蜕膜分离，血窦破裂而引起。出血量的多少，以分离面积的大小而不同。分离后的胎盘组织及血块可刺激子宫壁引起宫缩，产生阵发性的下腹痛，促使宫口扩张，排出胎儿及胎盘。

1. 病因

（1）遗传基因缺陷：早期自然流产时，染色体异常的胚胎占50%～60%，多为染色体数目异常，其次为染色体结构异常。数目异常有三体、三倍体及X单体等，结构异常有染色体断裂、倒置、缺失和易位。染色体异常的胚胎多数结局为流产，极少数可能继续发育成胎儿，但出生后也会发生某些功能异常或合并畸形。若已流产，妊娠产物有时仅为一空孕囊或已退化的胚胎。

（2）环境因素：影响生殖功能的外界不良因素很多，可以直接或间接对胚胎或胎儿造成损害。过多接触某些有害的化学物质（如砷、铅、苯、甲醛、氯丁二烯、氧化乙烯等）和物理因素（如放射线、噪声及高温等），均可引起流产。

（3）母体因素

①全身性疾病：妊娠期患急性病，高热可引起子宫收缩而致流产；细菌毒素或病毒（单纯疱疹病毒、巨细胞病毒等）通过胎盘进入胎儿血液循环，使胎儿死亡而发生流产。此外，孕妇严重贫血或心力衰竭可致胎儿缺氧，也可能引起流产。孕妇患慢性肾炎或高血压，胎盘可能发生梗死引起流产。

②生殖器官疾病：孕妇因子宫畸形（如双子宫、纵隔子宫及子宫发育不良等）、盆腔肿瘤（如子宫肌瘤等），均可影响胎儿的生长发育而导致流产。宫颈内口松弛或宫颈重度裂伤，易因胎膜早破发生晚期流产。

③内分泌失调：黄体功能不足往往影响蜕膜、胎盘而发生流产。甲状腺功能低下者，也可能因胚胎发育不良而流产。

④创伤：妊娠期特别是妊娠早期时行腹部手术或妊娠中期外伤，可刺激子宫收缩而引起流产。

（4）胎盘内分泌功能不足：妊娠早期时，卵巢的妊娠黄体分泌孕激素，胎盘滋养细胞亦逐渐产生孕激素。妊娠8周后，胎盘逐渐成为产生孕激素的主要场所。除孕激素外，胎盘还合成其他激素如绒毛膜促性腺激素、胎盘生乳素及雌激素等。早孕时，上述激素下降，妊娠将难以继续而致流产。

（5）免疫因素：妊娠犹如同种异体移植，胚胎与母体间存在复杂而特殊的免疫学关系，这种关系使胚胎不被排斥。若母儿双方免疫不适应，则可引起母体对胚胎的排斥而致流产。有关免疫因素主要有父方的组织相容性抗原、胎儿特异抗原、血型抗原、母体细胞免疫调节失调、孕期母体封闭抗体不足及母体抗父方淋巴细胞的细胞毒抗体不足等。

2. 临床表现

（1）主要症状：阴道出血和腹痛是流产的主要症状。阴道出血发生在妊娠 12 周以内的流产者，开始时绒毛与蜕膜分离，血窦开放，即开始出血。当胚胎完全分离排出后，由于子宫收缩，出血停止。早期流产的全过程均伴有阴道出血；晚期流产时，胎盘已形成，流产过程与早产相似，胎盘继胎儿娩出后排出，一般出血不多，特点是往往先有腹痛，然后出现阴道出血。流产时腹痛系阵发性宫缩样疼痛，早期流产出现阴道出血后，胚胎分离及宫腔内存有的血块刺激子宫收缩，出现阵发性下腹疼痛，故其特点是阴道出血往往出现在腹痛之前；晚期流产则先有阵发性子宫收缩，然后胎盘剥离，故阴道出血出现在腹痛之后。流产时需检查子宫大小、宫颈口是否扩张及是否破膜，根据妊娠周数及流产过程不同而异。

（2）流产分类

①先兆流产：出血少，腹痛轻，子宫大小与妊娠月份相符，宫口未开，羊膜囊未破，妊娠试验阳性，有继续妊娠的可能。

②难免性流产：出血较多，阵发性腹痛，宫口已开大，有时可见胚胎组织堵塞子宫口，子宫与妊娠月份相符或稍小，妊娠试验多呈阳性，已不可能继续妊娠。

③不全流产：阴道出血多，甚至可引起休克。有部分胚胎或胎盘残留在宫腔内，子宫较妊娠月份小，妊娠试验阴性。

④完全流产：胚胎及胎盘及全部排出，此时出血少，宫口闭合，子宫呈正常大小或略大，妊娠试验阳性，也可以是阴性。

⑤稽留流产：指胚胎或胎儿已死亡，滞留宫腔内尚未排出。孕妇多有早期妊娠先兆流产经过，此后子宫不再增大，反而缩小，妊娠反应消失，可反复出现阴道出血，量时多时少，妊娠试验阴性。

⑥流产感染：流产过程中，若阴道出血时间长，有妊娠组织残留于宫腔内，有可能引起宫腔感染，严重时感染可扩展到盆腔、腹腔甚至全身，并发盆腔炎、腹膜炎、败血症及感染性休克等。患者除有流产症状外，亦有高热、腹痛、阴道分泌物有臭味、下腹部压痛明显。

3. 辅助检查

（1）B 超检查：目前应用较广，对鉴别诊断与确定流产类型有实际价值。对疑为先兆流产者，可根据妊娠囊的形态、有无胎心反射及胎动，确定胚胎或胎儿是否存活，以指导正确的治疗方法。不全流产及稽留流产等均可借助 B 超检查加以确定。

（2）妊娠试验：用免疫学方法，近年临床多用试纸法，对诊断妊娠有意义。为进一步了解流产的预后，多选用放射免疫法或酶联免疫吸附试验进行人绒毛膜促性腺激素的定量测定。

（3）其他激素的测定：其他激素主要有血黄体酮的测定，可以协助判断先兆流产的预后。

【饮食宜忌】

1. 饮食宜进

（1）饮食原则

①宜进食益气固肾的食物：如乌鸡、鸡蛋、猪肝、山药、莲子、黑豆、糯米、大枣等具有益气固肾之功效，有先兆流产的孕妇宜食用。

②宜进食富含维生素的食物：如水果、蛋黄及各种蔬菜，有先兆流产的孕妇宜食用。

③宜进食富含优质蛋白的食物：食物中蛋白质的主要来源是蛋、奶、鱼类、瘦肉及豆类，故有先兆流产的孕妇宜食用这类食物。

（2）饮食搭配

①莲子与山药：莲子性平、味甘，其主要功能为养心安神、补脾止泻、益肾固精；山药性平、味甘，有补中益气、健脾和胃、健肾固精等功效。二者加水适量煮成粥食用，对先兆流产有一定的辅助治疗作用。

②苜蓿籽与鸡蛋：苜蓿籽营养价值极高，有丰富的无机盐和多种维生素，其中钙、磷、铁的含量尤多；鸡蛋性平、味甘，具有滋阴养血、清热解毒、健脾和胃、养心安神、固肾填精、安胎止惊等功效。苜蓿籽捣烂煮汤，去渣取汁，加鸡蛋煮熟，吃蛋喝汤，对先兆流产有一定的辅助治疗作用。

（3）药膳食疗方

①桑寄生50g，鸡蛋4个。将桑寄生和鸡蛋一起放入锅中煮，鸡蛋熟后敲破，再煮10分钟，使药汁浸入鸡蛋内。喝汤，吃鸡蛋，每日2次。用于补肾安胎。

②苎麻根、川续断各15g，杜仲20g，山药50g，糯米250g，植物油、食盐各适量。将苎麻根、川续断、杜仲洗干净单包，与山药、糯米一起煮成粥，然后去药包，加植物油、食盐调味。每日分2次，温服。用于补肝肾，益气血，安胎气。

2. 饮食禁忌

（1）辛辣的食物：辛辣食物（如辣椒、姜、蒜等）均能助热生火，使热伏血脉，迫血妄行，致使血海不固，引起胎动不安。另外，辛辣的食物损伤津液，还易引起大便秘结，大便时费力，需要增加腹压，亦不利于保胎安胎。

（2）油腻、生冷及不易消化的食物：患者体质虚弱或有流产史者，怀孕后出现先兆流产往往是因为脏腑功能不足所致。油炸类食物、肥肉、冷饮及毛笋等不易消化的食物，可使脾胃受损，消化不良，甚至出现腹泻，导致气血生化不足，胎失所养，而发生先兆流产。因此，患者饮食上宜食用富含营养、易消化的食物。

（3）酒类：孕妇饮酒会导致胎儿颅面、四肢、心脏受损，胎儿宫内发育迟缓和智力障碍，形成胎儿酒精综合征。孕妇酒精中毒，可增加流产发生率和围生期胎婴儿的死亡率。

（4）薏苡仁：薏苡仁是一味药食兼用的植物种仁，其性质滑利，药理实验证明薏苡仁对子宫有兴奋作用，促使子宫收缩，因而有诱发流产的可能。

（5）燕麦：燕麦滑利下趋，有明显的催产作用，妊娠有先兆流产者食用，容易导致流产。

（6）马齿苋：马齿苋既是药物又可做菜食用，但其性寒而滑利，经实验证明，马齿苋的茎能兴奋子宫平滑肌，增加子宫平滑肌的收缩，马齿苋汁亦对子宫有明显的兴奋作用，使子宫收缩增多、强度增大，易致流产。

（7）杏：杏味酸、性大热，且有滑胎作用，由于妊娠期胎热较重，故一般应遵循"产前宜清"的药食原则，而杏的热性及其滑胎特性，为孕妇之大忌。

（8）棉籽油：棉籽油所含的某些成分有兴奋子宫、加强子宫收缩的作用，妊娠妇女食用容易导致先兆流产。

（9）荠菜：实验表明，荠菜的醇提取物有缩宫素样的子宫收缩作用，煎剂灌胃具有同样的作用，孕妇食用易导致妊娠下血或胎动不安，甚至导致流产。

（10）韭菜：实验研究证明，韭菜对子宫有明显的兴奋作用，有先兆流产的孕妇食用，易导致胎动不安，甚至流产。

（11）山楂：山楂具有活血化瘀的作用，同时又具有收缩子宫的功效，如果有先兆流产的孕妇大量食用，就会刺激子宫收缩，甚至导致流产。

（12）龙眼肉：龙眼肉中含有丰富的糖类、蛋白质和维生素，营养极其丰富，是传统的名贵滋补品。中医学认为，龙眼肉有补心安神、养血益脾的功效，但龙眼肉性味甘温，凡阴虚内热体质者和热性病患者均不宜食用。孕妇大多阴血偏虚，易于滋生内热，这时孕妇食龙眼肉，往往于补身养胎无益，反而易出现胎动不安、腹痛等先兆流产症状。

（13）海带：海带咸寒软坚，其性下趋。《本草汇言》说："妇女方中用此催生有验。"有先兆流产的孕妇食用海带，容易导致胎动不安，甚至流产。

（14）兔肉：兔肉寒凉，可清泄凉血，多食容易损伤胎元之气，导致胎动不安或妊娠下血。

（15）鸽肉：鸽肉有理血通络的作用，孕妇食之容易动伤胎气，有先兆流产者更不宜食用。

（16）雀肉：妇女妊娠，俗言"产前一盆火"，故孕妇多有胎热，雀肉性温助火，多食有损胎元之气，容易导致胎动不安，甚至流产。

（17）螃蟹：螃蟹虽然味道鲜美，但性质寒凉，有活血祛瘀之功，尤其是蟹爪有明显的堕胎作用。

（18）甲鱼：甲鱼味咸寒，具有较强的通血络、散瘀块的作用，因而有堕胎之弊，鳖甲（即甲鱼壳）的堕胎力比鳖肉更强。《随息居饮食谱》说："孕妇……切忌之。"

孕妇及有先兆流产者食用，易导致胎动不安，甚至流产。

（19）白鳝：白鳝味厚补益，味甘能滞气，多食能积热，故孕妇应忌之。

（20）海马：《本草新编》说："海马，亦虾属也……专善兴阳……更善堕胎。"孕妇食用，容易导致胎气不安、妊娠下血，甚至导致流产。

（21）花椒：花椒温阳助热之力较强，能行气活血，多食久食容易损伤胎元，产前妇女多有内热，不宜食温热之品。因此，孕妇不宜多食久食。

（22）肉桂：肉桂辛热通经，多用有损胎气，故孕妇的食物调料中不宜多放。

【药物宜忌】

1. 西医治疗

受孕前男女双方应详细检查，包括生殖器官检查及必要的实验室检查，有条件时做染色体检查，以找出病因。因子宫颈内口松弛所致的晚期习惯性流产者，应在妊娠的第12~18周行宫颈内口环扎术，于妊娠足月或临产时拆线。黄体功能不良者，在妊娠后用黄体酮20mg，肌内注射，每日1次；或用绒毛膜促性腺激素2000U，肌内注射，隔日1次，直至妊娠10~12周，或持续到超过原来流产的月份。有子宫肌瘤者，视情况做子宫肌瘤摘除术；子宫畸形者，应手术矫正后再怀孕；有生殖道炎症者，应做细菌检查和药敏试验，根据检查结果用药。

2. 中医治疗

（1）中医辨证论治：临证时，应根据阴道出血的色、质及腹痛情况，结合兼症、舌脉、病史辨证。一般而言，阴道出血量少、色淡、质稀者多属虚；流血量少、色鲜红或紫红、质稠者多为血热；血色暗红有块者多属瘀血。治疗以安胎为主，根据不同的证型分别采用补肾扶脾、益气清热等法。用药不能过于滋腻、温燥、苦寒，以免碍胎。

①脾肾虚弱

主症：腰酸膝软，头晕耳鸣，精神萎靡，夜尿频多，目眶暗黑，或面色晦暗，肢软疲乏，纳差便溏，舌质淡或淡暗，苔薄白，脉沉弱。

治法：补肾健脾，益精养血。

方药：菟丝子20g，续断15g，杜仲15g，鹿角霜15g，当归10g，熟地黄15g，枸杞20g，阿胶10g，党参30g，白术15g，大枣10枚，砂仁6g。

用法：每日1剂，水煎服。

②气血虚弱

主症：面色苍白或萎黄，身体疲乏，头晕肢软，心悸气短，舌质淡，苔薄白，脉细弱。

治法：益气养血安胎。

方药：人参30g，黄芪20g，白术20g，炙甘草3g，当归10g，白芍15g，熟地黄15g，砂仁6g，续断15g，黄芩10g，糯米10g。

用法：每日1剂，水煎服。

（2）验方

①党参、熟地黄各 30g，炒白术 25g，炒山药 15g，炒杜仲 6g，炒扁豆 9g，山茱萸、续断、桑寄生各 10g，枸杞 15g，陈皮 10g，炙甘草 6g。每日 1 剂，水煎服，连用 1~2 个月。可健脾补肾，止痛安胎。

②菟丝子 30g，桑寄生 25g，党参 20g，山药 10g，白芍 15g，续断 10g，阿胶 15g（烊化），甘草 10g。每日 1 剂，水煎服，连用 1~2 个月。可补肾健脾，养血安胎。

3. 药物禁忌

（1）维生素 E

①不宜食用含不饱和脂肪酸的食物：维生素 E 与脂肪酸同食，在脂肪酸被氧化的过程中，维生素 E 先被氧化，从而保护了不饱和脂肪酸，但是它本身遭到了破坏。所以，过多的不饱和脂肪酸进入人体内，久而久之，往往导致维生素 E 缺乏。因此，在使用维生素 E 治疗疾病时，应适当控制富含不饱和脂肪酸的食物摄取，如豆油、葵花籽油、亚麻油等。

②不宜多食富含铁、铜及无机铁的食物：富含铁、铜的食物可与维生素 E 发生氧化还原反应而失效。维生素 E 可与无机铁结合而失去活性，所以服用维生素 E 期间应少吃或不吃含铁、铜丰富的动物肝脏，以及含有无机铁的食物。缺铁性贫血的患者长期补铁可致维生素 E 缺乏，加服维生素 E 可提高疗效。

（2）叶酸：不宜过食富含维生素 B_1、维生素 B_2 及维生素 C 的食物。因为维生素 B_1、维生素 B_2 及维生素 C 均能使叶酸破坏失效，所以在使用叶酸治疗疾病时不宜过食富含维生素 B_1、维生素 B_2 及维生素 C 的食物，如豆类、蛋类、奶类、动物内脏等。

（3）黄体酮

①与氨基比林相克：黄体酮有抑制肝微粒体酶的作用，可减慢氨基比林的代谢灭活，从而增加其作用和毒性。

②与巴比妥类、苯妥英钠、痛痉宁相克：巴比妥类（主要是苯巴比妥）、苯妥英钠、痛痉宁可诱导肝脏微粒体酶，加速黄体酮类化合物的灭活，从而降低其疗效。

③与郁金、姜黄相克：郁金、姜黄与黄体酮存在药理性拮抗作用，故不宜合用。

（4）叶酸

①与抗癫痫药、抗惊厥药相克：抗癫痫药及抗惊厥药可使叶酸吸收不良或改变叶酸代谢，发生叶酸缺乏症；而叶酸也可降低苯妥英钠药物的血药浓度，导致某些患者癫痫失控。

②与维生素 B_1、维生素 B_2 及维生素 C 相克：维生素 B_1、维生素 B_2 及维生素 C 均能使叶酸破坏失效，叶酸与维生素 B_1、维生素 B_2 及维生素 C 混合注射可降低叶酸的疗效。

③与复方新诺明相克：复方新诺明可降低或消除叶酸治疗巨幼红细胞贫血的疗效；而叶酸可降低磺胺类药物的抗菌作用。

④与甲氨蝶呤、乙胺嘧啶、氨苯蝶啶、环丝氨酸、柳氮磺吡啶等相克：上述药物可降低叶酸吸收或增加叶酸代谢，从而降低叶酸的疗效。

（5）维生素 E

①与影响脂肪吸收的药物相克：维生素 E 为脂溶性维生素，影响脂肪吸收的药物（如液状石蜡、新霉素及消胆胺）可影响维生素 E 的吸收，减弱维生素 E 的作用。

②与硫酸亚铁及维生素 K 相克：维生素 E 可减弱硫酸亚铁及维生素 K 的药理作用，同时硫酸亚铁还可致维生素 E 失效。

③与洋地黄、口服抗凝血药相克：维生素 E 能增加洋地黄（如地高辛）及口服抗凝血药（如华法林）的作用，同时也可增加其不良反应。

④与氯贝丁酯相克：氯贝丁酯可使维生素 E 血药浓度降低，削弱其疗效。

⑤与氢氧化铝、硫糖铝相克：大剂量应用氢氧化铝、硫糖铝时可使小肠的胆酸沉淀，降低维生素 E 的吸收。因此，口服维生素 E 治疗疾病时，不宜大剂量应用氢氧化铝、硫糖铝。

（6）峻泻剂：妊娠期肠蠕动及肠张力减弱，且运动量减少，容易出现便秘。同时由于子宫及胎儿的压迫，也会感到排便困难。本病患者除养成定时排便的习惯外，还应多吃含纤维素多的蔬菜、水果。必要时可口服缓泻剂。入睡前可口服果导片 1~2 片等，但禁用番泻叶、甘露醇等峻泻剂，以免造成流产。

（7）具有滑胎堕胎作用的中药和中成药：具有峻下滑利作用的药物，如大黄、芒硝、甘遂、大戟、芫花、牵牛子、商陆、巴豆、续随子、乌桕根皮、芦荟、番泻叶；具有辛香走窜功能的开窍药，如麝香、樟脑、冰片、苏合香、蟾酥、安息香；寒凉平肝的药物，如牛黄、代赭石、蜈蚣、全蝎；辛热燥烈之品，如附子、干姜、肉桂、桂枝；具有活血祛瘀作用的药物，如蒲黄、川芎、月季花、王不留行、益母草、牛膝、红花、桃仁、苏木、姜黄、穿山甲、三棱、水蛭、虻虫；抗肿瘤药物，如斑蝥、马钱子、莪术；麻醉止痛药，如川乌、天仙子、八角枫、两面针、曼陀罗；具有破气作用的药物，如枳实、青皮、厚朴、薤白等；含有上述某种成分的中成药，如十滴水、牛黄解毒片、大活络丹、小活络丹、苏合香丸、人参再造丸等。以上这些药物均具有不同程度的滑胎、堕胎或毒性作用，服用后会对胎儿造成不利的影响，甚至会导致流产等严重后果。

三、异位妊娠

【概述】

正常妊娠时，受精卵着床于子宫体腔内膜。当受精卵在子宫体腔以外着床，称异位妊娠，习称宫外孕。异位妊娠是妇产科常见的急腹症之一，若不及时诊断和积极抢救，可危及生命。异位妊娠包括输卵管妊娠、卵巢妊娠、腹腔妊娠、阔韧带妊娠及宫颈妊娠等。

1. 病因

（1）输卵管炎症：可分为输卵管黏膜炎和输卵管周围炎。两者均为输卵管妊娠的常见病因。输卵管黏膜炎严重者可引起管腔完全堵塞而致不孕，轻者尽管管腔未全堵塞，但黏膜皱褶发生粘连使管腔变窄，或纤毛缺损影响受精卵在输卵管内正常运行，中途受阻而在该处着床。输卵管周围炎病变主要在输卵管的浆膜层或浆肌层，常造成输卵管周围粘连、输卵管扭曲、管腔狭窄、管壁肌蠕动减弱，影响受精卵运行。淋菌及沙眼衣原体所致的输卵管炎常累及黏膜，而流产或分娩后感染往往引起输卵管周围炎。结核性输卵管炎病变重，治愈后多造成不孕，偶尔妊娠，约 1/3 为输卵管妊娠。

峡部结节性输卵管炎是一种特殊类型的输卵管炎。该病变系由于输卵管黏膜上皮呈憩室样向峡部肌壁内伸展，肌壁发生结节性增生，使输卵管近端肌层肥厚，影响其蠕动功能，导致受精卵运行受阻，容易发生输卵管妊娠。

（2）输卵管手术：曾患过输卵管妊娠的妇女，再次发生输卵管妊娠的可能性较大。由于原有的输卵管病变或手术操作的影响，不论何种手术（输卵管切除或保守性手术）后再次输卵管妊娠的发生率为 10% ~ 20%。输卵管绝育术后若形成输卵管瘘管或再通，均有导致输卵管妊娠的可能，尤其是腹腔镜下电凝输卵管绝育及硅胶环套术。因不孕接受过输卵管分离粘连术、输卵管成形术（如输卵管吻合术、输卵管开口术等），可使不孕患者有机会获得妊娠，同时也有发生输卵管妊娠的可能。

（3）放置宫内节育器与异位妊娠发生的关系：随着宫内节育器的广泛应用，异位妊娠发生率增高，其原因可能是由于使用宫内节育器后的输卵管炎症所致。宫内节育器本身并不增加异位妊娠的发生率，但若宫内节育器避孕失败而受孕时，则发生异位妊娠的机会较大。

（4）输卵管发育不良或功能异常：输卵管发育不良常表现为输卵管过长、肌层发育差、黏膜纤毛缺乏，其他还有双输卵管、憩室或有副伞等，均可成为输卵管妊娠的原因。输卵管功能（包括蠕动、纤毛活动及上皮细胞的分泌）受雌、孕激素的调节，若调节失败，则会影响受精卵的正常运行。此外，精神因素可引起输卵管痉挛和蠕动异常，干扰受精卵的运行。

（5）受精卵游走：卵子在一侧输卵管受精，受精卵经宫腔或腹腔进入对侧输卵管称受精卵游走。移行时间过长，受精卵发育增大，即可在对侧输卵管内着床形成输卵管妊娠。

（6）其他：输卵管周围肿瘤（如子宫肌瘤或卵巢肿瘤）的压迫，有时会影响输卵管管腔的通畅，使受精卵运行受阻；子宫内膜异位症可增加受精卵着床于输卵管的可能性。

2. 临床表现

输卵管妊娠的临床表现与受精卵着床部位、有无流产或破裂及出血量多少与时间长短等有关。

（1）症状

①停经：除输卵管间质部妊娠停经时间较长外，其他多有 6 ~ 8 周停经。有 20% ~ 30% 患者无明显停经史，可能因未仔细询问病史，或将不规则阴道出血误认为末次月经，或由于月经仅过期几日，不认为是停经。

②腹痛：是输卵管妊娠患者就诊的主要症状。输卵管妊娠发生流产或破裂之前，

由于胚胎在输卵管内逐渐增大，输卵管膨胀而常表现为一侧下腹部隐痛或酸胀感。当发生输卵管流产或破裂时，患者突感下腹部撕裂样疼痛，常伴有恶心、呕吐。若血液局限于病变区，主要表现为下腹部疼痛，当血液积聚于直肠子宫陷凹处时，出现肛门坠胀感。随着血液由下腹部流向全腹，疼痛可由下腹部向全腹部扩散，血液刺激膈肌时，可引起肩胛部放射性疼痛。

③阴道出血：胚胎死亡后，常有不规则阴道出血，色暗红或深褐，量少呈点滴状，一般不超过月经量，少数患者阴道出血量较多，类似月经。阴道出血可伴有蜕膜管型或蜕膜碎片排出，系子宫蜕膜剥离所致。阴道出血一般常在病灶除去后，方能停止。

④晕厥与休克：由于腹腔急性出血及剧烈腹痛，轻者出现晕厥；严重者出现失血性休克。出血量越多、出血速度越快，症状出现也就越迅速、越严重，但症状与阴道出血量不成正比。

⑤腹部包块：当输卵管妊娠流产或破裂所形成的血肿时间较久者，因血液凝固与周围组织或器官（如子宫、输卵管、卵巢、肠管或大网膜等）发生粘连形成包块，包块较大或位置较高者，可于腹部扪及。

（2）体征

①一般情况：腹腔内出血较多时，呈贫血貌。大量出血时，患者可出现面色苍白、脉快而细弱、血压下降等休克表现。体温一般正常，出现休克时体温略低，腹腔内血液吸收时体温略升高，但不超过38℃。

②腹部检查：下腹有明显压痛及反跳痛，尤以患侧为著，但腹肌紧张轻微。出血较多时，叩诊有移动性浊音。有些患者下腹部可触及包块，若反复出血并积聚，包块可不断增大变硬。

③盆腔检查：阴道内常有少量血液，来自宫腔。输卵管妊娠未发生流产或破裂者，除子宫略大较软外，仔细检查可能触及胀大的输卵管及轻度压痛。输卵管妊娠流产或破裂者，阴道后穹隆饱满，有触痛。宫颈举痛或摇摆痛明显，将宫颈轻轻上抬或向左右摇动时引起剧烈疼痛，此为输卵管妊娠的主要体征之一，是因上抬或摇动加重了对腹膜的刺激。子宫稍大而软。内出血多时，检查子宫有漂浮感。子宫一侧或其后方可触及肿块，其大小、形状、质地常有变化，边界多不清楚，触痛明显。病变持续较久时，肿块机化变硬，边界亦渐清楚。输卵管间质部妊娠时，子宫大小与停经月份基本符合，但子宫不对称，一侧角部突出，破裂所致的征象与子宫破裂极相似。

3. 辅助检查

（1）β-绒毛膜促性腺激素测定：目前已是早期诊断异位妊娠的重要方法。异位妊娠时，患者体内绒毛膜促性腺激素水平较宫内妊娠低，需采用灵敏度高的放射免疫法测定血β-绒毛膜促性腺激素并行定量测定，对非手术治疗的效果评价具有重要意义。

（2）B型超声诊断：对诊断异位妊娠有帮助。阴道B型超声检查较腹部B型超声检查准确性高。异位妊娠的声像特点为：子宫虽增大但宫腔内空虚，宫旁出现低回声区，该区若查出胚芽及原始心跳搏动，可确诊异位妊娠。

（3）阴道后穹隆穿刺：是一种简单可靠的诊断方法。腹腔内出血最易积聚在直肠子宫陷凹，即使血量不多，也能经阴道后穹穿刺抽出血液。抽出暗红色不凝固血液，说明有血腹症存在。陈旧性宫外孕时，可以抽出小血块或不凝固的陈旧血液。若穿刺针头误入静脉，则血液较红，将标本放置 10 分钟左右，即可凝结。无内出血、内出血量很少、血肿位置较高或直肠子宫陷凹有粘连时，可能抽不出血液，因而后穹窿穿刺阴性不能否定输卵管妊娠的存在。

（4）腹腔镜检查：该检查有助于提高异位妊娠的诊断准确性，尤其适用于输卵管妊娠尚未破裂或流产的早期患者，并适用于与原因不明的急腹症鉴别。大量腹腔内出血或伴有休克者，禁做腹腔镜检查。早期异位妊娠患者腹腔镜检查可见一侧输卵管肿大，表面紫蓝色，腹腔内无出血或有少量出血。

（5）子宫内膜病理检查：现很少依靠诊断性刮宫协助诊断，诊刮仅适用于阴道流血量较多的患者，目的在于排除宫内妊娠流产。将宫腔排出物或刮出物做病理检查，切片中见到绒毛，可诊断为宫内妊娠，仅见蜕膜未见绒毛有助于诊断异位妊娠。

【饮食宜忌】

1. 饮食宜进

（1）宜高蛋白、高能量、高纤维饮食，以增加营养。

（2）药膳食疗方

①红藤、皂角刺各 20g，丝瓜络 30g，地龙 10g，路路通、天花粉各 20g，蜂蜜 50mL。将上药洗净后加适量凉水浸泡 3 小时后，煎成浓汁约 100mL，用纱布过滤，再加入蜂蜜调匀，每日分 2 次饮用。可清热解毒，活血化瘀，通络散结。

②小茴香 2g，红花 10g。上药洗净后加入适量水浸泡，大火煮开后，文火煮 30 分钟，纱布过滤即可。代茶饮，每日 1 剂。可活血化瘀，行气止痛。

余参见妊娠期流产。

2. 饮食禁忌

忌辛辣和生冷食物。余参见"妊娠期流产"相关内容。

【药物宜忌】

1. 西医治疗

（1）手术治疗：有大量内出血时，在输血补液抢救休克的同时，立即手术治疗。手术方式根据具体情况决定，可以做病灶切除、病灶清除加输卵管造口、病灶切除加输卵管吻合术。

（2）非手术治疗

①化学药物治疗：适应证是患者一般情况良好，无活动性内出血，盆腔包块 <4cm，血 β - 绒毛膜促性腺激素 <2000U/L，可用甲氨蝶呤（MTX）。方案有 0.4mg/（kg·d），肌内注射，5 日为 1 个疗程；单次给药剂量为 1mg/kg 或 50mg/m^2，在治疗的第 4 日和第 7 日测血 β - 绒毛膜性腺激素，治疗后血 β - 绒毛膜性腺激素 <15%，应重复剂量治疗。复查 β - 绒毛膜性腺激素降至 5U/L，一般需 3~4 周。同时，B 超检测盆腔包块的变化。

②期待疗法：少数输卵管妊娠可能发生自然流产而被吸收，症状较轻无须手术或药物治疗。条件是腹痛轻，出血少，能及时就诊，输卵管妊娠包块 <3cm，血 β-绒毛膜性腺激素 <1000U/L。

2. 中医治疗

本病属于小腹血瘀、不通则痛的实证，治宜活血化瘀消癥。

（1）未破损期

①胎元阻络型

主症：可有停经或不规则阴道出血，一般无其他明显临床表现，人体绒膜促性腺激素阳性，或经 B 超证实为输卵管妊娠，但未破损，舌脉可无明显异常。

治则：活血化瘀杀胚。

方药：宫外孕Ⅰ号方。丹参 15g，赤芍 15g，桃仁 15g，天花粉 20g，紫草 15g，蜈蚣（去头、足）3 条。

加减：有腹胀、便秘者，可加延胡索 15g、川楝子 10g、枳壳 12g、大黄 6g。

用法：每日 1 剂，水煎服。

②胎瘀阻滞型

主症：有停经或不规则阴道出血，可无明显的其他临床表现，腹痛减轻或消失，可有小腹坠胀不适，切诊小腹或有局限性包块，人体绒膜促性腺激素阴性，舌质暗，脉弦细涩。

治则：化瘀消癥。

方药：宫外孕Ⅱ号方。丹参 15g，赤芍 15g，桃仁 15g，三棱 15g，莪术 15g，三七 10g，九香虫 6g，水蛭 6g。

加减：气虚者，加黄芪 20g、党参 20g；腹胀者，加枳壳 12g、川楝子 10g。

用法：每日 1 剂，水煎服。

（2）破损期

①休克型

主症：下腹剧痛拒按，面色苍白，四肢厥冷，冷汗淋漓，烦躁不安或表情淡漠，脉微欲绝或细数无力，血压下降或不稳定。

治则：活血祛瘀，回阳救逆。

方药：参附生脉散合宫外孕Ⅰ号方。人参 50g，附子 10g，麦冬 20g，五味子 20g，丹参 15g，赤芍 15g，桃仁 9g。休克严重者，应立即输液、输血、吸氧和补充血容量等。

用法：每日 1 剂，水煎服。

②不稳定型

主症：腹痛拒按逐渐减轻，可触及界限不清的包块，或有少量阴道出血，血压较稳定，脉细缓。

治则：活血消癥。

方药：丹参 15g，赤芍 15g，桃仁 15g，天花粉 20g，紫草 15g，蜈蚣（去头、足）

3 条，党参 15g，黄芪 20g，鸡血藤 30g。

加减：有腹胀、便秘者，加延胡索 15g、川楝子 10g、枳壳 12g、大黄 6g；有热象者，加败酱草 20g、紫花地丁 15g、蒲公英 15g。

用法：每日 1 剂，水煎服。

③包块型

主症：随着血肿包块形成，腹痛逐渐减轻，有时可出现下腹坠痛和便意，脉细涩。

治则：消癥散结。

方药：丹参 15g，赤芍 15g，桃仁 15g，三棱 15g，莪术 15g，三七 10g，九香虫 6g，土鳖虫 9g，水蛭 3g。

加减：热实者，加大黄、芒硝各 9g，大黄后下，芒硝分 2~3 次包冲服，大便通后，减去大黄和芒硝。寒实者，将附子 9g 与高丽参、干姜、吴茱萸、狼毒（醋炒）、巴豆霜各 3g 共研细末，炼蜜为丸，如豌豆大，每服 3~4 粒。寒热夹杂者，可用大黄、芒硝佐肉桂。胃脘胀痛者，可加枳实、厚朴各 9g。包块表浅者，可热敷以消癥散结：千年健、追地风、羌活、独活、川椒、血竭、乳香、没药各 60g，续断、白芷、五加皮、桑寄生、赤芍、当归尾各 120g，艾叶 500g，透骨草 250g。上药共研末，每 500g 为 1 份，装入纱布袋中，封口，蒸 15 分钟，趁热外敷，每日 1~2 次，10 日为 1 个疗程。

用法：每日 1 剂，水煎服。

3. 药物禁忌

参见"妊娠期药食宜忌"及"流产"相关内容。

四、母儿血型不合

【概述】

当胎儿携带从父方遗传而母方缺乏的某种红细胞抗原时，在妊娠或分娩过程中这种抗原通过某种途径（如流产、胎盘早剥、人工剥离胎盘术、剖宫产、诊断性绒毛穿刺等）渗漏进入母体血液循环中，这种现象称母－儿血液交换。当渗入母体的抗原达到一定量时，可以刺激母体的免疫系统产生相应的红细胞抗体。再次妊娠时，如果胎儿携带这种抗原，就会与母血中的抗体产生抗原抗体反应，使胎儿红细胞被大量破坏，产生宫内溶血性贫血及出生后的新生儿溶血病。

1. 病因

母儿血型不合，主要有 ABO 血型和 Rh 血型不合两大类。抗原主要由 ABO 血型不合较多见，大多发生在孕妇血型为 O 型、胎儿血型为 A 型或 B 型时，孕妇可为胎儿的 A 或 B 抗原所致敏，而产生抗体。这种抗体通过胎盘进入胎儿血液，可使胎儿红细胞凝集破坏从而引起溶血。此外，输血、流产等都可能输进抗原，而使母体致敏。所以，ABO 溶血可以发生在第一胎，不过一般病情轻，危害性较小。当母亲为 Rh 阴性、胎儿为 Rh 阳性时，母亲可被 Rh 致敏产生抗体，而使母亲致敏。分娩次数越多，进入母体的抗原量越多，抗体的产生也越多，胎儿、新生儿溶血的机会也愈大，病情也愈加严重。因此，凡过去分娩有死胎、死产或新生儿溶血病史者，要警惕母儿血型不合。再孕前，夫妻双方必须做 ABO 血型和 Rh 血型的测定。

2. 临床表现

在胎儿期出现重度贫血、血肿，重症者出现全身水肿、腹水、肺水肿、胎盘水肿，甚至胎死宫内。

3. 产前常规进行配偶双方的血型 ABO 和 Rh 血型鉴定。

（1）母血中抗体测定：可发现有 ABO 抗体或 Rh 抗体；羊水中胆红素测定可发现有胆红素不同水平的升高。

（2）B 超检查：严重病例可表现为典型的胎儿水肿状态；胎儿胸腹腔内积液、头皮水肿、心脏扩大、肝大、胎盘水肿增厚。B 超引导下的脐带穿刺可早期鉴定胎儿血型，测定脐血中的胆红素水平。

（3）产后检查：可见胎盘明显水肿，增大增厚，苍白；新生儿贫血貌，全身水肿。

【饮食宜忌】

1. 饮食宜进

（1）基本原则：饮食宜清淡，多食玉米须、莴苣、金针菜、芹菜、马蹄、藕汁、黄瓜、西瓜、冬瓜等清热利湿、利小便之品。

（2）药膳食疗方

①赤小豆 50g，薏苡仁 100g，白茯苓粉 20g，白糖少许。赤小豆浸泡半日，与薏苡仁共煮粥，赤小豆煮烂后，加白茯苓粉再煮成粥，加入白糖搅匀即可。每日 2~3 次，连服 5~7 日。

②茵陈（除杂质、切碎）20g，大枣（洗净、瓣碎）5 枚，干姜 3g，益母草 9g，红糖 30g。将茵陈、大枣、干姜、益母草一并加水煎煮 50 分钟，去渣取汁，兑入红糖溶化，温服。上为 1 日量，分次服完，孕后可经常服用。

③金钱草 30g（新鲜者 60g）洗净，切碎，煎煮取汁，去渣。将金钱草汁与粳米 50g、冰糖适量、适量水，如常法煮粥，粥成即可食用。每日 2 次，连服 3 日。

④将栀子仁 30g 研为末，分为 4 份，以淘洗干净的粳米 100g 加适量清水煮粥，待粥汁黏稠时，加入栀子粉 1 份，搅匀后服食。根据口味可加入白糖服食。每日 3 次，连服 1 周。

⑤鲜田基黄（又名地耳草）120g、鸡蛋 2 个加清水适量同煮，蛋熟后再煮片刻，去壳后再煮 2 分钟，水煎成 1 碗，饮汤食蛋。每日 1 次，连用 5~7 日。

【预防】

计划妊娠前，夫妇双方检查血型。如女方为 O 型，而男方为 A、B 或 AB 型；或女方 Rh 为阴性，而男方为 Rh 阳性，则有可能发生母儿血型不合，应在妊娠后动态观察血型抗体。若孕妇血清抗 A、抗 B 或抗 Rh 抗体阳性，则要注意其效价变化，进行治疗和进一步的检查。

Rh 母儿血型不合的孕妇，间接抗人球蛋白试验阴性者，可分别于妊娠 28 周、34

周、产后 72 小时内，肌内注射抗 D 丙种免疫球蛋白 300μg。羊水穿刺、流产、早产后孕妇也应注射抗 D 免疫球蛋白，以便保护母亲和下一次妊娠。

Rh 血型不合所致的胎儿溶血多发生于再次妊娠时，随着妊娠次数的增加，其抗体效价升高，溶血程度加重。应尽量避免生育前的人工流产，以免增加本病的危险；避免外伤。

【药物宜忌】

1. 西医治疗

（1）注射抗 D 丙种球蛋白：对 Rh 血型阴性的母亲，在任何有可能造成母 – 儿血液交换的情况下，如人工流产、胎盘早剥、羊水或脐带穿刺等手术的同时，给抗 D 丙种球蛋白 300μg，肌内注射，可中和可能进入母体的抗原，避免母体抗体的产生。产后 72 小时内肌内注射抗 D 丙种球蛋白 300μg，以中和进入母体的 Rh 阳性抗原。

（2）光照疗法：用波长 425~475 纳米的蓝光照射，能明显加速间接胆红素水解成双吡咯和胆绿素从尿液中排出。如果光照后胆红素不下降，提示病情严重，应考虑换血。

（3）血浆置换指征：严重贫血、水肿或腹水、肝脾大，出生后 72~96 小时的胆红素值，成熟儿达 342μmol/L，早产儿达 257μmol/L；经中西医治疗效果不显，出现早期胆红素病症状；对缺氧、酸中毒或低蛋白血症者应将换血指征放宽。

2. 中医治疗

（1）中医辨证论治：主要根据全身症状，并结合舌脉辨其寒热虚实。治疗以固冲安胎为总则。安胎之法，应根据不同证型分别采取调理冲任、清热利湿、活血养血等治法，并结合其体质，佐以补肾固冲、益气养血等法治之。

①湿热证

主症：有堕胎、小产、死胎或新生儿黄疸史。脘腹痞闷，口苦，带下量多、色黄，尿黄，便秘，舌苔黄腻，脉滑数。

治则：清热解毒，利湿安胎。

方药：茵陈 15g，制大黄 6g，栀子 12g。

加减：热甚者，加黄柏 10g、黄连 6g。兼有肾虚，平素腰膝酸软，头晕耳鸣，或孕后小便频数，孕后诸症加重，舌质淡暗，苔白腻，脉沉弱，宜补肾和营、利湿固冲，经验方用茵陈寄生汤：桑寄生 15g，杜仲 15g，续断 15g，当归 10g，白芍 15g，茵陈 15g，黄芩 12g，焦栀子 12g。

用法：每日 1 剂，水煎服。

②瘀热内结证

主症：有堕胎、小产、死胎或新生儿黄疸史。口干，烦躁，舌暗红，脉弦。

治则：活血化瘀。

方药：益母草 30g，当归 10g，白芍 12g，木香 3g。

加减：若腰膝酸软、手足心热，兼见肾阴虚者，加女贞子 15g、墨旱莲 20g，以滋补肾阴、清热安胎；若妊娠期间阴道出血、腰腹疼痛者，去益母草，加桑寄生 15g、续断 15g、阿胶 10g，以补肾止血安胎。

用法：每日 1 剂，水煎服。

（2）验方

①茺蔚子 5g，当归 2.5g，川贝粉 1.8g，白芍 2.4g，广木香 1.5g，山药 60g，粳米 60g，白糖适量。加水先煎前 5 味，去渣取汁，加山药、粳米煮成粥，可加白糖。可在孕后即开始食用，每日 1 剂，早晚温服；孕 3 个月以后改为隔日 1 剂，直至足月。

②当归、川芎各 4.5g，厚朴、艾叶各 2g，荆芥穗、生黄芪各 2.5g，羌活、甘草各 1.5g，枳壳 3g，白芍 3.5g，生姜 3 片，菟丝子 3g，川贝粉 3g，小米 60g。将前 12 味药入砂锅，加水适量先煎，去渣取汁，入小米煮成稀粥，再入川贝粉拌匀即可。习惯性流产的妇女怀孕前 1 个月开始每日服 1 剂，至孕 3 月后改为隔 1~2 日 1 剂，直至分娩为止。

（3）药物禁忌：参见"妊娠期药食宜忌"相关内容。

五、胎儿宫内生长迟缓

【概述】

胎儿宫内生长迟缓又叫"胎盘功能不良综合征"或"胎儿营养不良综合征"，是指胎儿体重低于其胎龄平均体重的 10% 或低于期胎龄平均体重的 2 个标准差。其发生率为 3%~10%。

1. 病因

（1）孕妇因素：最常见，占 50%~60%。

①营养因素：孕妇偏食、妊娠剧吐、蛋白质及维生素摄入不足，出生体重与母体血糖水平呈正相关。

②妊娠病理：如妊娠高血压综合征、多胎妊娠、前置胎盘、胎盘早剥、过期妊娠、妊娠期肝内胆汁淤积症等。

③妊娠并发症：如心脏病、慢性高血压、肾炎、贫血等，使胎盘血流量减少，灌注下降而导致。

④其他：孕妇年龄、地区、体重、身高、吸烟、吸毒、酗酒等，以及缺乏微量元素锌、宫内感染（如 TORCH 综合征）等。

（2）胎儿因素

①胎儿遗传性疾病：21、18 或 13 三体综合征，三倍体畸形等。

②胎儿本身发育缺陷：胎儿代谢功能紊乱、各种生长因子缺乏、胎儿宫内感染、接触放射线等。

（3）胎盘、脐带因素：胎盘异常，脐带过长、过细，脐带扭转、打结等。

2. 临床表现

（1）内因性匀称型：属于原发性胎儿生长受限。抑制生长的因素在受孕时或在妊娠早期，致胎儿内部异常，或由遗传因素引起。体重、身长、头径均相称，但小于该孕龄正常值。外表无营养不良表现，器官分化或成熟度与孕龄相符，但各器官的细胞数均减少，脑重量轻；胎盘小，细胞数少，胎儿无缺氧表现；半数胎儿有先天畸形，预后不良；产后新生儿脑神经发育障碍，伴小儿智力障碍。

（2）外因性不匀称型：属于继发性胎儿生长受限，孕早期胚胎发育正常，至孕晚期才受到有害因素的影响。如合并妊娠高血压综合征、高血压、糖尿病、过期妊娠，致使胎盘功能不全。新生儿发育不匀称，身长、头径与孕龄相符而体重偏低。外表呈营养不良或过熟儿状态，各器官细胞数正常，但细胞体积缩小，以肝脏为著。胎盘体积正常，常有梗死、钙化、胎膜黄染等。出生时新生儿常伴有低血糖。

（3）外因性匀称型：为上述两型之混合型，多由母儿双方的影响和缺乏叶酸、氨基酸、微量元素或有害药物的影响。致病因素虽是外因，但在整个妊娠期间均发生影响，身长、体重、头径相称，但均较小，外表有营养不良表现，各器官体积均缩小，胎盘小，外表正常。宫内缺氧不常见，存在代谢不良；60%病死脑细胞数减少；新生儿常有明显的生长与智力障碍。

3. 辅助检查

（1）B 型超声测量

①胎头双顶径：正常孕妇孕早期每周平均增长 3.6～4.0mm，孕中期 2.4～2.8mm，孕晚期 2.0mm。若能每周连续测量胎儿双顶径，观察其动态变化。发现每周增长 <2.0mm，或每 3 周增长 <4.0mm，或每 4 周增长 <6.0mm，于妊娠晚期双顶径每周增长 <1.7mm，均应考虑有胎儿生长受限的可能。

②测头围与腹围比值（HC/AC）：胎儿头围在孕 28 周后生长减慢，而胎儿体重仍按原速度增长，故只测头围不能准确反映胎儿生长发育的动态变化，应同时测量胎儿腹围和头围，比值小于正常同孕周平均值的第 10 百分位数，即应考虑可能为胎儿生长受限，有助于估算不匀称型胎儿生长受限。

③羊水与胎盘成熟度：多数胎儿生长受限，出现羊水过少、胎盘老化的 B 型超声图像。

（2）彩色超声多普勒检查：脐动脉舒张末波缺失或倒置，对诊断胎儿生长受限意义大。妊娠晚期脐动脉 S/D 值≤3 为正常值，升高时也应考虑有胎儿生长受限的可能。

【饮食宜忌】

1. 饮食原则

（1）孕期讲究合理营养，膳食应能提供足够的热能及各种必要的营养素，并且易于消化、吸收。营养应多样化，尽量增加品种，粗、细粮搭配，荤、素菜夹杂，以扩大营养素的来源。进食量以进食后有适当的饱腹感为度，从孕早期开始，适当补充铁、叶酸和锌。

（2）宜常服补益气血之品，例如红枣、菠菜、猪肝、桑椹、枸杞、桂圆等。

2. 药膳食疗方

（1）党参 9g，覆盆子 30g，大枣 10 枚，粳米 50g。先将党参、覆盆子煎汤，去渣取汁，入大枣、粳米煮粥，以米和枣熟为度。早晚餐食用，每日 1 剂，连用 20 日为 1 个疗程。可健脾补肾养胎。

（2）鲜嫩兔肉 250g，红萝卜 250g，党参 30g，大枣 6 枚。鲜嫩兔肉洗净，切块；红萝卜去皮，洗净，切大块；党参、大枣洗净。把全部用料入锅，加清水适量，武火煮沸后，文火煲 2～3 小时，调味食用。可补气健脾，养血育胎。

（3）大枣 10 枚，糯米 60g。大枣洗净，劈开，切成 4 瓣，去核，与糯米共煮为粥即可。适量佐餐或当主食吃，经常食用。可健脾益气，养血育胎。

（4）当归 15g，生姜 15g，大茴香 6g，桂皮 6g，羊瘦肉 250g，食盐适量。当归、生姜、大茴香、桂皮用纱布包好；羊瘦肉洗净，切小块。上述材料同入锅，加水适量，用文火焖煮至羊肉熟烂，去布包，加食盐调味。此为一日量，分顿吃肉饮汤，1 周为 1 个疗程。可温阳补肾，养血益胎。

（5）鳗鱼 120g 洗净，切成鱼片，和莲子 60g、粳米 60g 共浸 20 分钟后，全部放入锅中，加水 2 碗，煮成稀粥。此为一日量，分早、晚佐餐食，连用半个月为 1 个疗程。

（6）党参 9g，覆盆子 30g，先煎汤，去渣取汁，入大枣 10 枚、粳米 50g 煮粥，以米和枣熟为度。早、晚做佐餐食，每日 1 剂，连用 20 天为 1 个疗程。

（7）当归 15g、生姜 15g，大茴香 6g，桂皮 6g，用纱布包好；瘦羊肉 250g 洗净切小块。上述材料同入锅中加水适量，用文火焖煮至肉烂熟，去布包，稍加盐调味。此为一日量，分顿吃肉饮汤，1 周为 1 个疗程。

3. 饮食禁忌

参见"妊娠期药食宜忌"相关内容。

【药物宜忌】

1. 西医治疗

（1）治疗原则：主要是加强营养，疏通胎盘血管床的微循环，增加子宫胎盘血管的灌注量。治疗最佳时间是 28～32 孕周。孕 36 周后治疗效果差。

（2）一般治疗：注意休息，取左侧卧位，增加子宫血管的血供。每日吸氧 1～3 次，每次 30 分钟。

（3）药物治疗

①母亲摄入高蛋白和高热能饮食，增加维生素、微量元素和各种无机盐等的摄入，改善营养状态。常用 10% 葡萄糖注射液 1000mL，其中加入能量合剂（三磷酸腺苷 25mg，辅酶 A 100U，细胞色素 C 200mg 等），静脉滴注，7～10 日为 1 个疗程；同时给予复方氨基酸溶液，每日 250～500mL，静脉滴注，7～10 日为 1 个疗程。

②低分子右旋糖酐每日 500mL 及丹参 15～25mg，加入 10% 葡萄糖注射液 500mL 中静脉滴注；口服小剂量阿司匹林，每日 75mg；丹参胶囊，每次 4 粒，每日 3 次，口服。以上都是为了疏通子宫胎盘血管床的微循环，防止血栓形成，增加胎盘血管的灌注量。

③受体兴奋药，如沙丁胺醇（舒喘灵）每次 2.4～4.8mg，每日 4 次，口服，7 日

为 1 个疗程。口服兴奋药可使子宫平滑肌松弛，增加胎盘血管的灌注量。

2. 中医治疗

（1）中医辨证论治：本病治疗重在助其母气，补脾益肾，滋其化源，而胎自长；但也有人认为当辨其母体之虚，或父气之孱弱以致胎不实者，若因孕母血虚而致者，当助母血，若因父气孱弱而致者，则当以补气为主。

①气血虚弱

主症：妊娠四五月后，胎儿存活，而腹形明显小于正常妊娠月份，身体羸弱，面色萎黄，头晕心悸，气短，少语，舌淡嫩，脉细弱无力。

治则：益气养血，滋养胎元。

方药：党参 15g，白术 15g，茯苓 15g，当归 15g，熟地黄 20g，白芍 20g，炙甘草 6g。

加减：血虚明显者，见面色苍白、头晕、心悸，加制何首乌 30g、枸杞 20g、山茱萸 15g，以滋阴补血；脾胃虚弱者，见纳差便溏、苔白腻，加砂仁 10g、陈皮 10g、山药 20g，以健脾和胃。

用法：每日 1 剂，水煎服。

②脾肾虚损型

主症：腹形小于正常妊娠月份，腰腹冷痛，纳少便溏，或形寒怕冷，四肢不温，脉沉迟，舌淡苔白润。

治则：健脾温肾。

方药：菟丝子 30g，桑寄生 20g，续断 15g，阿胶 15g，覆盆子 15g，白术 15g，人参 15g，山药 20g，神曲 12g。

加减：兼见短气乏力气虚者，加黄芪 15g、大枣 12g、甘草 6g，以健脾益气；腰腹冷痛明显者，加杜仲 15g、补骨脂 15g、鹿角胶 15g，以温肾止痛。

用法：每日 1 剂，水煎服。

（2）中成药：孕康口服液每次 10mL，每日 3 次，口服。用于气血虚弱型胎萎不长。

3. 药物禁忌

参见"妊娠期药食宜忌"相关内容。

六、前置胎盘

【概述】

胎盘在正常情况下附着于子宫体部的后壁、前壁或侧壁。孕 28 周后，若胎盘附着于子宫下段，甚至胎盘下缘达到或覆盖宫颈内口，其位置低于胎先露部，称前置胎盘，其发生率为 0.24% ~ 1.57%。

1. 病因

（1）子宫内膜退化：人工流产的吸宫术、子宫下段剖宫产、产次多、孕妇年龄大、子宫内膜感染或退变均可使内膜退化，"孕囊团"为寻找"好基地"而迁延下滑，内膜"贫瘠"使胎盘面积扩大。

（2）受精卵发育迟缓，下滑到内口才着床。

（3）胎盘发育异常：多胎、巨大儿、局部或全身营养不良、副胎盘、膜状胎盘。

（4）孕妇吸烟也易致前置胎盘。

2. 临床表现

（1）病史：妊娠晚期无痛性反复阴道流血是其主要症状，占93%～95%。出血的早晚、次数及量与其类型密切相关。一般完全性前置胎盘出血早、频、量多；边缘性前置胎盘出血少、晚，多见于足月或临产后；部分性前置胎盘介于两者之间。偶可见前置胎盘发生于20周者。低置及部分性前置胎盘在破膜后，由于胎先露迅速下降直接压迫胎盘，可使出血停止。尚有5%的患者无出血。

（2）体征

①贫血及休克：反复多次或一次大出血可致贫血及休克。

②腹部检查：子宫轮廓及胎方位清楚，其大小与孕周相符，非宫缩时子宫松弛。由于胎盘阻碍胎先露下降，可使胎头高浮，或胎位异常。如胎盘附着于前壁，用多普勒诊断仪在耻骨联合上可闻及吹风样音响。出血不多可闻及胎心音，出血多则胎心音消失。

③阴道检查：阴道检查虽可确诊，但必须具备输血及手术结束分娩的条件。否则，检查后可能导致出血，且宫口未开大者亦不易查清。目前大多数病例已不依赖阴道检查确诊。至于肛门检查，有弊无利，列为禁忌。

3. 辅助检查

（1）阴道检查：妊娠期很少采用，目前已被B超检查替代。在紧急情况、无B超设备、需明确诊断决定分娩方式时，可在输血、输液、做好剖宫产术前准备的前提下行阴道检查。方法是沿阴道后触摸，如能清楚触及胎头可排除前置胎盘；如手指与先露间触及较厚的软组织，应考虑为前置胎盘。忌一开始即入宫口检查，否则将引起大出血。若无活动性出血，颈管消失，颈口已开，可轻触宫口，了解胎盘与宫口的关系，确定前置胎盘的类型。

（2）B型超声检查：B型超声对胎盘定位的准确率可达95%以上。适当充盈膀胱，以显示宫颈内口。阴道B超对前置胎盘的诊断准确率可达100%，且不需充盈膀胱。典型表现是胎盘位于子宫下段，部分或全部覆盖宫颈内口，也可以是胎盘边缘距宫颈内口距离<7cm。

（3）产后检查胎盘：对产前出血的患者，产后应仔细检查胎盘。前置部位的胎盘有黑紫色的陈旧血块附着。若胎膜破口距胎盘边缘<7cm则为前置胎盘。若行剖宫产，术中能直接了解胎盘的位置，胎膜破口失去诊断意义。

【饮食宜忌】

1. 饮食宜进

（1）饮食原则

①宜进食低脂肪、易消化的清淡膳食：由于前置胎盘伴有阴道出血者需卧床休息，胃肠道消化功能较差，高脂肪食物易加重胃肠道负担，不易消化、吸收。因此，宜选择清淡爽口、易消化、富含营养的食物，如新鲜蔬菜、水果、米汤、稀粥、豆浆等。

②宜进食富含维生素的食物：前置胎盘患者宜进富含维生素的食物，如新鲜蔬菜、水果及蛋黄等。同时还应注意进食多纤维蔬菜，如韭菜、芹菜、白菜、红薯等，以防止便秘及诱发或加重出血。

③宜进食止血类食物：如花生衣、木耳、金针菜、百合、藕汁、乌贼骨等具有止血的功效，前置胎盘伴有阴道出血者可食用。

④宜进食高蛋白质食物：参见"异位妊娠"相关内容。

⑤宜进食富含铁质及维生素 B_{12} 的食物：恢复期可多食动物肝脏、乌鸡、黑木耳、黑芝麻、菠菜、牛奶、鸡蛋及豆制品等含铁量及维生素 B_{12} 多的食物，以利造血。

（2）饮食搭配

①菠菜与猪血：菠菜中含有丰富的维生素 C、胡萝卜素，有养血止血、敛阴润燥的功能；而猪血含有丰富的蛋白质和铁质，具有生血功能。菠菜配猪血，有生血止血、敛阴润燥的功能，适合前置胎盘伴阴道出血患者食用。

②菠菜与猪肝：猪肝中含有丰富的蛋白质、B 族维生素、维生素 A 及铁和锌等，具有补肝、养血、明目的作用。菠菜配猪肝，营养全面丰富，适合贫血、前置胎盘伴阴道出血等患者食用。

③芦笋与黄花菜：芦笋与黄花菜同食，有养血、止血、除烦等功效，对前置胎盘伴阴道出血及各种贫血有辅助治疗作用。

④糯米与大枣、苎麻根：苎麻根为荨麻科植物苎麻干的根茎，可清热止血、安胎；大枣能补中益气、养血安胎；糯米能补脾胃、益气血。三者搭配，有清热补虚、止血安胎等功效，适合前置胎盘患者食用。

2. 饮食禁忌

参见"流产"相关内容。

【药物宜忌】

1. 西医治疗

根据出血量的多少、孕周、胎位、前置胎盘的类型、孕产次级宫口是否已扩张而确定。

（1）期待疗法：期待的目的是在保证孕妇安全的前提下延长胎龄，使其达到或接近足月，从而提高胎儿的存活率。一般应在 36 周左右结束妊娠。

①凡有阴道流血者即应收入院。绝对卧床休息，左侧卧位，避免粗暴的腹部检查，禁止肛门指诊及阴道检查，定期进行胎儿监护。

②行 B 型超声检查，确认前置胎盘的类型，了解有无胎盘植入。

③抑制宫缩，沙丁胺醇 4.8mg，每 6 小时 1 次；或 25% 硫酸镁 30 ~ 60mL 加于 5% 葡萄糖溶液 500mL，以 1 ~ 2g/h 的速度静滴，应用时需防镁中毒症状。

④孕期足量输血，要求出多少，输多少，防治贫血。

⑤查羊水 L/S 比值，促胎肺成熟，可用地塞米松 10mg 加于 50% 葡萄糖溶液 20mL，静注，每日或隔日 1 次，共 2 ~ 3 次。

⑥宫颈环结扎，对防止子宫颈口引起胎盘剥离出血的效果较好。术前术后均加用宫缩抑制剂。剖宫产后再行宫颈拆线。

2. 终止妊娠

①指征

a. 胎龄已达 36 周。

b. 胎龄未达 36 周，但孕妇反复多量出血致贫血甚至休克者。

c. 胎龄未达 36 周，但胎儿成熟度检查提示胎儿已成熟者。

②方式

a. 剖宫产：可于短时间内娩出胎儿，减少对胎儿的损害；防止宫颈撕裂，减少出血；在直视下处理胎盘，迅速止血，对母儿均安全。基于以上优点，剖宫产已成为目前处理前置胎盘的首选方法。对完全性前置胎盘、部分性前置胎盘或边缘性前置胎盘出血较多，估计短时间内难以经阴道分娩者，均应剖宫产。术前应备血源、做好抢救新生儿窒息的准备。

b. 阴道分娩：仅适用于边缘性前置胎盘、枕先露、流血不多、估计在短时间内能经阴道分娩者。决定经阴道分娩后，先行人工破膜，破膜后胎头下降压迫胎盘能止血，并可促进子宫收缩加速分娩，如破膜后先露下降不理想，仍有出血，或分娩进展不顺利，应立即改行剖宫产。

3. 药物禁忌

（1）苯巴比妥：参见"妊娠剧吐"相关内容。

（2）卡巴克络、维生素 K_3

①不宜饮酒：酒精可抑制凝血因子，对抗止血药物，使药物的止血作用大大减小。

②不宜食用兔肉、山楂、黑木耳和富含维生素 C 的食物。

（3）峻泻剂：番泻叶、甘露醇、蓖麻油等峻泻剂可诱发子宫收缩，易诱发或加重出血。

（4）具有活血祛瘀作用的中药和中成药：如蒲黄、川芎、月季花、王不留行、益母草、牛膝、红花、桃仁、苏木、姜黄、穿山甲、三棱、水蛭、虻虫及含有上述某种成分的中成药，如大活络丹、小活络丹等均可诱发或加重出血。

（5）抗凝、抗血小板聚集药物：具有抗凝血作用的药物，如双香豆素、华法林等，以及具有抑制血小板聚集作用的药物，如阿司匹林等，均会加重子宫出血。

（6）β 受体激动药：如沙丁胺醇、特布他林等能促进肺表面活性物质的释放，但不能促进合成，短期应用可促肺成熟，长期应用可造成肺表面活性物质缺失。

（7）地西泮与含有氰苷的中药相克：地西泮与含有氰苷的中药，如枇杷仁、桃仁、苦杏仁等同服，可能造成呼吸中枢抑制，进而损害肝功能，甚至有些患者会死于呼吸衰竭。

（8）卡巴克络与抗组胺、抗胆碱药相克：因抗组胺药（苯海拉明、氯苯那敏、异丙嗪）和抗胆碱药（阿托品、东莨菪碱等）能扩张小血管，减弱卡巴克络对毛细血管断端的收缩作用，故二者一般不宜合用。若需联用，彼此用药时间需间隔 48 小时，或将卡巴克络的用量由每次 1mL 增至 2mL（10mg）。

（9）缩宫素

①与麦角相克：麦角与缩宫素有协同作用，但不可混合应用。

②与升压药相克：升压药可轻度减弱缩宫素的宫缩作用，缩宫素与甲氧胺联用可引起血压升高及严重头痛。

（10）麦角新碱与多巴胺相克：麦角新碱与多巴胺的外周血管收缩作用相加，二者合用可使肢端血循环不良而发生坏死。

七、胎盘早剥

【概述】

妊娠 20 周后或分娩期，正常位置的胎盘在胎儿娩出前，部分或全部从子宫壁剥离，称胎盘早剥。胎盘早剥是妊娠晚期严重并发症，往往起病急，进展快，如果处理不及时，可危及产妇及胎儿生命。国内报道，发病率为 0.46% ~ 2.1%，围生儿死亡率为 20% ~ 35%，15 倍于无胎盘早剥者。

1. 病因

（1）创伤

①局部创伤：如摔倒、腹部直接撞击、外倒转术、严重咳嗽、脐带过短、羊水过多破膜后流速过快、双胎第一胎娩出过快等。

②精神上的创伤：如过度恐惧、忧虑。

（2）子宫静脉压突然增高：发生仰卧位综合征时，下腔静脉受阻，压力增加，胎盘虹膜小动脉破裂出血。

（3）胎盘血管病变：原发性高血压，慢性肾炎的肾性高血压及妊高症，特别是重度妊高症，胎盘血管纤维样退化、粥样硬化等。

（4）叶酸缺乏。

（5）羊膜腔穿刺：前壁附着胎盘，穿刺在脐带附着处，出血不止致早剥。

2. 临床表现

（1）诱因：大多有诱因，亦可无诱因。

（2）轻型：症状、体征不明显，多发生于分娩期或妊娠后期，易与先兆流产、早产混淆。此外，以出血为主，有腹痛或无腹痛，腹部检查可有轻微压痛或无压痛，子宫大小符合妊娠月份，胎心好或轻度窘迫。

（3）重型：以隐性出血为主，发病突然，贫血与外出血不相符合。腹痛重，腹部呈板状，宫缩无间歇，呈强直性，压痛明显，但胎盘附着于后壁时压痛轻或无压痛；胎心常听不到或窘迫，子宫大于妊娠月份，胎位多摸不清，宫口开大行人工破膜，羊水为血性。可有血压下降，脉速而弱，面色苍白，四肢冰冷。

3. 辅助检查

（1）B 型超声检查：①胎盘实质与子宫壁间出现一个或多个不等的液性暗区，暗区内均布光点或光斑。②胎盘后血肿形成时显示胎盘比正常增厚，绒毛板向羊膜腔突出。③子宫后壁胎盘早剥时，胎儿大多靠近子宫前壁。④胎心搏动及胎动检查有助于了解胎儿在宫内的状态。

（2）化验检查：①血红蛋白、红细胞及血小板均可下降。②肾功能损伤者血尿酸、肌酐、尿素氮升高，二氧化碳结合力下降。③凝血功能检查，一般做三项筛查试验，即血小板计数、血纤维蛋白原水平和凝血酶原时间测定。如三项筛选试验中有 2 项阳性并出现 3P 试验阳性或乙醇凝胶试验阳性，或 D－二聚体阳性，即可诊断 DIC。

（3）分娩后检查胎盘：可见暗红色血块牢固粘连于胎盘母体面，去除血块可见胎盘血块压迹。

【饮食宜忌】

1. 饮食宜进

（1）饮食原则

①宜进食低脂肪、易消化的清淡膳食：由于胎盘早剥者需绝对卧床休息，加之体质虚弱，胃肠道消化功能较差，高脂肪食物易加重胃肠道负担，不易消化、吸收，因此宜选择清淡爽口、易消化、富含营养的食物，如新鲜蔬菜、水果、米汤、稀粥、豆浆等。

②宜进食富含维生素的食物：胎盘早剥者宜进富含维生素的食物，如新鲜蔬菜、水果及蛋黄等。同时还应注意进食多纤维蔬菜，如韭菜、芹菜、白菜、红薯等，以防止便秘及诱发或加重出血。

③宜进食止血类食物：如花生衣、木耳、荠菜、金针菜、百合、藕汁等具有止血的功效，胎盘早剥者可食用。

④宜进食高蛋白质食物：参见"异位妊娠"相关内容。

⑤宜进食富含铁质及维生素 B_{12} 的食物：参见"前置胎盘"相关内容。

（2）饮食搭配

①菠菜与猪血：参见"前置胎盘"相关内容。

②菠菜与猪肝：参见"前置胎盘"相关内容。

③芦笋与黄花菜：二者同食，有养血、止血、除烦等功效，对胎盘早剥及各种贫血有辅助治疗作用。

④金针菜与鸡蛋：金针菜有安神止血、清热解毒、养血补气等功效，与滋阴润燥、清热安神的鸡蛋搭配食用，具有清热解毒、滋阴润肺、止血消炎的功效，对贫血、胎

盘早剥等有辅助治疗作用。

⑤花生与牛奶：花生的营养价值甚高，含有人体 8 种必需氨基酸，是理想的植物蛋白来源之一，为公认的"绿色牛奶"。花生仁的红衣，能抑制纤维蛋白溶解，促进血小板的新生，增强毛细血管的收缩功能。牛奶能收缩血管，具有止血作用。二者制成花生牛奶饮料，不仅营养丰富，而且对胎盘早剥有治疗作用。

2. 饮食禁忌

（1）辛辣刺激性食物：参见"流产"相关内容。

（2）暴饮暴食及高脂肪食物：由于子宫出血量大，大脑皮质兴奋性低，胃肠功能紊乱，消化能力降低，暴饮暴食及高脂肪食物可加重胃肠道负担，造成消化不良，引起腹痛、腹胀及腹内压增高等，从而诱发出血或导致出血反复发生。

（3）生姜：生姜辛散助热，温通血脉，可使火热内盛、迫血妄行而加重出血。

【药物宜忌】

1. 西医治疗

（1）纠正贫血及休克：患者出血较多，面色苍白，血压下降时，应立即吸氧，输血输液，补充血容量，纠正休克。输新鲜血，既可补充血容量纠正贫血，又可补充凝血因子，减少出血。

（2）及时终止妊娠：确诊后必须立即终止妊娠，减少出血及防止病情加重，应争取在早剥症状发生后 6 小时内娩出胎儿。

①经阴道分娩：适于轻型胎盘早剥，以显性出血为主，出血量少，宫口已开大，胎心正常者；或胎心正常，孕妇出血量虽多，但估计短时间内能经阴道分娩者。

②人工破膜：使羊水缓慢流出，观察羊水性状，降低宫内压力。用腹带包裹腹部，压迫胎盘使其不再继续剥离，减少出血，诱发宫缩并加速产程进展。静脉滴注缩宫素，加强子宫收缩，加速产程进展。严密观察产程，注意血压、脉搏、宫底高度、宫缩及出血情况，监护胎心，发现异常情况及时改行剖宫产。

②剖宫产：应适当放松剖宫产指征，降低孕产妇及围生儿死亡率。

（3）治疗并发症

①产后出血：胎儿及胎盘娩出后及时应用宫缩剂，按摩子宫以助子宫收缩；出血多者，及时输入新鲜全血；若大量出血且无凝血块，应考虑凝血功能障碍，进行必要化验并按凝血功能障碍处理。剖宫产术中出血处理同前。

②DIC：a. 胎盘早剥明确诊断后，及早人工破膜，使羊水流出，减轻宫腔压力，减少促凝物质进入血液循环。b. 及时去除病灶，如剖宫产术中发现血液不凝，出血不能控制，应尽早切除子宫。c. 抗凝治疗：谨慎应用肝素。慎重选择用药时机，一定要用在高凝期。如无把握则不用。d. 补充凝血因子：输新鲜血与冰冻血浆，每升冰冻血浆含纤维蛋白原 3g，既可补充血容量又可补充凝血因子。但纤维蛋白原低于 2g/L 时，应输注纤维蛋白原。

③急性肾衰竭：留置尿管注意尿量。若尿量少于 30mL/h 应及时补充血容量，少于

17mL/h 或无尿应静注呋塞米 40mg，必要时重复。若应用呋塞米后尿量不增，且血尿素氮、肌酐、血钾明显增高，二氧化碳结合力下降，应考虑肾衰竭，及时进行血液透析治疗。

2. 药物禁忌

（1）卡巴克络、维生素 K_3：参见"前置胎盘"相关内容。

（2）肝素：白菜、卷心菜、芥菜、香菜、萝卜等蔬菜及水果中所含的维生素 C 可对抗肝素的抗凝血作用，使凝血酶原时间缩短，故应用肝素时不宜食用。

①与碳酸氢钠、乳酸钠相克：因为碳酸氢钠、乳酸钠均可增强肝素的抗凝血作用，故肝素与碳酸氢钠合用时需慎重。

②与维生素 C 相克：维生素 C 对抗肝素的抗凝血作用，并用时可使凝血酶原时间缩短，因此肝素与维生素 C 并用时应慎重。

③与水杨酸类药、利尿酸相克：水杨酸类药（阿司匹林、水杨酸钠等）和利尿酸易引起胃黏膜损伤出血，若与抗凝血药肝素合用，则可加剧出血倾向。

④与双嘧达莫、右旋糖酐相克：双嘧达莫、右旋糖酐均有抑制血小板聚集、加强肝素抗凝血的作用，故双嘧达莫、右旋糖酐与肝素合用时应注意用药剂量，以防引起出血反应。

⑤与苯海拉明、异丙嗪、吩噻嗪类相克：大剂量的苯海拉明、异丙嗪及吩噻嗪类药，如氯丙嗪、氟奋乃静等能降低肝素的抗凝血作用。

⑥与双香豆素相克：双香豆素与肝素有药理性拮抗作用。

（3）呋塞米

①不宜饮酒类：利尿药都具有降血压的作用，乙醇本身也有扩张血管与降血压的作用，应用呋塞米若同时饮酒，则会增强利尿药的降压作用，血压突然降得过低可发生危险。此外，呋塞米是失钾性利尿药，乙醇也能降低血钾浓度，二者合用会导致大量失钾，造成低钾血症。

②不宜过食味精：味精的主要成分为谷氨酸钠，在应用呋塞米期间若过食味精，既可加重钠、水潴留，又可协同排钾，增加低钾血症的发生率。

③不宜高盐饮食：在应用利尿药如氢氯噻嗪、呋塞米等时，应配伍低盐饮食，可提高利尿药的利尿效果。若过食咸菜、腌鱼、腌肉等高盐饮食，可使利尿药的利尿效果显著降低。

④与苯妥英钠或苯巴比妥相克：苯妥英钠或苯巴比妥可干扰呋塞米的吸收，使呋塞米的利尿作用减弱，尿量减少 50%。

⑤与安妥明相克：呋塞米与安妥明合用可出现尿量明显增加，肌肉僵硬、酸痛、腰背疼痛及全身不适。多尿可能是由于安妥明竞争性取代呋塞米而与血浆白蛋白结合，使血浆中游离呋塞米浓度增高所致。肌肉综合征偶见于安妥明的不良反应，也可能因利尿后失钾、失钠所致。两药合用后，安妥明的半衰期从 12 小时增至 36 小时，药物在体内的蓄积可能是加重不良反应的原因。

⑥与环孢素相克：呋塞米可竞争性抑制尿酸的分泌排出，与免疫抑制药环孢素合

用，可使肾小管重吸收尿酸增加，血清尿酸浓度增高，从而诱发痛风。

⑦与氨基酸苷类抗生素相克：呋塞米与氨基糖苷类抗生素（如链霉素、庆大霉素、卡那霉素、新霉素等）对第八对脑神经均有刺激作用，可使耳毒性增加，导致听力减退或暂时性耳聋。

⑧与糖皮质激素相克：因为糖皮质激素（如泼尼松、地塞米松、氢化可的松）有从组织中动员钾并使其从肾脏排出的作用，而呋塞米等亦可促进钾排泄，使钾的排泄量显著增加。所以，呋塞米一般不宜与糖皮质激素合用，若确需合用，应加服氯化钾。

⑨与洋地黄制剂相克：因为呋塞米在排钠的同时，也增加尿钾的排出，易引起低血钾，而低血钾可使心肌对洋地黄敏感化，导致洋地黄中毒，出现严重心律失常。如必须合用时，应补充氯化钾或摄入含钾丰富的食物，如橘子、番茄等。

⑩与肌肉松弛药相克：呋塞米易致低血钾，而低血钾可增强肌肉松弛药（如筒箭毒碱）的肌松和麻醉作用。

（4）具有活血祛瘀作用的中药和中成药：参见"前置胎盘"相关内容。

（5）抗凝、抗血小板聚集药物：参见"前置胎盘"相关内容。

（6）卡巴克络、缩宫素：参见"前置胎盘"相关内容。

八、妊娠期高血压疾病

【概述】

妊娠期高血压疾病是妊娠期特有的疾病，以往称为妊娠高血压综合征。多数病例在妊娠期出现高血压、蛋白尿，严重影响母儿健康，是孕产妇和围生儿患病及死亡的主要原因。

1. 病因

（1）妊娠期高血压的好发因素

①精神过分紧张或受刺激致使中枢神经系统功能紊乱者。

②寒冷季节或气温变化过大，特别是气压升高时。

③年轻初孕妇或高龄初孕妇。

④有慢性高血压、慢性肾炎、糖尿病等病史的孕妇。

⑤营养不良，如贫血、低蛋白血症者。

⑥体形矮胖者。

⑦子宫张力过高（如羊水过多、双胎妊娠、糖尿病巨大儿及葡萄胎等）者。

⑧家族中有高血压史，尤其是孕妇之母有重度妊娠高血压综合征病史者。

（2）病因学说

①免疫学说：妊娠被认为是成功的自然同种异体移植。正常妊娠的维持，有赖于胎儿母体间免疫平衡的建立与稳定。这种免疫平衡一旦失调，即可导致一系列血管内皮细胞病变，从而发生妊娠期高血压疾病。目前，从免疫学观点虽然尚不能确切阐明妊娠期高血压疾病的具体机制，但普遍认为免疫可能是该病发生的主要因素，值得进

一步探讨。

②血管内皮细胞受损：当血管内皮细胞受损时，血管舒张因子前列环素分泌减少，由血小板分泌的血栓素 A_2 增加，导致前列环素与血栓素 A_2 比例下降，提高血管紧张素的敏感性，使血压升高，导致一系列病理变化。研究认为，这些炎性介质、毒性因子可能来源于胎盘及蜕膜。

③遗传因素：妊娠期高血压疾病的家族多发性提示遗传因素与该病的发生有关。研究发现，血管紧张素原基因变异 T235 的妇女妊娠期高血压疾病的发生率高。也有发现妇女纯合子基因变异有异常滋养细胞浸润。遗传血栓形成可能发生子痫前期。单基因假设能够解释子痫前期的发生，但多基因遗传也不能排除。

④凝血系统与纤溶系统失调学说：正常妊娠时，特别在孕晚期即有生理性的高凝状态，各种凝血因子及纤维蛋白原均较非孕妇女增多。同时，孕期纤溶系统的活性也平衡。妊娠高血压综合征时，凝血因子及抗凝血酶Ⅲ与组织型纤溶酶原激活物、纤溶酶原、纤溶酶等活性降低，纤溶酶活性抑制因子及纤维结合蛋白升高。上述变化导致凝血系统与纤溶系统失去动态平衡，这种失调可能成为妊娠期高血压疾病的发病因素之一。

⑤营养缺乏：已发现多种营养缺乏如低清蛋白血症和钙、镁、锌、硒缺乏与子痫前期发生发展有关。妊娠易引起母体缺钙，导致妊娠期高血压疾病的发生，而孕期补钙可使妊娠期高血压疾病的发生率下降。

⑥其他：还有一些妊娠期高血压疾病发病有关的病因学说及发病因素，如肾素 - 血管紧张素 - 醛固酮学说、前列腺系统学说、心钠素与妊娠期高血压疾病，以及氧自由基学说等。

2. 临床表现

（1）妊娠期高血压：血压≥140/90mmHg，妊娠期首次出现，并于产后 12 周恢复正常，无尿蛋白，患者可伴有上腹部不适或血小板减少，产后方可确诊。

（2）子痫前期

①轻度：子痫前期血压≥140/90mmHg，孕 20 周以后出现，24 小时尿蛋白≥300mg 或"＋"。可伴有上腹部不适、头痛等症状。

②重度：子痫前期血压≥160/110mmHg，24 小时尿蛋白≥2g 或"＋＋"，血肌酐升高，血小板减少，持续性头痛或其他脑神经或视觉障碍，持续性上腹部不适。

（3）子痫：孕妇抽搐、昏迷，不能用其他原因解释。

（4）慢性高血压并发子痫前期：高血压孕妇妊娠 20 周以前无尿蛋白，孕 20 周以后出现24 小时尿蛋白≥300mg；高血压孕妇孕 20 周以前突然尿蛋白增加，血压进一步升高或血小板减少。

（5）妊娠合并慢性高血压：妊娠前或妊娠 20 周前舒张压≥90mmHg（除滋养细胞疾病），妊娠期无明显加重；或妊娠 20 周后首次诊断高血压并持续到分娩 12 周后。

3. 辅助检查

（1）血液检查：测定血红蛋白、血细胞比容、血浆黏度、全血黏度，以了解血液有无浓缩；重症患者应测定血小板计数、凝血时间，必要时测定凝血酶原时间、纤维蛋白原和鱼精蛋白副凝试验（3P试验）等，以了解有无凝血功能异常。

（2）肝、肾功能测定：如丙氨酸氨基转移酶、血尿素氮、肌酐及尿酸等测定。必要时重复测定或做其他相关性检查，以便综合判断肝、肾功能情况。此外，血电解质及二氧化碳结合力等测定也十分重要，以便及时了解有无电解质紊乱及酸中毒。

（3）眼底检查：视网膜小动脉可以反映体内主要器官的小动脉情况。因此，眼底改变是反映妊娠期高血压疾病严重程度一项重要标志，对估计病情和决定处理均有重要意义。眼底的主要改变为视网膜小动脉痉挛，动、静脉管径之比可由正常的2∶3变为1∶2，甚至1∶4。严重时可出现视网膜水肿、视网膜剥离或有絮状渗出物及出血，患者可能出现视物模糊或突然失明。这些情况产后多可逐渐恢复。

（4）其他检查：如心电图、超声心动图、胎盘功能、胎儿成熟度检查、脑血流图检查等，可视病情而定。

【饮食宜忌】

1. 饮食宜进

（1）饮食原则

①宜进食富含蛋白质的食物：高蛋白饮食能增加尿钠排泄，改善动脉壁弹性，有直接降血压的作用，妊娠高血压综合征患者应以高蛋白饮食为主，每日摄入蛋白质量以80～100g为宜，且应以鱼类、蛋类和植物蛋白为主。

②宜食用植物脂肪：菜籽油、豆油、玉米油、花生油等含不饱和脂肪酸，能抑制糖原转化成脂肪，改善血管壁的脂质沉积状态，因而有利于防止或减轻妊娠高血压综合征。

③宜增加鱼类：鲫鱼、鳝鱼、青花鱼、章鱼等，富含二十碳五烯酸的物质，能改善脂质代谢，抑制血小板聚集并改善血管循环，故有利于防止或减轻妊娠高血压综合征。

④宜进食高钙食物：鉴于缺钙对本病发生与发展的不利影响，孕妇应注意食用牛奶、大豆及其制品，以及核桃仁、花生仁、芝麻等含钙量丰富的食物。

⑤宜进食具有降血压作用的新鲜水果及蔬菜：如香蕉、苹果含有丰富的钾，能促进体内钠和水的排泄，减少全身血容量而使血压降低；海带含有褐藻酸盐，含降低血压的有效成分，并且海带含有甘露醇，有很好的利尿作用，通过利尿也能达到降血压的疗效；胡萝卜含有琥珀酸钾盐这一降血压的有效成分；山楂能降胆固醇，软化血管，具有降血压作用；芹菜具有降血压、镇静、利尿作用；西瓜内所含配糖体，具有利尿、降压作用。妊娠高血压综合征患者宜多食用此类新鲜水果及蔬菜。

⑥宜进食富含维生素和微量元素的食物：谷类、豆类及新鲜水果、蔬菜中含有丰富的维生素E、维生素C、B族维生素及微量元素锌、锡、铜等，这些营养素有利于改善妊娠高血压综合征患者的症状。

⑦脾虚湿阻者宜食红枣、扁豆、薏苡仁、莲子、栗子、黄豆、粳米、芋头、荔枝、

桂圆肉、牛肉、牛奶、猪肚、鲫鱼、鸡蛋、人参、刺五加、茯苓等食物及药食兼用品。

⑧肾虚水泛者宜食黄牛肉、羊肉、鸡肉、鲤鱼、鲫鱼、鲳鱼、薏苡仁、茯苓、生姜、猪苓、泽泻等食物及药食兼用品。

⑨阴虚肝旺者宜食枸杞、菊花、桑椹、黑芝麻、海蜇皮、樱桃、番茄、芹菜、荠菜、苦瓜等食物。

（2）饮食搭配

①香蕉与冰糖、糯米：香蕉性寒、味甘，具有安神降压、活血行气等功效，香蕉与冰糖及糯米搭配，对妊娠高血压综合征有显著的治疗功效。

②豆浆与牛奶：据营养学家对牛奶及豆浆所含的13种营养成分的分析，豆浆中所含的维生素A、维生素 B_1 和钾、钠、铁都明显高于牛奶，只有钙、磷、糖略低于牛奶，蛋白质、脂肪等营养物质基本相当。若豆浆与牛奶同饮，其营养更加丰富。

③芹菜与西红柿：芹菜有降压作用，西红柿可健胃消食，二者搭配，营养更丰富均衡，适于妊娠高血压综合征患者食用。

④荸荠与冬瓜、黑木耳：荸荠与冬瓜、黑木耳搭配食用，有利尿消肿、降血压、调血脂作用，适于妊娠高血压综合征患者食用。

⑤绿豆与莲藕：绿豆与莲藕搭配食用，有健胃、疏肝利胆、养心降压的作用，对肝胆病、高血压有一定的治疗作用。

⑥冬瓜与口蘑：冬瓜有利尿、清热、解毒的功效；口蘑可补脾益气、养胃健身、降压防癌。二者同食有利尿、降血压的功效，适于妊娠高血压综合征患者食用。

（3）药膳食疗方

①海蜇皮120g，荸荠350g，黑木耳15g。将海蜇皮、荸荠洗净，黑木耳用清水浸泡2~3小时，加水750mL，煮至250mL即可。空腹食用，连食7日，可降压利水。

②绿豆50g，枸杞叶250g。先将绿豆洗净，加适量水煮熟后，再将洗净的枸杞叶放入锅中一起煮沸即可。每日分早晚2次食用，可滋阴平肝降血压。

③商陆根10g先煎，取汁入赤小豆100g煮至豆烂熟为度。此为一日量，可在早、晚佐餐吃豆饮汤，连用1周，可利水降压。

④将枸杞叶250g洗净，备用。绿豆30g洗净后入锅，加适量水，大火煮沸，改小火煎煮至绿豆熟烂后加入枸杞叶，再煮二沸即成。吃豆喝汤，分上、下午食用，可利水降压。

⑤将海带50g用清水浸泡1小时，洗净后切丝，与洗净的枸杞15g、决明子30g同入锅中，加水煎煮40分钟即成。上、下午分食。

⑥将桑白皮15g、生姜皮15g、大腹皮15g、茯苓皮20g洗净，放入砂锅中，加清水3碗半，文火煮至1碗半。然后加入陈皮6g、白糖20g，再煮沸3分钟即可。分2次服用。

⑦鲤鱼1条去内脏、鳃、鳞，洗净；冬瓜100g洗净，切块。二者放入锅内加水适量，待鱼熟透，加少量盐、油调味，吃鱼喝汤，连服5~7日可见效。

2. 饮食禁忌

（1）饮食总热能过高：热能供应过高可致体重过分增加乃至肥胖，体重指数大于24 的孕妇易发生妊娠高血压综合征。因此，有此倾向的患者，应控制饮食总热能，以保证整个孕期体重增加不超过 13kg，使体重指数在 24 以下。

（2）饱和脂肪酸含量高的食物：妊娠期摄入过多的饱和脂肪酸，加上运动量过少，大量的饱和脂肪酸以脂肪的形式储存起来，不利于改善血管壁的脂质沉积。

（3）轻症患者忌严格限制食盐摄入：虽然此病患者摄盐过多，会加重水肿，但对于轻症则不宜过于限制盐的摄入，因为长期低盐饮食可引起低钠血症，甚至发生虚脱，而且易使食欲减退，对孕妇及胎儿的健康不利。

（4）酒：饮酒会影响胎儿发育，甚至引起流产、早产。而且酒能刺激交感神经兴奋，使肾上腺素分泌增多，从而引起血管收缩，血压升高。另外，饮酒也会加重高血压的症状，使病情更加复杂。

（5）辛辣、刺激性食物：辛辣、刺激性食物，如辣椒、胡椒等均有刺激血管神经兴奋的作用，从而导致血管收缩、血压升高；而且辛辣、刺激性食物易造成便秘，引起血压升高，甚至有的患者因用力排便，血压急剧升高而发生脑血管意外。

（6）浓茶：浓茶中所含的茶碱量高，可以引起大脑兴奋、不安、失眠、心悸等不适，从而使血压升高。而清淡的绿茶可以饮用，其有利于高血压的治疗。

（7）产气食物：容易在胃肠道内产气的食物，如大豆、豆制品、炒蚕豆、白薯等，大量食用后可因腹内气体充盈而导致腹内压增高，局部血管阻力也随之增大，从而增加心脏负担，不利于孕妇和胎儿的健康。

【药物宜忌】

1. 西医治疗

（1）轻度子痫：主要是休息，采用左侧卧位，一般不需要药物治疗，每周做产前检查 1～2 次。水肿明显时可用氢氯噻嗪（双氢克尿塞）等利尿药。

（2）中、重度子痫：需住院治疗。治疗原则是解痉、镇静、降压、合理扩容和必要的利尿治疗；密切监测母儿状态，适时终止妊娠。

①一般治疗：保证充足的睡眠，取左侧卧位，每日休息不少于 10 小时。间断低流量给氧，每日 2 次，每次 30 分钟。记录出入量。饮食应包括充足的蛋白质、热能，不限食盐和液体；有全身水肿时适当限制盐的摄入，每日不超过 2～4g。有先兆子痫者要准备好开口器，避免声光刺激，床边要有护栏，以免孕妇坠床。

②解痉：25% 硫酸镁 20～60mL，10% 葡萄糖注射液 500mL，静脉滴注，每日 1 次，静脉滴注速度是 1～2g/h。病情严重时，可用 25% 硫酸镁 20mL，10% 葡萄糖注射液 20mL，缓缓静脉注射。注意硫酸镁的不良反应，硫酸镁中毒的症状包括膝反射减弱或消失、全身肌张力减退、呼吸困难、复视、语言不清、尿量减少或无尿；严重者会出现呼吸肌麻痹，甚至呼吸、心跳停止。硫酸镁中毒的解救：静脉注射 10% 葡萄糖酸钙注射液 10～20mL。

③镇静：地西泮（安定）5mg，每晚 1 次，口服；必要时肌内注射或静脉注射地西泮 10mg。估计胎儿在 4 小时内娩出者慎用。

④降压：肼屈嗪 10～20mg，每日 2～3 次，口服；或肼屈嗪 40mg，5% 葡萄糖注射液 500mL，静脉滴注，速度为 20～30 滴/分，维持舒张压在 90～100mmHg 为宜。拉贝洛尔 50～100mg，5% 葡萄糖注射液 250～500mL，静脉滴注，5 日为 1 个疗程；血压稳定后每次 100mg，每日 2～3 次，口服。硝苯地平 5～10mg，舌下含化，每日 3～4 次，每日总量 <60mg。硝酸甘油 5mg，5% 葡萄糖注射液 500mL，静脉滴注，开始以 5μg/分的速度滴注，根据血压变化调节速度。

⑤扩容：扩容的指征是血细胞比容 ≥0.35，全身黏度比值 ≥3.6，血浆黏度比值 ≥1.6，尿比重 ≥1.020。扩容前先解痉。右心心力衰竭、肺水肿、肾功能不全或全身水肿者，禁忌扩容。扩容剂用白蛋白 10g，静脉滴注，隔日 1 次；血浆 400mL，静脉滴注，隔日 1 次。合并贫血时用全血 400mL，静脉滴注。无凝血障碍者，低分子右旋糖酐 500mL，静脉滴注，每日 1 次。

⑥利尿：用于心力衰竭、肺水肿、脑水肿、全身水肿、肾功能不全及扩容时。呋塞米 20～40mg，25% 葡萄糖注射液 20～40mL，静脉注射，可重复使用，但要注意电解质平衡。20% 甘露醇 250mL，快速静脉滴注，15～20 分钟滴完。肺水肿、心力衰竭者禁用。

（3）子痫发作时的治疗

①立即用开口器分开上下臼齿，防止咬伤，有义齿应立即取下来。必要时用纱布缠绕舌头，用卵圆钳将其拉出。加用床挡，预防坠床，避免声光刺激并给予吸氧。

②立即控制抽搐，可用 25% 硫酸镁 10mL，5% 葡萄糖注射液 10mL，静脉缓慢注射；然后 25% 硫酸镁 40～60mL，5% 葡萄糖注射液 500mL，静脉滴注。地西泮 10mg，静脉注射；呋塞米 20～40mg，静脉注射。抽搐控制后血压仍高，可用冬眠 I 号（派替啶 100mg，氯丙嗪 50mg，异丙嗪 50mg）1/3～1/2 量，肌内注射；或加入 10% 葡萄糖注射液 250mL，静脉滴注。

（4）并发症的处理：合并心功能不全，可用强心利尿药，如西地兰 0.2～0.4mg，10% 葡萄糖注射液 20mL，静脉缓慢注射；呋塞米 20～40mg，10% 葡萄糖注射液 20mL，静脉缓慢注射；吸氧。肾功能不全或肾衰竭时，应在解痉利尿的基础上扩容治疗。凝血功能障碍、重症患者并发弥散性血管内凝血（DIC）时，应用低分子右旋糖酐及维生素 K_1，早期应用肝素。

（5）终止妊娠

①终止妊娠的指征：先兆子痫经积极治疗 24～48 小时仍无明显好转；先兆子痫妊娠已超过 36 周。

②先兆子痫孕龄 <36 周，胎盘功能减退，估计胎儿已成熟；或估计胎儿不成熟时，给予地塞米松促胎儿肺成熟后终止妊娠；子痫控制后 2 小时可考虑终止妊娠。

③终止妊娠的方法

a. 引产：适用于病情控制后，宫颈条件成熟者。行人工破膜，羊水清亮者，可给予缩宫素静脉滴注引产。仔细观察产程进展及胎心变化。第二产程可行侧切术、胎头吸引术或产钳助产，以缩短产程。第三产程要注意避免产后出血。

b. 剖宫产：适用于有产科指征者，宫颈条件不成熟、不能在短时间内经阴道分娩或引产失败、胎盘功能减退、已有胎儿宫内窘迫。

2. 中医治疗

（1）先兆子痫的中医辨证论治

①阴虚火旺

主症：头痛头晕，目眩心悸，面色潮红，下肢水肿，舌红或绛，脉弦有力。

治则：育阴潜阳，平肝息风。

方药：羚羊钩藤汤加减。钩藤 15g（后下），桑叶 6g，白芍 6g，菊花 6g，竹茹 9g，茯神 9g，川贝母 6g，生甘草 6g，生地黄 12g，羚羊角粉 0.3g（若无羚羊角粉可用水牛角 30g，先煎 20 分钟再下其他药）。

加减：头痛剧烈时，加生石决明 30g；水肿明显者，加大腹皮 9g、猪苓 9g、西瓜翠衣 15。

用法：每日 1 剂，水煎服。

②脾虚肝旺

主症：水肿逐渐加重，头昏目眩，胸胁胀闷，恶心呕吐，纳呆肢倦，心烦易怒，尿少便溏，舌淡胖，苔黄腻，脉弦滑。

治则：健脾利湿，平肝潜阳。

方药：全生白术散加减。白术 20g，茯苓 18g，大腹皮 15g，生姜皮 10g，陈皮 10g，石决明 15g，白蒺藜 20g，钩藤 15g。

加减：头痛明显，加羚羊角粉 5g、白芍 20g、牛膝 15g 以平肝潜阳；胸闷恶呕，加法半夏 15g、胆南星 12g、郁金 12g 以化痰除湿疏肝。

用法：每日 1 剂，水煎服。

（2）子痫的治疗：患者头痛剧烈，眼花，胸部紧缚感，常为即将发生抽搐之先兆，可急给予水牛角粉 25g 吞服，一般可控制或延缓抽搐发作。抽搐期间可针刺人中、内关、合谷穴。同时，给羚羊钩藤汤（羚羊角 5g，钩藤 15g，桑叶 15g，菊花 15g，贝母 12g，竹茹 15g，生地黄 15g，白芍 15g，茯神 15g，甘草 6g）加石菖蒲 15g、天竺黄 9g、郁金 9g，水煎鼻饲。

（3）验方

①天仙藤 30g，珍珠母 20g（先煎），钩藤 10g，白芍 15g，菊花 10g，当归 15g，僵蚕 15g，泽泻 10g，薏苡仁 20g，茯苓 10g。每日 1 剂，水煎服。可平肝息风，利水消肿。

②钩藤 15g（后下），当归 10g，党参 10g，桔梗 15g，桑寄生 15g，桑叶 10g，菊花 10g，白芍 15g，生地黄 15g，陈皮 10g，甘草 10g。每日 1 剂，水煎服。可养阴平肝补肾。

（4）针灸治疗：抽搐发作时，在用以上治疗方法的同时，可配合针灸治疗。抽搐时，穴位取曲池、承山、太冲；昏迷时，取人中、内关、百会、风池、涌泉；牙关紧闭时，取下关、颊车。

3. 药物禁忌

（1）利舍平

①与氯丙嗪相克：由于氯丙嗪具有中枢抑制作用，并能直接抑制交感神经，使血管扩张，血压下降。故二药合用，降血压作用增强，精神抑郁症状也会加重。

②与甲基多巴相克：服用甲基多巴后再用利舍平可加剧彼此的不良反应。

③与洋地黄相克：利舍平能使交感神经递质耗竭，交感张力降低，故在心脏表现为迷走神经的功能相对亢进，心率变慢，而洋地黄亦可兴奋迷走神经。故二药合用易造成心律失常，如心动过缓，甚至传导阻滞。

④与氟烷等麻醉剂相克：氟烷等麻醉剂可使患者对利舍平降血压作用的敏感性增加，二者合用可显著增强本类药物的降血压作用。

⑤与双氧丙嗪（克咳敏）相克：镇咳平喘药双氧丙嗪可使利舍平等降血压药作用减弱或失效。

⑥与单胺氧化酶抑制药相克：利舍平与单胺氧化酶抑制药（如帕吉林、苯乙肼、丙米嗪等）合用，会延缓体内去甲肾上腺素的灭活而引起蓄积，导致血压上升，兴奋狂躁，病情加重。另有报道说，先用单胺氧化酶抑制药后用利舍平，可引起血压上升；将用药顺序颠倒，则无此现象。

⑦与阿米替林相克：因阿米替林能阻碍交感神经末梢对去甲肾上腺素的摄取，从而提高受体区域去甲肾上腺素的浓度，使利舍平等降血压药作用减弱。

⑧与甲泼尼龙相克：由于甲泼尼龙可产生盐皮质激素的作用，引起水钠潴留并促进排钾，导致血压增高，故利舍平不宜与甲泼尼龙合用。

⑨与拟交感神经药相克：因利舍平能耗竭介质，使间接作用的拟交感神经药可拉明、麻黄碱等效果降低，具有拮抗作用。

⑩与间羟胺相克：利舍平能通过耗竭交感神经末梢的去甲肾上腺素，使拟交感神经药间羟胺的升压作用减弱，同时本药的降压作用亦降低。

⑪与奎尼丁相克：利舍平与奎尼丁合用可引起心律失常。

⑫与去甲肾上腺素、肾上腺素相克：由于利舍平与其合用可引起突触前膜对去甲肾上腺素的摄取受抑制，α受体敏感化，升压作用明显增强。

⑬与甘草相克：甘草中含甘草次酸，易与利舍平发生反应，而降低药效。另外，甘草具有去氧皮质酮样作用，能引起水肿、血压升高，拮抗利舍平的降血压作用。

⑭与抗组胺的中成药相克：这类中成药主要有感冒清、抗感冒片、克感宁片等。抗组胺药可对抗肾上腺素神经元阻断药，使利舍平等疗效降低。

⑮含酪胺的食物，如奶酪、腌鱼、蚕豆、鸡肝、酵母、葡萄酒等均可减弱利舍平的降血压作用。

⑯茶叶中含有鞣质，可与降压药物利舍平发生不良反应，降低利舍平的药效。

⑰利舍平微溶于乙醇，但乙醇对此药有协同作用，使血管骤然扩张，血压急剧

下降。

⑱动物类高脂肪食物（猪肥肉、猪油、蛋类）可影响降压药及降脂药的吸收，降低的疗效。

（2）东莨菪碱：服药期间不宜食用螃蟹。螃蟹能解东莨菪碱类药物的毒性，也可减弱东莨菪碱类药物的治疗作用。

（3）硫酸镁

①与地高辛、维生素 B$_2$ 相克：硫酸镁有致泻作用，能使肠蠕动加快，因而可使地高辛、维生素 B$_2$ 吸收减少，血药浓度降低，疗效减弱。

②与氨基糖苷类抗生素相克：氨基糖苷类抗生素（如新霉素、链霉素、庆大霉素等）可抑制神经肌肉接点的传递作用，与硫酸镁合用可加重硫酸镁引起的呼吸麻痹。

③与四环素类药物相克：四环素类药物（如四环素、强力霉素等）能与镁离子生成螯合物，减少吸收，降低疗效。

④与含有雄黄的中成药相克：应避免与含有雄黄的中成药，如牛黄消炎丸、六神丸、牛黄解毒丸、安宫牛黄丸等同服，因为硫酸镁所产生的微量硫酸，可使雄黄中含的硫化砷氧化，毒性增加。

（4）升高血压药物：肾上腺素、去甲肾上腺素、阿拉明、多巴胺等，能收缩血管，引起血压升高，不宜使用。大多数温里壮阳的中药具有升压作用，如鹿茸可使血压上升，心率加速，心收缩力加强；附子对垂体－肾上腺皮质有兴奋作用，且能兴奋迷走神经，加强心脏收缩，升高血压；麻黄中含有的麻黄碱有兴奋中枢神经及较强的升血压作用，宜慎用。此外，枳实、陈皮、玉竹、茯苓、生姜等中药也有升血压作用，药物配伍中应慎用。

（5）水钠潴留药物：泼尼松、地塞米松、氢化可的松、醛固酮等药物，可引起水钠潴留，长期使用可引起恶性高血压。

（6）复方降压制剂：关于复方降压制剂，越来越多的学者认识到其缺点，认为其在降血压的同时升高了血脂，因此在整体上并不延长寿命，所以一般不使用复方降压制剂。

（7）吲哚美辛：人体的前列腺素有扩张周围血管及冠状动脉的作用，前列腺素中有一类增加肾血流量，促进水、钠排出的物质。吲哚美辛能抑制前列腺素的合成，使血管痉挛，外周阻力增高，降低肾血流量及水、钠排泄，从而导致血压升高；此外，吲哚美辛可引起胎儿脑畸形和骨骼畸形，孕晚期应用还可能影响母体和胎儿的凝血机制。

（8）燥热、温补药品：燥热药品（如附子、肉桂、鹿茸、麻黄、细辛）、温补药品（如红参、菟丝子、淫羊藿等）均易助阳生火，导致本病加重。

九、妊娠合并心脏病

【概述】

妊娠合并心脏病是严重的妊娠合并症，其患病率为 1% ~ 4%，病死率为 0.73%。

在我国孕产妇死因中，妊娠合并心脏病高居第二位。风湿性心脏病是以往妊娠合并心脏病中最常见的一种，但近年来由于风湿热得到积极和彻底的治疗，妊娠合并风湿性心脏病患者已退居第二位。由于诊断技术的提高和心脏手术的改善，先天性心脏病女性生存至育龄且妊娠者逐渐增加，妊娠合并先天性心脏病已跃居首位。此外，妊高症心脏病、围生期心肌病、心肌炎、贫血性心脏病及各种心律失常等在妊娠合并心脏病中也占有一定比例。心脏病患者在妊娠期、分娩期及产褥期均可因心脏负担加重而发生心力衰竭。在我国孕产妇死因中是非直接死亡原因的第一位。只有加强孕期保健，才能降低孕妇死亡率。

1. 病因

（1）妊娠早期：妊娠期血容量增加，心排血量增加，心率加快，心肌耗氧量加大，显著加重了心脏负担。血容量增加始于妊娠第 6 周，至 32 ~ 34 周达高峰，较妊娠前增加 30% ~ 45%，从而引起心率加快及心排血量增加。妊娠早期是以心排血量增加为主，妊娠晚期需增加心率以适应血容量增多。至分娩前 1 ~ 2 个月，心率平均每分钟约增加 10 次，使心脏负担加重。此外，妊娠晚期子宫增大、膈肌上升使心脏向左、向上移位而致心脏的大血管扭曲，机械性地增加心脏负担，更易使心脏病孕妇发生心力衰竭。

（2）分娩期：为心脏负担最重的时期。在第一产程，子宫收缩能增加周围循环阻力，血压稍升高，幅度为 5 ~ 10mmHg。每次宫缩有 250 ~ 500mL 血液从子宫中被挤出，中心静脉压升高。第二产程时，除子宫收缩外，产妇出现用力屏气，腹壁肌及骨骼肌同时工作，使周围循环阻力及肺循环阻力均增加；同时增加腹压能使内脏血液涌向心脏。先天性心脏病患者原有血液自左向右分流，可因肺循环阻力增加，右心房压力增高而转变为血液自右向左分流，出现发绀。第三产程胎儿胎盘娩出后，子宫突然缩小，胎盘循环停止，子宫血窦内大量血液突然进入全身循环。同时腹压骤减，血液向内脏倾流，回心血量急剧减少，使功能不良的心脏易在此时发生心力衰竭。

（3）分娩后：产后 3 日内仍是心脏负担较重的时期。除子宫缩复使一部分血液进入人体循环以外，孕期组织间潴留的液体也开始回到体循环，此时的血容量暂时性增加，仍要警惕心力衰竭的发生。

2. 临床表现

由于妊娠本身可出现一系列酷似心脏病的症状和体征，如心悸、气短、呼吸困难、水肿、乏力、心动过速等。妊娠还可使原有心脏病的某些体征发生变化，增加了心脏病诊断的难度。

（1）疲劳乏力：平时四肢乏力易疲惫。一般体力活动后就即感体力不支，严重者可因脑缺血而引起劳力性晕厥。

（2）呼吸困难：开始于剧烈活动后出现，随病情逐渐加重而于轻体力活动后也出现气短，最后即使在休息状态下亦有呼吸困难。严重时可出现阵发性夜间呼吸困难，经常性夜间端坐呼吸。

（3）心悸：患者心跳加快，自觉心慌。

（4）咳嗽、咯血：多在劳累或夜间平卧时发作，为频繁发生的干咳或咯出粉红色泡沫痰或痰中带血。

（5）发绀：由于心排血量不足，口唇、四肢末梢冰冷而出现发绀。在二尖瓣狭窄明显者、严重先天性心脏病患者可出现发绀。

（6）右心衰竭

①消化道症状可有食欲缺乏、恶心、腹胀。

②泌尿系统可出现尿少，尿中出现少量蛋白。

③肝压痛及黄疸：因急性肝脏充血肿大，由于肝包膜紧张而出现疼痛感。

④呼吸困难。

3. 辅助检查

（1）心电图：有严重的心律失常，如心房颤动、心房扑动、三度房室传导阻滞、ST 段及 T 波异常改变等。

（2）X 线胸片或二维超声心动图检查：提示显著的心界扩大及心脏结构异常。

4. 心功能及心脏病对妊娠耐受力判断

（1）心功能判断

Ⅰ级代偿：从事一般体力劳动后不感疲倦。

Ⅱ级代偿：从事一般体力劳动后感觉疲劳，休息后可恢复。

Ⅲ级代偿：活动量虽小于一般日常体力活动，却感到疲劳。

Ⅳ级代偿：不能做任何轻微活动，稍活动即感不适，休息后亦有疲劳、心跳、气急等症状。

（2）心脏病患者对妊娠耐受力的判断：能否安全度过妊娠期及分娩期，取决于心脏病的种类、病变程度、是否手术矫正、心功能级别及医疗条件。

①可以妊娠的条件：心脏病变轻，心功能Ⅰ至Ⅱ级，既往无心力衰竭病史，无其他并发症。妊娠后要注意严密观察，经适当治疗，多能耐受妊娠及分娩。

②不宜妊娠：心脏病较重，心功能Ⅲ至Ⅳ级，既往有心力衰竭史、肺动脉高压、严重心律失常、活动性风湿病、联合瓣膜病变、心脏病并发细菌性心内膜炎、急性心肌炎等，极易发生心力衰竭，故不宜妊娠。35 岁以上、心脏病时间较长者，极易发生心力衰竭，也不宜妊娠。已妊娠者，应在妊娠早期行治疗性引产。

【饮食宜忌】

1. 饮食宜进

（1）饮食原则

①宜进食富含优质蛋白质的食物：妊娠合并心脏病的患者应以高蛋白饮食为主，食物中蛋白质的主要来源是蛋、奶、瘦肉及豆类，因此妊娠合并心脏病的孕妇应进食足量的蛋、奶、瘦肉及豆类食物。

②宜进食富含维生素和微量元素的食物：妊娠合并心脏病的患者宜增加谷类、豆类及新鲜水果、蔬菜的摄入。谷类、豆类及新鲜水果、蔬菜中含有丰富的维生素 E、维生素 C、B 族维生素及微量元素锌、锡、铜等，这些营养素有利于改善本病。同时还应

注意进食多纤维蔬菜，如韭菜、芹菜、白菜、红薯等，以防止便秘，加重心脏负担。

③宜进食低盐清淡饮食：食盐的化学成分是氯化钠，摄入过多的钠盐会造成体内水钠潴留，加重心脏负担，因此妊娠合并心脏病的孕妇宜低盐清淡饮食。

④宜进食低脂肪饮食：高脂肪食物（如肥肉、油炸食物等）摄入后不易消化，会增加心脏负担，因此妊娠合并心脏病的孕妇宜低脂肪饮食。

（2）饮食搭配

①芹菜与核桃：芹菜具有健胃、利尿、镇静、降压等作用；核桃可补肾固精、温肺定喘、润肠。二者搭配食用，具有降压、利尿、补肝益肾等功效，适合妊娠合并心脏病患者食用。

②芫荽与冬瓜、黑木耳：芫荽与冬瓜、黑木耳三者搭配食用，有利尿消肿、降血压、调血脂的作用，适合妊娠合并心脏病患者食用。

③黄瓜与豆腐：黄瓜具有清热解毒、消肿利尿的作用；豆腐含有较高的蛋白质和钙。两种食物搭配，营养更加丰富，适于妊娠合并心脏病患者食用。

④黄瓜与食醋：黄瓜含钾丰富，有益于心、肾疾病和水肿的治疗，若与食醋搭配，对水肿、妊娠合并心脏病有一定疗效。

⑤冬瓜与口蘑：参见"妊娠期高血压疾病"相关内容。

（3）药膳食疗方

①猪心1个（约500g），琥珀粉、党参粉各5g。将猪心洗净，与琥珀粉和党参粉一起放入砂锅中，文火炖熟，再加入适量调料即可。吃猪心，喝汤，隔日1次。可益气补血。

②薏苡仁50g，干姜10g，白糖30g。将薏苡仁洗净，与白糖和干姜一起煮熟即可。喝粥，每日1次。可养心益气。

2. 饮食禁忌

（1）辛辣刺激性食物：辛辣刺激性食物，如葱、大蒜、洋葱、芥末、韭菜、生姜等，可耗气伤阴。现代医学认为，辛辣之品可刺激心脏，使心跳加快，提高机体代谢，增加心肌耗氧量，不利于心功能的改善。此外，辛辣刺激性食物有刺激血管神经兴奋的作用，从而导致血管收缩，血压升高，而且易造成便秘，加重心脏负担。

（2）浓茶及咖啡：茶和咖啡中所含的茶碱和咖啡因对心脏都有类似的作用，增加心跳频率，提高心肌收缩力，从而引起心肌耗氧量增加。此外，茶碱和咖啡因还刺激大脑，使机体出现不安、烦躁、兴奋和失眠。这样不仅妨碍了妊娠合并心脏病患者的安静休息，而且还加重心脏负担。

（3）酒类：长期酗酒可直接损伤心肌，使心肌变性，功能减退。空腹饮酒，乙醇的吸收是平时的几十倍。酒精被吸收后，就会刺激中枢神经，引起心跳加快，血液循环量增加，心肌耗氧量增加，从而加重心脏负担。

（4）大量饮水：大量饮水可使有效循环血量增加，加重心脏负担，从而诱发或加重心力衰竭。

（5）暴饮暴食：过量的饮食会迅速使胃充盈，膈肌抬高，压迫心脏，增加心脏负担，从而诱发或加重心衰。

（6）过食香蕉：香蕉中含有丰富的钠，过食香蕉会增加钠在体内潴留，引起水肿，增加心脏负担。

（7）食盐过多：食盐的主要成分是氯化钠，摄入过多，体内的钠离子就会增多，从而引起钠、水潴留，增加心脏负担，诱发或加重心衰。因此，妊娠合并心脏病的孕妇应限制钠盐摄入，每日以不超过 2g 为宜。

（8）高热能食物：妊娠合并心脏病者孕期应适当控制体重，整个孕期体重增加不宜超过 10kg，高热能食物（葡萄糖、蔗糖、巧克力等）可诱发肥胖，加重心脏负担。

（9）高脂肪食物：高脂肪食物（如肥肉、油炸食品等）摄入后不易消化，可增加心脏负担。

（10）腥膻发物：腥膻发物如鳜鱼、黄鱼、带鱼、鳝鱼、黑鱼、虾、蟹等，可助时邪疫气、酿痰生湿、瘀阻心络，从而加重心脏负担。

（11）产气食物：参见"妊娠期高血压疾病"相关内容。

（12）棉籽油：棉籽油中含有较多的棉酚，具有使心肌脂肪变性、肌细胞溶解、心脏扩大的作用。

【药物宜忌】

1. 西医治疗

（1）妊娠期

①凡不宜妊娠的心脏病孕妇，应在 12 周以前终止妊娠。12 周以后者，终止妊娠的危险性同样较大，应积极治疗心脏病，使之度过妊娠期及分娩期。如果治疗后心力衰竭仍得不到纠正，可在心内科医师配合下行剖宫产或剖宫取胎术。

②定期产前检查，及早发现心力衰竭征象。20 周前每 2 周检查 1 次，发现异常，及早住院治疗。妊娠 36～38 周时，应提前住院待产，估计胎儿已成熟，应及早终止妊娠。

③心力衰竭早期，应避免过度劳累、情绪激动，保证充分休息。控制体重，整个孕期体重增加不宜超过 10kg。应高蛋白、高维生素、低盐、低脂肪饮食。避免感染，纠正贫血和心律失常，防治妊娠期高血压和其他并发症。

④心力衰竭的治疗：强心药可用地高辛 0.25mg，每日 2 次，口服，2～3 日后，根据病情可改为每日 1 次。利尿药要慎用，出现水肿时，口服氢氯噻嗪 25mg，每日 1 次；或呋塞米 20～40mg，静脉注射。

（2）分娩期：分娩方式选择要慎重，剖宫产指征可放宽。若心功能 I 至 II 级，胎儿不大，胎心正常，子宫颈条件良好，可在严密监护下经阴道分娩；胎儿偏大，产道条件不好，心功能 III 至 IV 级者，应选择剖宫产。

（3）产褥期：产后 3 日内，尤其 24 小时内仍是发生心力衰竭的危险期。产妇必须充分休息，密切观察；应用广谱抗生素预防感染，直至产后 1 周；心功能 III 级以上者，不宜哺乳。

2. 中医治疗

（1）生地黄 25g，沙参 12g，枸杞 15g，麦冬 12g，川楝子 10g，桑寄生 15g，石决明 30g，白芍 12g，丹参 12g。每日 1 剂，水煎服。可滋阴潜阳。

（2）当归 12g，茯苓 10g，白芍 12g，桑寄生 15g，钩藤 12g，菊花 12g，白术 12g，泽泻 10g，石决明 25g。每日 1 剂，水煎服。可平肝潜阳，养血安胎。

（3）柏子仁 12g，当归 12g，茯神 12g，熟地黄 12g，黄芪 15g，麦冬 10g，党参 10g，五味子 6g，炙甘草 6g，炒酸枣仁 9g，石菖蒲 9g，远志 9g。每日 1 剂，水煎服，连服 3~5 日。

3. 药物禁忌

（1）洋地黄

①不宜饭前服用：洋地黄类药物（如地高辛、洋地黄苷等）对胃肠道有刺激作用，饭前服用易加重胃肠道反应，故洋地黄制剂宜饭后服用。

②不宜饮酒类：强心苷类药物大多有剧毒且溶于醇类，服药前后饮酒，酒中的乙醇会加强其毒性。此外，酒中的乙醇可降低血钾浓度，增加心肌对洋地黄的敏感性，易诱发洋地黄中毒，故服用洋地黄期间应严禁饮酒。

③不宜饮用茶水及食用核桃仁：洋地黄等药物可与茶、核桃仁中的鞣酸结合，生成不溶性的沉淀物，阻止药物的吸收，使药效减弱或丧失。

④不宜食用含钙食物：因为钙离子能增强洋地黄的作用和毒性，故服用洋地黄期间不宜食用牛奶、乳制品、虾皮、海带、黑木耳、芹菜、豆制品等含钙食物。

⑤不宜过食碱性食物：服用洋地黄期间过食碱性食物，如胡萝卜、黄瓜、菠菜、茶叶、椰子、栗子等可减少洋地黄的吸收，降低其疗效。

⑥不宜食用含钾高的食物：如果在服用洋地黄期间大量进食含钾高的食物，如蘑菇、大豆、菠菜、榨菜、川冬菜等，可降低洋地黄的疗效。

⑦不宜食用高纤维的水果、蔬菜、谷类：地高辛与含高纤维的食物同食，可影响地高辛的吸收和疗效。

⑧与琥珀酰胆碱相克：琥珀酰胆碱可使服用洋地黄的患者出现心律失常或心跳停止。

⑨与肾上腺素及其类似药物相克：因为洋地黄能使心脏的收缩力加强，血压升高，肾上腺素及其类似药物（如去甲肾上腺素等）也具有同样的作用，故二者合用易引起心动过速而导致心力衰竭。

⑩与 β 受体阻滞药相克：β 受体阻药，如普萘洛尔、普拉洛尔等，一方面可减慢房室传导，加重洋地黄对房室传导的抑制，另一方面可抑制心脏收缩力，使心力衰竭恶化，故洋地黄与 β 受体阻滞药合用应慎重。

⑪与溴丙胺太林及含有颠茄类生物碱的药物相克：因为溴丙胺太林及含有颠茄类生物碱的药物可使胃排空和胃肠的蠕动减慢，使洋地黄吸收增加，易致洋地黄中毒，故洋地黄一般不宜与溴丙胺太林及含有颠茄类生物碱的药物合用。如果必须合用，洋地黄应适当减量。

⑫与降压灵相克：洋地黄与降压灵均能兴奋迷走神经，二者合用易导致心动过缓，发生早期心律失常，甚至房室传导阻滞。

⑬与萝芙木碱拟交感药相克：洋地黄与萝芙木碱拟交感药合用可增加洋地黄中毒的危险，易诱发心律失常。

⑭与两性霉素 B 相克：两性霉素 B 可引起低钾血症，与洋地黄合用易发生洋地黄中毒。

⑮与苯妥英钠相克：苯妥英钠具有酶促作用，能促进洋地黄的代谢，降低洋地黄的血药浓度，导致疗效降低，故二者合用时应增加洋地黄的用量。

⑯与考来烯胺（消胆胺）相克：考来烯胺是阴离子型交换树脂，其静电吸附作用可使之与洋地黄形成复合物，妨碍洋地黄的吸收，降低洋地黄的血药浓度，从而降低其疗效，故洋地黄不宜与降血脂药考来烯胺合用。当洋地黄中毒时，可以加用考来烯胺，使之与洋地黄生成复合物，减少肝肠循环而达到排毒的目的。

⑰与胍乙啶相克：胍乙啶可增强洋地黄对心脏的毒性，故洋地黄不宜与胍乙啶合用。

⑱与巴比妥类药物相克：巴比妥类药物（如苯巴比妥、戊巴比妥等）可促进洋地黄的代谢，降低洋地黄的血药浓度，从而降低其疗效。故二者合用时应增加洋地黄的用量。

⑲与普鲁卡因相克：普鲁卡因吸收后可降低心肌收缩力，抑制心脏的房室传导，降低洋地黄的强心作用，增加其毒性反应。

⑳与利舍平相克：洋地黄与利舍平均能兴奋迷走神经，二者合用易导致心率过缓，诱发异位心搏，甚至发生不同程度的房室传导阻滞。

㉑与糖皮质激素相克：由于糖皮质激素（如泼尼松、氢化可的松等）可引起钾丢失，易导致洋地黄中毒和心律失常，故洋地黄与糖皮质激素合用时应适当补钾。

㉒与利福平相克：洋地黄与利福平合用可对肝脏多功能氧化酶起诱导作用，加速洋地黄分解，使洋地黄血药浓度降低，从而降低其疗效。

㉓与六神丸及通窍散相克：六神丸的主要成分有蟾酥，其水解物为蟾毒配基，基本结构与洋地黄相似，如果与洋地黄合用，极易发生中毒反应。此外，含蟾酥的药物还有通窍散等，与洋地黄合用时亦应注意。

㉔与含钾量高的中药及汤剂相克：含钾量高的中药有昆布、墨旱莲、青蒿、益母草、五味子、茵陈、牛膝等，汤剂有人参养荣汤等，这些药物影响洋地黄的药效，因此，洋地黄类药物应尽量避免与含钾高的中药及汤剂同时服用。

㉕与药酒相克：含有乙醇的药酒种类很多，常见的有舒筋活络酒、胡蜂酒、风湿酒、国公酒等，因大量乙醇可降低血钾浓度，增加心肌对洋地黄类药物敏感性，易诱发洋地黄中毒，所以洋地黄类药物应避免与药酒同时服用。

㉖与钙剂及含钙量高的中药相克：患者在应用洋地黄类药物治疗时，不宜同时服用钙剂（如乳酸钙、葡萄糖酸钙等）和含钙量高的中药（如石决明、珍珠母、牡蛎、石膏、瓦楞子等）及汤剂（如白虎汤、竹叶石膏汤等）。因为钙离子对心肌的作用与洋

地黄类似，能加强心肌收缩力，抑制 $Na^+- K^+-$ ATP 酶，增加洋地黄的作用，同时也使其毒性增强，引起心律失常和房室传导阻滞。

㉗与人参相克：人参的部分分子结构类似洋地黄糖苷，其强心作用主要是直接兴奋心肌。人参与洋地黄合用，能相互增强作用，易发生洋地黄中毒反应。故服用地高辛治疗期间应慎用人参，如需联合应用，应适当调整用药剂量。

㉘与罗布麻及其制剂相克：罗布麻具有与洋地黄相似的强心作用，与洋地黄类药物合用易引起中毒反应。

㉙与甘草及其制剂相克：甘草的主要成分是甘草甜素，经水解后可得到甘草次酸，其化学结构与皮质酮类似，具有去氧皮质酮样作用。大量应用甘草及含甘草的制剂，约20%的患者可能出现水肿、低血钾等，使心脏对洋地黄的敏感性增强，诱发洋地黄中毒。所以，患者在接受洋地黄类药物治疗期间，不宜合用大量甘草及其制剂。

㉚与枳实相克：枳实主要含对羟福林和 N - 甲基酪胺，具有兴奋 α 受体和 β 受体的作用，可增强心肌收缩力，增强洋地黄类药物的作用，同时也增强其毒性，引起心律失常。因此，在应用洋地黄期间不宜同时应用枳实。

㉛与麻黄及其制剂相克：因为麻黄中含有麻黄碱，与洋地黄类药物同时服用，可产生对心肌的毒性反应，故服用洋地黄类药物的患者应慎用麻黄及含麻黄的中药制剂。

㉜与含鞣酸的中药相克：五倍子、桂皮、狗脊、侧柏等中药中含有大量鞣酸，可与洋地黄类药物相互作用产生沉淀而失活，从而影响药物治疗。

㉝与含鞣质的中成药相克：因为洋地黄苷类易与中成药中的鞣质结合产生沉淀，不利于吸收和利用，从而影响洋地黄苷类的疗效，四季青片、虎杖浸膏片、感冒宁片、复方千日红片、肠风槐角丸、肠连丸、紫金粉、舒痔丸、七厘散等含鞣质的中成药不宜与洋地黄苷类合用。

㉞与新霉素、对氨水杨酸相克：新霉素和对氨水杨酸能干扰地高辛的吸收，影响其疗效，所以在应用地高辛时应尽量避免应用新霉素及对氨水杨酸。

㉟与奎尼丁相克：地高辛与奎尼丁合用时，可使地高辛血药浓度升高，易致洋地黄中毒，故地高辛必须与奎尼丁合用时，应适当减少地高辛用量。

㊱与硝苯地平相克：硝苯地平可干扰地高辛的药物动力学，使地高辛肾脏清除降低，血药浓度增高，毒性增大。因此，使用地高辛的患者在合用硝苯地平时，对患者必须注意监测并随时调整地高辛的用量。

㊲与维拉帕米相克：地高辛与维拉帕米合用可使地高辛总清除率降低，引起地高辛的生物半衰期延长，即使地高辛在正常剂量范围内，临床上地高辛与维拉帕米合用也易引起地高辛中毒，故地高辛与维拉帕米合用时应适当减少药物剂量。

㊳与硫酸镁相克：硫酸镁可加快肠道蠕动，与地高辛合用可使地高辛吸收减少，血药浓度降低，作用减弱。

㊴与碱性药物相克：如三硅酸镁、碳酸镁、次碳酸铋、氢氧化铝凝胶、胃舒平、乐得胃等与地高辛合用时可减少地高辛的吸收，故地高辛与碱性药物合用时，应注意地高辛的用量。

㊵与活性炭相克：活性炭具有吸附作用，地高辛与活性炭同时服用可影响地高辛的疗效，故二者不宜同时服用。若先服用地高辛 2 ~ 3 小时后再服用活性炭则无明显影响。

㊶与胺碘酮相克：地高辛与胺碘酮合用可使地高辛血药浓度增高，导致机体中毒。这可能是因为胺碘酮置换了心肌组织结合的强心苷，或者阻止地高辛从肾脏排出的缘故。

㊷与四环素、红霉素等抗生素相克：由于一部分地高辛是由肠道内的细菌代谢的，抗生素引起肠道内菌群变化时，可使地高辛代谢减少，血药浓度升高，从而导致地高辛中毒。

㊸与甲氧氯普胺相克：地高辛主要在十二指肠部位吸收，而甲氧氯普胺促进胃肠道蠕动，加强胃排空，使地高辛在十二指肠吸收部位停留的时间缩短，吸收减少，血药浓度降低，疗效相应减弱。

㊹与氢氯噻嗪相克：地高辛剂量较大时能抑制 Na^+-K^+-ATP 酶，使酶的构象变化而抑制 Na^+-K^+ 交换，使细胞膜内 Na^+ 增加而 K^+ 减少。心肌细胞内 Na^+ 增多，K^+ 或 Mg^{2+} 降低，均能增加心肌对地高辛的敏感性。氢氯噻嗪能引起血中电解质紊乱，如低镁、高钙及低钾。高钙能加强心肌收缩力，低钾使心肌对强心苷敏感性增强，从而可导致心率加快、心律失常等毒性反应。所以，二者合用应检查肝、肾、心脏功能及水、电解质平衡，对低血钾者应补充氯化钾。

（2）硝酸酯类药物

①与含乙醇的药酒或酊剂相克：硝酸酯类药物，如消心痛、硝酸甘油等可骤然地扩张血管，如果与酒精合用，可加剧硝酸酯类药物所致的头痛等不良反应；饮酒过量还可引起血压下降、胃肠不适，甚至突然晕倒等剧烈不良反应。此外，消心痛与酒精同用可加重皮疹的发生率，甚至发生剥脱性皮炎。乙醇和硝酸甘油合用后，可引起血管扩张，从而导致低血压，故硝酸甘油不宜与含乙醇的药酒及酊剂（如舒筋活络酒、胡蜂酒、丁公藤风湿酒、远志酒、姜酊、颠茄酊等）合用。

②与肝素、双嘧达莫相克：临床资料表示，硝酸甘油可抑制肝素的抗凝血作用，已用肝素的患者如果再用硝酸甘油，应增加肝素的剂量；如果停用硝酸甘油，则应减少肝素的剂量，否则可导致出血。而肝素与双嘧达莫合用，则有加重出血的倾向。

③与巴比妥类药物相克：巴比妥类药物是肝脏酶诱导剂，能加速肝脏对硝酸酯制剂的代谢，从而使硝酸酯的血药浓度降低，作用减弱。

（3）氨茶碱

①不宜饭前服用：氨茶碱饭前服用对胃肠道有刺激作用，由于食物不影响其吸收量，氨茶碱与食物同服或饭后服用可减轻胃肠道的不适反应。因此，氨茶碱宜饭后服用。

②不宜过食酸性食物：服用氨茶碱期间过食酸化尿液的食物（如醋、肉、鱼、蛋、乳制品等），会加快氨茶碱的排泄，降低其疗效。

③不宜饮用咖啡、茶叶、可可：应用氨茶碱时应避免与咖啡、茶叶、可可等同时

服用，以免加重对胃肠黏膜的刺激。

④不宜食用高蛋白食物：高蛋白食物能降低茶碱类药物的疗效，故服用茶碱类药物时，不宜食用黑豆、黄豆、兔肉、鸡蛋、淡菜等高蛋白食物。

⑤与普萘洛尔相克：氨茶碱与普萘洛尔对磷酸二酯酶的作用相反，其结果使两者的作用部分相互抑制，从而降低疗效。

⑥与氯化铵相克：氧化铵可酸化尿液，减少氨茶碱的重吸收，加快其排泄，从而降低其疗效。

⑦与β受体兴奋药相克：药理研究认为，氨茶碱与β受体兴奋药（如叔丁喘宁）合用可致心脏发生不良反应，表现为室速、室颤、猝死。

⑧与二羟丙茶碱相克：氨茶碱为茶碱的乙二铵复盐，如果与二羟丙茶碱合用，可使血中的茶碱浓度增加，若不相应减少剂量，可出现毒性反应。

⑨与麻黄碱相克：有报道认为，低剂量麻黄碱与氨茶碱合用，有增加支气管扩张的作用；但目前认为，二者合用疗效不高于两药单独应用，且不良反应明显增加。

⑩与西咪替丁相克：由于西咪替丁能与肝脏微粒体细胞色素 P－450 氧化酶相结合，产生直接的非竞争性酶抑制作用，使氨茶碱依赖的 P－450 酶氧化代谢受阻，代谢速度减慢，血清消除率降低，其血药浓度因而升高，不良反应增加。因此，氨茶碱不宜与西咪替丁合用。

⑪与具有酶促作用的抗癫痫药相克：抗癫痫药（如苯巴比妥、苯妥英钠等）具有肝微粒体酶的诱导作用，可使氨茶碱代谢加快，作用降低。

⑫与呋塞米相克：呋塞米与氨茶碱合用时，可使恒定的血清茶碱浓度上升，故当需要恒定的血清茶碱浓度时，氨茶碱与呋塞米应避免合用。

⑬与美西律、乙吗噻嗪相克：美西律、乙吗噻嗪与氨茶碱合用时，可使茶碱的血浆水平增高，停用美西律 48 小时后，血浆中的茶碱水平才恢复至正常。故氨茶碱与美西律、乙吗噻嗪合用时应定时监测血浆茶碱水平。

⑭与含鞣性成分的中草药或中成药相克：氨茶碱不宜与乌梅、山楂、山茱萸、五味子、金樱子、覆盆子，以及山楂丸、保和丸、五味子丸、冰霜梅苏丸等含酸性成分的中草药或中成药合用，因为酸碱中和将彼此降低疗效。

⑮与含生物碱的中药相克：氨茶碱与含生物碱的中药乌头、黄连、贝母等联合应用，会使氨茶碱毒性增加。

（4）吗啡：因茶叶含茶碱、咖啡因等成分，而吗啡与咖啡因合用有拮抗作用，故应用吗啡时不宜饮茶，但咖啡因可作为吗啡中毒后的解毒药。

①与氯丙嗪、异丙嗪相克：氯丙嗪、异丙嗪能增强吗啡的呼吸抑制作用，故吗啡不宜与氯丙嗪合用。如果必须合用，应适当减少吗啡的剂量。

②与单胺氧化酶抑制药相克：单胺氧化酶抑制药（如优降宁、痢特灵等）能增强吗啡对呼吸中枢的抑制作用，从而引起毒性反应。

③与多巴胺相克：多巴胺能拮抗吗啡的镇痛作用，故吗啡不宜与多巴胺同时应用。

④与利尿药相克：吗啡与利尿药（呋塞米、氢氯噻嗪等）合用，易引起直立性低

血压。

⑤与牛黄相克：牛黄与吗啡等药物合用可发生拮抗作用。

（5）糖皮质激素（地塞米松、氢化可的松等）

①不宜过食含钙食物：服用糖皮质激素期间，过食含钙的食物（如牛奶、奶制品、坚果等）会降低其疗效。

②不宜高盐饮食：糖皮质激素具有保钠排钾的作用，应用糖皮质激素（如地塞米松、氢化可的松等）药物时，高盐饮食易引起水钠潴留，导致水肿。

③不宜过食糖类：由于糖皮质激素（如地塞米松、氢化可的松、泼尼松等）能促进糖原异生，并能减慢葡萄糖分解，有利于丙酮酸和乳酸等在肝脏和肾脏再合成葡萄糖，增加血糖的来源，亦减少机体组织对葡萄糖的利用，从而导致血糖增高。因此，应用糖皮质激素时要限制糖的摄取。

④与吲哚美辛、阿司匹林相克：地塞米松等能促进蛋白质分解和抑制蛋白质合成，并刺激胃酸和胃蛋白酶的分泌，降低胃及十二指肠黏膜组织对胃酸的抵抗力，阻碍组织修复，使溃疡愈合迟缓，与对胃有刺激作用的吲哚美辛、阿司匹林等药物合用，可诱发或加重消化道溃疡，故应避免同服。如临床必须合用时，应间隔投药，并加服氢氧化铝凝胶，以保护胃黏膜。

⑤与两性霉素B相克：地塞米松、可的松等与两性霉素B合用可加重机体缺钾。

⑥与利福平相克：利福平具有酶促作用，可使地塞米松等代谢加快，血药浓度降低，疗效减弱。

⑦与含钙药物相克：含钙药物如葡萄糖酸钙、氯化钙等与可的松等合用会降低疗效。

⑧与免疫抑制药相克：地塞米松、可的松等与免疫抑制药如硫唑嘌呤、环孢霉素A等合用，可诱发溃疡或加重出血等不良反应。

⑨与疫苗相克：因地塞米松、可的松等能抑制免疫反应，使机体抵抗力减弱，若与疫苗（如麻疹病毒疫苗、脊髓灰质炎疫苗、天花疫苗、狂犬疫苗、破伤风疫苗、伤寒疫苗、流行性腮腺炎疫苗等）合用，易造成感染。

⑩与药酶诱导剂相克：药酶诱导剂（如苯妥英钠、苯巴比妥、司可巴比妥、格鲁米特等）能加速地塞米松、可的松的代谢，降低地塞米松、可的松等的血药浓度，从而降低其作用强度和有效时间，故一般不宜合用。如必须合用，可采用间隔投药法或适当增加地塞米松、可的松等的剂量。

⑪与药用炭相克：药用炭的吸附作用可使地塞米松、可的松等的吸收减少，疗效降低。

⑫与维生素A相克：地塞米松、可的松等与维生素A合用，可使前者的抗炎作用受到抑制。其原因在于维生素A能使细胞中溶酶体内的脂蛋白膜通透性增加，稳定性降低，使溶酶体破裂。此外，还能使溶酶体内无活性的水解酶（如酸性磷酸酶、核糖核酸酶、β-葡萄糖醛酸苷酶）运送到溶酶体膜外，这些被释放出的酶被激活，易促进炎症的加重。地塞米松、可的松等的作用正与之相反，它能使溶酶体膜稳定化，阻止

膜内蛋白水解酶的释放，从而防止血浆和组织蛋白分解，阻止产生和释放 5 - 羟色胺、缓激肽类物质，减少这些致炎物质对细胞刺激而产生抗炎作用。如两药必须联用时，可在地塞米松、可的松等治疗完成一定疗程后，不规则服用维生素 A。

⑬与四环素相克：地塞米松、可的松等能抑制巨噬细胞对抗原的吞噬作用，阻碍淋巴细胞的生长，加速小淋巴细胞的破坏，故长期或大量应用能抑制机体的免疫作用。四环素为广谱抗生素，应用后能打乱肠道内各种细菌间相互平衡。两药合用易引起二重感染，诱发或加重耐药菌所致的传染病，故二者不宜长期同服。但二者短期合用可加强抗炎效果，减轻组织对炎症的反应，有利于对感染的控制。

⑭与洋地黄相克：地塞米松、可的松等可引起钾丢失，二者合用易导致洋地黄中毒和心律失常，如确需合用时应补充氯化钾。

⑮与噻嗪类利尿药相克：地塞米松、可的松等与噻嗪类利尿药（如氢氯噻嗪等）均能促进 K^+ 的排泄，合用易引起低钾血症，如确需合用时应补充氯化钾。

⑯与降血糖药相克：地塞米松、可的松等能使氨基酸、蛋白质从骨骼肌移到肝脏，在酶的参与下，促进糖原异生，升高血糖，这与降血糖药（如甲苯磺丁脲、苯乙双胍、格列本脲等）的作用相反，故地塞米松、可的松等不宜与降血糖药合用。如需合用，需加大降血糖药的剂量。

⑰与十灰散相克：十灰散的组成药物均煅烧成炭，药炭末具有吸附的作用，可致地塞米松、可的松等在机体内吸收减少，生物利用度降低，影响疗效。

⑱与氨茶碱相克：氨茶碱与地塞米松配伍，虽然外观无变化，但经紫外分光光度计测定其吸收值，它的含量已逐渐下降，须引起注意。

（6）呋塞米

①不宜饮酒类：利尿药都具有降血压的作用，乙醇本身也有扩张血管与降血压的作用。呋塞米若同时饮酒，则会增强利尿药的降压作用，血压突然降得过低可发生危险。此外，呋塞米是失钾性利尿药，乙醇也能降低血钾浓度，二者合用会导致大量失钾，造成低钾血症。

②不宜过食味精：味精的主要成分为谷氨酸钠，在应用呋塞米期间若过食味精，既可加重钠、水潴留，又可协同排钾，增加低钾血症的发生率。

③不宜高盐饮食：在应用利尿药如氢氯噻嗪、呋塞米等时，应配伍低盐饮食，可提高利尿药的利尿效果。若过食咸菜、腌鱼、腌肉等高盐食物，可使利尿药的利尿效果显著降低。

④与苯妥英钠或苯巴比妥相克：苯妥英钠或苯巴比妥可干扰呋塞米的吸收，使呋塞米的利尿作用减弱，尿量减少50% 。

⑤与安妥明相克：呋塞米与安妥明合用出现尿量明显增加、肌肉僵硬酸痛、腰背疼痛及全身不适。多尿可能是由于安妥明竞争性取代呋塞米而与血浆白蛋白结合，使血浆中游离呋塞米浓度增高所致。肌肉综合征偶见于安妥明的不良反应，也可能因利尿后失钾、失钠所致。两药合用后，安妥明的半衰期从12 小时增至36 小时，药物在体内的蓄积可能是加重不良反应的原因。

⑥与环孢素相克：呋塞米可竞争性抑制尿酸的分泌排出，与免疫抑制药环孢素合用，可使肾小管重吸收尿酸增加，血清尿酸浓度增高，从而诱发痛风。

⑦与氨基糖苷类抗生素相克：呋塞米与氨基糖苷类抗生素（如链霉素、庆大霉素、卡那霉素、新霉素等）对第八对脑神经均有刺激作用，可使耳毒性增加，导致听力减退或暂时性耳聋。

⑧与糖皮质激素相克：糖皮质激素（如泼尼松、地塞米松、氢化可的松）有从组织中动员钾并使其从肾脏排出的作用，而呋塞米等亦可促进钾排泄，使钾的排泄量显著增加。所以，呋塞米一般不宜与糖皮质激素合用，若确需合用，应加服氯化钾。

⑨与洋地黄制剂相克：呋塞米在排钠的同时，也增加尿钾的排出，易引起低血钾，而低血钾可使心肌对洋地黄敏感化，导致洋地黄中毒，出现严重心律失常。如必须合用时，应补充氯化钾或摄入含钾丰富的食物，如橘子、番茄等。

⑩与肌肉松弛药相克：呋塞米易致低血钾，而低血钾可增强肌肉松弛药（如筒箭毒碱）的肌松和麻醉作用。

（7）药物不宜

①对心肌有损害的药物：抗肿瘤药物，如阿霉素、柔红霉素；肾上腺素类药物，如肾上腺素、去甲肾上腺素、阿拉明、多巴胺；三环类抗抑郁药物，如丙米嗪、吩噻嗪类药物等，长期使用均可引起心肌损害，故应慎用或禁用。

②大量应用洋地黄类药物：妊娠合并心脏病并发心衰的患者，心肌细胞对洋地黄的敏感性增加，耐受性差，极易发生中毒反应。因此，应用洋地黄类（如地高辛等）药物时，应从小剂量开始，逐渐增加剂量，以免发生中毒反应。

③过多过快输液：妊娠合并心脏病者，若过多过快输液，有效循环血量骤然增加，就会加重心脏负担，诱发或加重心衰。

④抗心律失常药：抗心律失常药适用于频发早搏或有快速心律失常的患者，但对于妊娠合并心脏病并发高度房室传导阻滞、快速室性心律或窦房结损害的患者应禁用，否则可引起昏厥或低血压。

⑤糖皮质激素：糖皮质激素可降低外周围阻力，减少回心血量和解除支气管痉挛，但长期应用可导致水钠潴留，不利于心脏功能的改善。

⑥三磷酸腺苷：三磷腺苷对窦房结、房室结的传导有抑制作用，如果静脉注射过快或用量过大易发生心搏骤停，故妊娠合并心脏病伴有房室传导阻滞或窦房结功能不全的患者，应慎重使用三磷腺苷。

⑦大剂量氨茶碱：氨茶碱可解除支气管痉挛，减轻呼吸困难，增强心肌收缩力，有利于心脏功能的改善。如果大量使用氨茶碱，可使心率加快，心肌耗氧量增加，极易诱发心律失常，甚至心脏停搏而猝死。

⑧麦角新碱：麦角新碱可通过增加子宫肌收缩用于预防或治疗产后出血，但可使静脉压增高，加重心衰症状。因此，妊娠合并心脏病者第三产程不宜应用麦角新碱。

十、妊娠合并急性病毒性肝炎

【概述】

妊娠加重肝脏负担，易感染病毒性肝炎，也易使原有的肝炎病情加重，重症肝炎的发生率较非孕时明显增加。妊娠合并病毒性肝炎严重威胁孕产妇的生命安全，据全国监测资料报道，本病位居孕产妇间接死因的第二位，仅次于妊娠合并心脏病。妊娠早期患病毒性肝炎，胎儿畸形患病率约高 2 倍，流产、死胎、死产和新生儿死亡率明显增高。病毒性肝炎按病原分为甲、乙、丙、丁、戊型 5 种，以乙型肝炎多见。

1. 病因

甲、戊型肝炎主要经粪 – 口途径感染，有季节性，可引起爆发流行，通常在 3 个月内恢复健康，一般不转为慢性。丁型肝炎一般只与乙型肝炎同时发生或继发于乙型肝炎感染，故其发病多取决于乙型肝炎的感染状况。乙、丙型肝炎传播途径较为复杂，以血液传播为主，无季节性，常为散发，感染后常转变为慢性肝炎，其中大部分可转变为肝硬化，少数甚至发展为肝癌，对人民健康危害极大。其中丁肝的发病率已有所下降，乙型肝炎、丙型肝炎的发病率居高不下，据统计，全世界有 1.7 亿人感染丙肝病毒；有 3.5 亿人为慢性乙型肝炎病毒携带者，亚洲和非洲人群的乙型肝炎病毒携带率为 8%～15%，乙型肝炎病毒携带者中，50%～70% 患者的病毒复制活跃，为慢性肝炎患者。

2. 临床表现

（1）常出现消化系统症状，如食欲减退、恶心、呕吐、腹胀、肝区痛等，不能用妊娠反应或其他原因加以解释。

（2）继而出现乏力、畏寒、发热，部分患者有皮肤、巩膜黄染、尿色深黄。

（3）可触及肝大，肝区有叩击痛。妊娠晚期受增大子宫的影响，肝脏极少被触及，如能触及应想到异常。

3. 辅助检查

（1）血清丙氨酸氨基转移酶（ALT）增高，如能除外其他原因，特别是数值很高（超过正常 10 倍以上）、持续时间较长者，对病毒性肝炎诊断有价值。

（2）血清总蛋白值因血液稀释，约半数低于 60g/L，主要是白蛋白降低。

（3）病原学检查，相应肝炎病毒血清学抗原、抗体检测为阳性。

（4）血清总胆红素在 17μmol/L 以上、尿胆红素阳性等，均有助于肝炎的诊断。

（5）妊娠晚期时，血浆纤维蛋白原较非孕时增加 50%，凝血因子 Ⅱ、Ⅴ、Ⅶ、Ⅷ、Ⅸ、Ⅹ 均增加，凝血酶原时间正常。

【饮食宜忌】

1. 饮食宜进

（1）饮食原则

①宜进食富含优质蛋白质的食物：蛋白质摄入不足，不仅可导致胎儿宫内发育迟

缓，而且可降低肝细胞对致病因素的抵抗力，不利于肝细胞的修复，故妊娠合并病毒性肝炎的患者应以高蛋白饮食为主。食物中蛋白质的主要来源是蛋、奶、瘦肉、鱼类及豆类，这些食物不仅蛋白质含量高，而且生物效价也高，易于机体吸收。但在肝功能极度低下时，应限制蛋白质的摄入，因为大量进食高蛋白食物，可使血氨过高，肝脏无能力将血氨迅速转变为尿素，易诱发肝性脑病等中毒反应。

②宜进食富含维生素的食物：妊娠合并病毒性肝炎的患者宜增加谷类、豆类及新鲜水果、蔬菜的摄入。谷类、豆类及新鲜水果、蔬菜中含有丰富的维生素 E、维生素 C、B 族维生素及微量元素锌、锡、铜等，有利于肝细胞的保护和修复。

③宜进食足够的糖类：妊娠期新陈代谢明显增加，营养消耗增多，肝内糖原储备降低，不利于病毒性肝炎的恢复，故妊娠合并病毒性肝炎的患者应摄入足够的糖类。但进食糖类不能过多，因为肝炎病毒既损害肝脏，也损害胰腺内的胰岛，进食糖类过多，则易诱发糖尿病。此外，食用过多的糖类还会在肝脏内合成中性脂肪，导致脂肪肝，加重肝脏功能的损害。

④宜进食低脂肪饮食：妊娠期产生的多量的雌激素及胎儿的代谢产物需在肝脏内灭活，而妨碍肝脏对脂肪的转运和胆汁的排泄，而且肝脏患病时，机体消化、吸收与代谢功能减退，如果食入高脂肪食物（如肥肉、油炸食物等）后不仅不易消化、吸收，还会增加肝脏负担，使脂肪在肝脏内堆积而形成脂肪肝。因此，妊娠合并病毒性肝炎的孕妇宜低脂肪饮食。

（2）饮食搭配

①苦瓜与鸡翅：苦瓜性寒味苦，有明目解毒、滋阴降火、养血滋肝、润脾补肾的功效，与鸡翅搭配，可清热解暑、健脾开胃，适于慢性胃炎、妊娠合并急性病毒性肝炎的患者食用。

②蘑菇与扁豆：蘑菇富含易于机体吸收的蛋白质、氨基酸及多种维生素和微量元素，能提高机体的免疫力，可健胃理气、润燥化痰；扁豆亦能增强机体的免疫力，并有明目、润肤、抗衰老的功效。二者同食，可增强机体的抗病能力，对妊娠合并急性病毒性肝炎患者有辅助治疗作用。

③西红柿与大枣：大枣有补血的功效；西红柿所含的维生素 B_1 对维持神经、血管和消化系统的正常功能有一定作用。二者搭配，营养丰富，有补虚健胃、益肝养血等功效，对贫血、妊娠合并急性病毒性肝炎亦有一定疗效。

④黄豆与蜂蜜：黄豆性平、味甘，有健脾益胃、活血解毒、止风热、清积滞等功效。黄豆所含的卵磷脂，对神经系统的发育和保健有重要作用，黄豆所含的钙、铁、锌、硒等无机盐，对胎儿的生长发育特别有益。若与蜂蜜搭配制成蜂蜜黄豆汁，可补心血、缓肝气、健脾胃、通血脉、利大肠、消水肿，对妊娠合并急性病毒性肝炎、动脉粥样硬化有疗效。

⑤田螺与枸杞、白菜：田螺与枸杞、白菜搭配食用，能补肝肾、清热解毒，适于妊娠合并急性黄疸型肝炎患者食用。

⑥菠菜与鸡血：菠菜营养丰富，与鸡血搭配食用，能净化血液、清除毒物、保护

肝脏，适于妊娠合并急性病毒性肝炎患者食用。

（3）药膳食疗方

①大枣50g，花生仁50g，红糖50g。将前2味洗净后加红糖，水煎服，每日1次。可益气补血。

②粳米50g，大枣100g，茯苓粉30g，红糖20g。将粳米、大枣洗净，加水煮烂后，加茯苓粉、红糖煮开即可。每日2次。可活血化瘀，益气补血。

2. 饮食禁忌

（1）酒类：长期大量饮酒，酒精进入肝细胞内，先在乙醇脱氢酶和微粒体乙醇氧化系统作用下转变为乙醛，继而乙醛再转变为乙酸，在此转变过程中，肝细胞内的线粒体三羧酸循环受抑制，从而使脂肪氧化减弱，肝内脂肪酸合成增多，超过肝脏的处理能力而形成脂肪肝，加重肝细胞的损害。此外，孕妇饮酒，可使母体内的胎儿受到酒精的直接毒害，即使摄入微量酒精，也能通过胎盘进入胎体，使胎儿细胞分裂受到阻碍而发育不全，影响中枢神经系统的发育而导致弱智。酒精也是一种致畸物质，可破坏生长发育中的胎儿细胞，使胎儿发育缓慢，导致某些器官的畸形。

（2）高脂肪及高胆固醇食物：肝功能受损时，胆汁分泌减少，影响脂肪消化，以致脂肪在肝内沉积，形成脂肪肝，进一步加重肝功能的损害。因此，妊娠合并病毒性肝炎的患者不宜食用肥肉、动物脂肪、蛋黄、脑、动物内脏等高脂肪及高胆固醇的食物。

（3）高嘌呤及含氮浸出物：嘌呤在肝内代谢氧化生成尿酸，经肾脏排出体外，含氮浸出物也要在肝脏进行代谢而排出废物，病毒性肝炎患者进食高嘌呤食物（如猪肝、猪肾、菠菜、黄豆、豌豆等）及含氮浸出物（如肉汤、鱼汤、鸡汤等）后，会增加肝脏负担，而致肝功能严重受损，不利于患者康复。

（4）辛辣刺激性食物：辛辣之物，如辣椒、辣酱、洋葱、胡椒粉、咖喱粉等能助火，破坏肝细胞，加重炎症。酒及刺激性饮料，如咖啡、可可、浓茶等有兴奋作用，而肝炎患者肝功能低下，解毒作用减弱，同时需要修复破坏的细胞，这些食物不利于疾病的恢复。辛辣刺激性食物还可引起便秘，使氨及毒素吸收增加，诱发肝性脑病。另外，孕妇过用辛辣刺激性食物易导致胎热、胎动、难产，还可使小儿出生后易患疮疡疹毒、目赤眼烂等病。

（5）油煎、炒、炸食物：由于脂肪燃烧产生丙烯醛，此为一种具有刺鼻臭味的气体，能经血循环至肝脏，刺激肝实质细胞。马尔沙卡教授认为，它能反射性引起胆管痉挛，并刺激胆管，减少胆汁分泌，不利于肝脏代谢进行。

（6）粗纤维食物：粗纤维食物，如卷心菜、大白菜、韭菜等能促进胆囊收缩素的产生，引起胆囊强烈收缩，但胆管口括约肌不能松弛，而影响胆汁流出，妨碍肝脏正常代谢及消化系统的功能。另外，这类食物所含的某些成分有兴奋子宫、加强子宫收缩的作用，妊娠妇女食用容易导致先兆流产。

（7）棉籽油：肝脏是人体最主要的解毒器官，棉籽油中所含的有毒成分棉酚等都需要肝脏分解代谢，肝功能不良者食用棉籽油可加重肝脏负担而诱发肝病。实验表明，长期食用棉籽油可使肝细胞萎缩，肝脏脂肪变性。此外，棉籽油所含的某些成分有兴奋子宫、加强子宫收缩的作用，妊娠妇女食用容易导致先兆流产。

（8）南瓜子：南瓜子食用后，对肝、肺、肾等脏器都有一定的病理损害，对肝脏的损害最为明显，可使肝内的糖原减少，脂肪增加。南瓜子中所含的南瓜子氨酸有使肝细胞轻度萎缩的作用，肝炎患者食用则更会加重肝脏的损害。

【药物宜忌】

1. 西医治疗

（1）轻症孕妇：要注意休息，低脂饮食，加强营养，补充维生素、蛋白质与足量的糖类，并用药物保肝治疗。如果出现黄疸，要按照重症肝炎治疗。

（2）重症孕妇

①保肝治疗：高血糖素 $1 \sim 2mg$，胰岛素 $6 \sim 12U$，10% 葡萄糖注射液 $500mL$，静脉滴注，每日 1 次，$2 \sim 3$ 周为 1 个疗程；人血白蛋白 $10 \sim 20g$，静脉滴注，每周 $1 \sim 2$ 次；新鲜血浆 $200 \sim 400mL$，每周 $2 \sim 4$ 次，静脉滴注。

②预防和治疗肝性脑病：控制蛋白质摄入，每日每千克体重 $< 0.5g$。谷氨酸钠每日 $23 \sim 46g$ 或精氨酸 $25 \sim 50g$，静脉滴注；氨基酸 $250mL$，每日 $1 \sim 2$ 次，静脉滴注；辅酶 A $50U$，三磷腺苷 $20mg$，5% $\sim$ 10% 葡萄糖注射液 $250 \sim 500mL$，静脉滴注，进行保肝治疗。

③预防及治疗弥散性血管内凝血：凝血功能异常时，应补充凝血因子，如输新鲜血浆、纤维蛋白原、维生素 K_1。弥散性血管内凝血早期可用小量肝素 $25mg$，静脉滴注。

④预防及治疗肾衰竭：严格控制液体的入量。呋塞米 $20 \sim 80mg$，静脉注射，必要时 $2 \sim 4$ 小时重复 1 次，$2 \sim 3$ 次无效，应换用其他利尿药；多巴胺 $20 \sim 40mg$，静脉滴注；或山莨菪碱 $40 \sim 60mg$，静脉滴注。

（3）产科处理

①妊娠早期：如肝炎较轻，经积极治疗后可继续妊娠。合并慢性肝炎，对母儿威胁较大者，治疗后应终止妊娠。

②妊娠中晚期：尽量避免手术、药物对肝脏的影响，加强胎儿监护，防止妊高血症，避免妊娠过期。

③分娩期：分娩前使用止血药，维生素 K_1 $20 \sim 40mg$，肌内注射，每日 1 次。备新鲜血液。对重症肝炎孕妇经积极控制 24 小时后，迅速终止妊娠。

④产褥期：预防感染和出血，预防肝炎恶化。

2. 中医治疗

（1）中医辨证论治

①肝郁脾虚

主症：胁痛腹胀，嗳气不舒，纳呆便溏，体倦乏力，苔白腻，脉弦。

治则：疏肝健脾。

方药：柴胡 10g，鸡内金 15g，枳壳 10g，白芍 10g，茯苓 15g，白术 10g，川芎 6g，厚朴 10g。

用法：每日 1 剂，水煎服。

②气滞血瘀

主症：腹大坚满，胸胁攻痛，手掌赤如朱砂，舌有瘀斑，脉弦细。

治则：行气化瘀。

方药：当归 12g，穿山甲 15g，丹参 12g，郁金 10g，桃仁 10g，白术 10g，莪术 10g，鳖甲煎丸 10g。

用法：每日 1 剂，水煎服。

③水湿内阻

主症：腹大如鼓，脘闷，呕恶，小便短少，舌红脉，弦细。

治则：健脾利湿。

方药：苍术 10g，白术 10g，厚朴 10g，茯苓 15g，青皮 5g，泽泻 10g，陈皮 10g，车前草 20g，白丑 15g，黄芪 15g。

用法：每日 1 剂，水煎服。

（2）验方

①茵陈 40g，炒白术 12g，泽泻 15g，黄芩 15g，蒲公英 30g，生栀子 12g，竹茹 20g，藿香 10g，紫苏梗 10g，大枣 5 枚。每日 1 剂，水煎服。可清热利湿，退黄安胎。

②茵陈 20g，制大黄 6g，厚朴 6g，黄芩 10g，黄柏 10g，枳壳 6g，茯苓 10g，白术 10g，鸡骨草 50g，金钱草 30g。每日 1 剂，水煎服。可清热利湿。

3. 药物禁忌

（1）维生素 B_{12}

①不宜饮酒及含酒精的饮料：酒精能损伤胃黏膜，干扰肠黏膜的转运功能，减少维生素 B_{12} 的吸收，从而降低其疗效。

②与维生素 C 相克：有学者认为，维生素 C 可能降低维生素 B_{12} 的生物利用度，故维生素 C 一般不宜与维生素 B_{12} 同服。如需要两药联用时，服药时间应间隔 2~3 小时。

③与消胆胺相克：维生素 B_{12} 与消胆胺合用，可使维生素 B_{12} 吸收减少，疗效降低。

④与氯霉素、阿司匹林相克：氯霉素、阿司匹林均有可能减少维生素 B_{12} 的利用，使维生素 B_{12} 的疗效降低。

⑤与降糖灵相克：降糖灵能抑制酶系统，与维生素 B_{12} 合用可使其吸收减少，疗效降低。

（2）阿糖腺苷

①与别嘌醇相克：别嘌醇具有黄嘌呤氧化酶抑制作用，可使阿糖腺苷的代谢产物阿拉伯糖次黄嘌呤的消除减慢而蓄积，从而导致较严重的神经系统毒性反应。

②与糖皮质激素相克：阿糖腺苷与糖皮质激素等免疫抑制药合用，可增加不良反应。

（3）维生素 B_1、维生素 B_2、维生素 C：参见"妊娠剧吐"相关内容。

（4）滋补药：肝炎患者由于常有乏力等症状，多欲进补。但肝炎患者在湿热尚未清退之前，不要急于进补，否则可使湿热壅滞于中焦而致肝郁更甚。故妊娠合并病毒性肝炎的患者应忌用人参、西洋参、党参、黄芪等滋补之品。

（5）有肝毒性的药物：如四环素、红霉素、磺胺类药物、异烟肼、对氨基水杨酸钠、利福平、氯丙嗪、苯妥英钠、地西泮、酒石酸锑钾、甲亢平、甲巯咪唑、6－巯基嘌呤、瘤可宁、甲氨蝶呤、丝裂霉素、环磷酰胺、保泰松、对乙酰氨基酚、吲哚美辛、非那西汀及麻醉药雌激素等，以及中药斑蝥、红娘子、苍耳子、黄药子、乌头、附子等，均可引起不同程度的肝脏损害。

（6）激素：由于可的松、泼尼松、甲泼尼松可导致胎儿兔唇、腭裂、无脑儿、生殖器或肾上腺异常及孕妇早产、死胎。另外临床研究发现，急性肝炎应用激素治疗的患者病情容易反复，且易演变成慢性肝炎。因此，妊娠合并病毒性肝炎的患者不宜应用激素。如患者有明显黄疸，经其他疗法无效时，方可酌情考虑短期选用激素。

【预防】

加强围生期保健，重视孕期监护，加强营养，摄取高蛋白、高糖类和高维生素的食物。常规检测肝功能及肝炎病毒血清学抗原、抗体，并定期进行孕期检查。预防甲型肝炎，避免与肝炎患者的接触。如有接触，应在 7 日内肌内注射丙种球蛋白 2 ~ 3mL。预防乙肝，孕妇密切接触乙肝患者，应注射乙肝免疫球蛋白；乙肝抗体均为阴性时，要注射乙肝疫苗。

十一、妊娠合并糖尿病

【概述】

妊娠合并糖尿病包括两种情况：一种是妊娠前已患糖尿病，另一种是妊娠后才患有糖尿病。约80%以上糖尿病孕妇为后一种情况，又称妊娠糖尿病。

1. 病因

妊娠期血容量增加，血液稀释，胰岛素相对不足；胎盘分泌的激素（胎盘生乳素、雌激素、孕激素等）在周围组织中具有抗胰岛素作用，使母体对胰岛素的需要量较非孕时增加近 1 倍。肾小球滤过率的增加和肾小管对糖的再吸收减少，造成肾排糖阈降低，使尿糖不能够正确反映病情，故不宜以此计算胰岛素的需要量。妊娠期间，随着妊娠进展，空腹血糖开始下降，胎盘生乳素还具有脂解作用，使身体周围的脂肪分解成糖类及脂肪酸，故妊娠期糖尿病较容易发生酮症酸中毒。

产褥期由于胎盘排出，及全身激素逐渐恢复到非妊娠期水平，胰岛素的需求量相应减少，若不及时调整用量，极易发生低血糖症。

2. 临床表现

临床以高血糖为共同表现，主要表现为多饮、多食、多尿及乏力、消瘦，或反复发作的外阴阴道念珠菌感染症状或体征。病情严重或应激时可发生急性代谢紊乱，如酮症酸中毒等。本次妊娠伴有羊水过多或巨大胎儿者应警惕糖尿病。

3. 辅助检查

（1）尿糖测定：尿糖阳性者应除外妊娠期生理性糖尿，需做空腹血糖及糖耐量试验确诊。

（2）糖筛查：孕妇应在妊娠 24～28 周进行糖筛查。将 50g 葡萄糖粉溶于 200mL 水中，5 分钟内服完，从开始服糖水时计时间，1 小时后抽静脉血测血糖值，若 ≥ 7.8mmol/L 为葡萄糖筛查阳性，应进一步做口服糖耐量试验。

（3）口服葡萄糖耐量试验：糖筛查阳性者，行 75g 糖耐量试验。禁食 12 小时后，口服葡萄糖 75g，测空腹血糖及服葡萄糖后 1 小时、2 小时、3 小时 4 个时段的血糖，正常值分别为 5.6、10.3、8.6、6.7mmol/L。若其中有任何两时段超过正常值，可诊断为妊娠期糖尿病。仅一个时段高于正常值，诊断为糖耐量异常。

【饮食宜忌】

1. 饮食宜进

（1）饮食原则

①宜进食适量的糖类饮食：因为胎儿靠母体葡萄糖供给能量，过分限制糖类的摄取，不利于胎儿的生长发育，但糖类摄入过多，又会使母体血糖升高，加重对孕妇及胎儿的危害，故妊娠合并糖尿病的患者应摄入适量的糖类，以便受孕时和整个妊娠期糖尿病病情得到良好的控制并达到满意的标准。每日热能为 150kJ（36kcal）/kg，其中糖类宜占 40%～50%，约 250g。

②宜进食适量的蛋白质饮食：妊娠合并糖尿病患者，饮食中蛋白质含量应为每日热能的 12%～20%，以每日每千克体重 1.5～2g 为宜，伴有糖尿病肾功能不全者应适当限制蛋白质的摄入。蛋白质的来源应至少有 1/3 来自动物蛋白，以保证必需氨基酸的供给。

③宜进食适量的脂肪饮食：妊娠合并糖尿病患者，饮食中脂肪所供应的热能应为每日热能的 30%～35%，在供应的脂肪中，饱和脂肪、多价不饱和脂肪与单价不饱和脂肪的比例应为 1:1:1，每日胆固醇的摄入量宜在 300mg 以下。

④宜进食富含可溶性膳食纤维的食物：各种富含可溶性膳食纤维的食物可降低餐后血糖高峰，有利于改善血糖、脂代谢紊乱，并促进胃肠蠕动，防止便秘。每日饮食中纤维素含量以不少于 40g 为宜。提倡食用绿叶蔬菜、豆类、块根类、粗谷物及含糖量低的水果等，不但可提供纤维素，并有利于各种维生素和微量元素的摄取。

⑤宜进食富含维生素的食物：谷类、豆类及新鲜蔬菜中含有丰富的维生素 E、维生素 C、B 族维生素及微量元素锌、锡、铜等，有利于胎儿的发育及疾病的恢复，故妊娠合并糖尿病的患者宜多进食富含维生素的食物。

⑥宜进食富含铁的食物：铁的良好来源是动物的肝、肾、血及蛋黄、豆类、绿叶菜，妊娠合并糖尿病的患者多食以上食物，有利于胎儿的生长发育及疾病的康复。

⑦宜进食富含钙的食物：胎儿的骨骼、牙齿是靠食物中的钙、磷构成的，而钙的主要来源是奶、豆类、绿叶菜及海米、虾皮等，因此，妊娠合并糖尿病的孕妇宜多食

以上食物。

（2）饮食搭配

①菠菜与胡萝卜：菠菜性凉、味甘，具有养血止血、敛阴润燥、开胸调中的功效，适用于糖尿病、肠胃疾病、积热、慢性胰腺炎等患者食用；菠菜根具有通血脉、开胸膈、下气调中、止渴润燥的作用，为治疗糖尿病的佳品；胡萝卜含有胡萝卜素，能降低糖尿病的发病危险，是糖尿病患者的佳蔬良菜。二者同食，不仅能有效治疗糖尿病，而且可减少胆固醇在血管壁上的沉积，降低动脉粥样硬化的发生率，在心脑血管疾病防治中起到一定的作用，实为妊娠合并糖尿病患者的良菜佳肴。

②黄瓜与豆浆：黄瓜与豆浆搭配，有清热解毒、润燥止渴、降血糖、降血脂等功效，适于妊娠合并糖尿病、高血压、肥胖症等患者食用。

③黄瓜与粳米：黄瓜含有丰富的维生素和黄瓜酶，有活血通络、润肤美容的作用，若与粳米搭配食用，则可清热解毒、美容嫩肤，适于妊娠合并糖尿病等患者食用。

④苦瓜与粟米：苦瓜性寒、味苦，能解暑止渴，降糖作用明显，是糖尿病患者的理想食物，与粟米同食，可清热解暑，适于妊娠合并糖尿病、疖痈等患者食用。

⑤苦瓜与番石榴：苦瓜与番石榴均有降糖作用，二者同食，对妊娠合并糖尿病有辅助治疗作用。

⑥南瓜与绿豆：南瓜富含维生素、纤维素，有补中益气及促进胰岛素分泌的作用；绿豆能清热解毒、生津止渴。二者搭配，营养丰富，对妊娠合并糖尿病有良好的治疗效果。

⑦香菇与毛豆：香菇为高蛋白、低脂肪食物，具有益气补虚、健脾和胃等功效；毛豆含优质蛋白和多种无机盐，营养价值高。二者搭配，适于妊娠合并糖尿病、高血压、高血脂等患者食用。

⑧蚕豆与枸杞：蚕豆中含有多种营养成分，以磷脂最为丰富；枸杞有滋补肝肾等功效。二者搭配，对妊娠合并糖尿病等有一定的疗效。

⑨豌豆与蘑菇、腐竹：豌豆补脾益气、清热解毒、健身宁心；蘑菇补益脾胃；腐竹富含磷脂。三者搭配营养丰富，适于妊娠合并糖尿病、冠心病等患者食用。

⑩鹅肉与食盐：鹅肉性平、味甘，具有益气补虚、和胃止渴等作用，鹅肉加食盐同煮，对糖尿病有辅助治疗作用。

（3）药膳食疗方：鲜菠菜根 250g，鸡内金 10g，粳米 100g。将鲜菠菜根洗净，切碎，与鸡内金一起放入锅中，加适量的水煮 30 分钟后，下粳米煮成粥即可。分 2 次食。可滋阴养血润燥。

2. 饮食禁忌

（1）对血糖有影响的食物：白糖、红糖、冰糖、葡萄糖、麦芽糖、蜂蜜、巧克力、果汁、水果糖、蜜饯、水果罐头、甜饮料、冰淇淋、甜饼干、蛋糕、果酱、甜面包及糖制的各种糕点等，含糖量高，食用后会使血糖突然升高，加重病情。

（2）高脂肪食物：高脂肪食物若食用过多，极易形成肥胖症，而肥胖是导致糖尿病最重要的因素之一。肥胖的糖尿病患者对胰岛素的敏感性下降，功能降低，不利于糖尿病的恢复。

（3）酒类：酒对糖尿病患者来说，是禁忌之品，酒中所含的酒精在人体内会产生大量热能，而长期饮酒对肝脏也不利，并容易使血中三酰甘油升高。对应用胰岛素的患者，如空腹饮酒会引起低血糖。糖尿病患者的血管硬化及高血压病发病率高，发病年龄早，病情发展快，长期饮酒会加速其发生和发展，对机体产生不利影响。此外，孕妇饮酒，可使母体内的胎儿受到酒精的直接毒害，即使摄入微量酒精，也能通过胎盘进入胎体，使胎儿细胞分裂受到阻碍而发育不全，影响中枢神经系统的发育导致弱智。酒精也是一种致畸物质，可破坏生长发育中的胎儿细胞，使胎儿发育缓慢，导致某些器官的畸形。

（4）含大量淀粉的食物：如土豆、甘薯、藕粉、栗子、粉条等含有大量淀粉，对血糖有很大影响，不利于血糖的控制。

（5）水果：水果对孕妇来说是必不可少的食物，对糖尿病患者也是最具诱惑力的食物之一，妊娠合并糖尿病的患者能否吃水果，众说不一。有人报道，糖尿病患者能吃西瓜、生梨、香蕉、杨梅等，因为它们所含的糖类多是果糖、果胶。果糖在正常代谢的某一过程中不需要胰岛素，果胶根据实验证明有延缓葡萄糖吸收的作用，从这个意义上来讲，水果是可以吃的。然而，这类水果中也含有葡萄糖和淀粉，临床发现有许多人食用水果后血糖升高，一般可升高 $1 \sim 2mmol/L$，从这个实践上得出的结论是水果不宜吃。妊娠合并糖尿病患者如血糖控制较好，可在两顿饭之间（下午 3 ~ 4 时）进食适量水果，这样对血糖不会有较大影响，而且也有利于胎儿的生长发育。

（6）高蛋白饮食：孕妇进食足够的优质蛋白有利于胎儿的生长发育，但妊娠合并糖尿病酮症酸中毒时不宜进高蛋白饮食，因为蛋白质中的氨基酸可在体内生成酮体而加重酸中毒，所以乌鸡、螺蛳、牛奶、牛肉等均不宜多食。

（7）食盐：食盐摄入过多会造成体内水钠潴留，血浆容量增加，使血压增高，加重患者心、肾负担，故妊娠合并糖尿病患者也应低盐饮食。但食盐摄入量应视病情轻重和有无合并症而异，每日摄入盐量应在 6g 以下。若烹调使用酱油，则需相应扣除盐量（一般 5mL 酱油含盐 1g 左右）。在烹调时，食盐应均匀分配于膳食中，以免咸淡不均而影响食欲。

（8）饮食过量：饮食过量一方面可导致体重过分增加乃至肥胖，孕妇易患妊高症，不利于孕妇及胎儿健康；另一方面，体内的血糖浓度升高，葡萄糖进入细胞内转化能量所需胰岛素量也相应增加，血糖对胰岛细胞的不断刺激，使胰岛负担日益加重，渐至衰竭，从而诱发或加重糖尿病。

（9）辛辣食物：中医学认为，糖尿病发病的关键是阴虚燥热，而辛辣食物（如辣椒、姜、葱、大蒜等）可助火伤阴，加重病情。此外，孕妇过多食用辛辣食物易导致胎热、胎动、难产，还可使小儿出生后易患疮疡疹毒、目赤眼烂等病。

【药物宜忌】

1. 西医治疗

（1）确定孕妇可否继续妊娠：对于妊娠前已确定患糖尿病的孕妇，要确定其程度。

糖尿病严重，且伴有心、脑、肾等器官功能障碍及酮症酸中毒者，不宜妊娠；如已妊娠，应尽早终止妊娠。器质性病变较轻、血糖控制良好者，可积极治疗，在严密监护下继续妊娠。

（2）限制饮食控制血糖：原则是既要控制血糖在正常范围内，又要保证母儿必需的营养和体重的增加。

（3）药物治疗：不宜口服降糖药，必要时皮下注射或静脉滴注胰岛素。

①适应证：1型糖尿病或2型重症糖尿病经饮食控制、运动疗法治疗，效果不佳。

②剂型选择：开始治疗均选用胰岛素，注射后20~40分钟血糖开始下降，3~5小时作用达高峰，8~12小时作用消失。尿糖已控制、胰岛素剂量较稳定时，可选用精蛋白锌胰岛素或低精蛋白锌胰岛素。

③应用方法：通常应用胰岛素，剂量应根据血糖水平试用。若血糖为8.3~13.8mmol/L以上，每次可用10~20U胰岛素。餐前半小时皮下注射，每日3~4次，以后视餐前尿糖反应增减（见表2-1）。调整剂量时，应注意防止低血糖或酮症酸中毒。若出现酮症酸中毒，现主张应用小剂量治疗法，首次胰岛素剂量为0.1U/h，静脉滴注，直到酸中毒纠正（血pH值>7.34，尿酮体转阴），然后改为皮下注射。若小剂量治疗2小时血糖仍无改变，可增大胰岛素剂量。

表2-1　以尿糖估计胰岛素的用量

尿糖结果	砖红 + + + +	橘红 + + +	黄 + +	绿 +	蓝 -
胰岛素增减量 （单位）	+16	+12	+8	+4或0	0或-4

④注意事项：注意反跳性高血糖现象，如睡前尿糖轻微增高，而次日清晨尿糖阳性或出现酮体，提示夜间有过低血糖，应减少胰岛素用量，或睡前加餐，切勿盲目加大剂量。密切注意胰岛素过量所致的低血糖，并及时处理。注意胰岛素过敏反应，如荨麻疹、关节痛、气急等，可用脱敏疗法治疗。

2. 中医辨证论治

（1）肺胃燥热

主症：烦渴多饮，消谷善饥，形瘦，口干舌燥，舌红少津，脉细数。

治则：养阴润燥。

方药：增液汤加味。党参15g，生石膏30g，知母15g，甘草10g，沙参15g，麦冬15g，生地黄15g，天花粉30g，黄连6g，玄参15g。

用法：每日1剂，水煎服。

（2）肾阴亏耗

主症：尿频清长，腰酸无力，头昏耳鸣，口干欲饮，舌红，脉细数。

治则：滋阴补肾。

方药：熟地黄15g，山药15g，茯苓10g，牡丹皮10g，天花粉30g，知母5g，五味子 10g，女贞子 15g，菟丝子 10g，黄芪 15g。

用法：每日 1 剂，水煎服。

（3）阴阳俱虚

主症：尿清长，置后尿上有浮脂，伴有水肿，腹泻，畏寒，阳痿，舌淡，脉沉无力。

治则：滋阴壮阳。

方药：山茱萸 10g，熟地黄 20g，山药 20g，茯苓 15g，牡丹皮 10g，附子 5g，益智仁 20g，淫羊藿 15g，泽泻 10g。

用法：每日 1 剂，水煎服。

3. 药物禁忌

（1）胰岛素

①不宜饮酒及服用药酒：使用胰岛素治疗期间若饮酒或服用药酒、米酒，会使患者出现严重低血糖和不可逆性神经系统病变。

②与利舍平相克：利舍平可妨碍去甲肾上腺素释放，减缓糖原分解，使血糖降低，与胰岛素合用时，其降血糖作用相加，极易导致低血糖反应，故胰岛素应避免与利舍平合用或根据血压和血糖情况调节两药的剂量。

③与氯丙嗪相克：胰岛素与氯丙嗪合用易引起肝脏损害。

④与鹿茸、甘草及其制剂相克：鹿茸、甘草及其制剂含有糖皮质激素样物质，可使血糖升高，如与胰岛素等降血糖药物合用时，可发生拮抗作用，降低胰岛素等降血糖药物的疗效。

（2）保泰松、水杨酸类、磺胺类、四环素类药物：保泰松可延长降血糖药物的生物半衰期，水杨酸类、磺胺类、四环素类等药物可增强其降血糖作用，从而促使发生低血糖反应。此外，四环素类抗生素为典型致畸药物，可导致胎儿软骨或胃生长障碍、指畸形，婴儿长大后会出现牙釉质发育不良；水杨酸类可引起胎儿脑畸形和骨骼畸形，孕晚期应用还可能影响母体和胎儿的凝血机制；磺胺类抗生素易透过胎盘进入胎体，与胎儿血中的胆红素竞争血浆蛋白的结合部位，使血浆游离胆红素增高，导致胎儿核黄疸。因此，妊娠合并糖尿病的患者不宜应用保泰松、水杨酸类、磺胺类、四环素类药物。

（3）利尿药：利尿药可引起高血糖、高尿酸、高胆固醇和低血钾，能使糖耐量降低，致肾素 - 血管紧张素 - 醛固酮系统活跃。这些不良反应随着剂量的增大而增多，因此，妊娠合并糖尿病伴有高血压的患者不宜单独大剂量使用利尿药。

（4）β 受体阻滞药：β 受体阻滞药（如普萘洛尔等）可引起糖及脂质代谢紊乱；心功能不佳者使用后易发生心功能不全，故妊娠合并糖尿病伴有窦性心动过缓、房室传导阻滞及下肢动脉阻塞性病变者不宜使用 β 受体阻滞药。

（5）糖皮质激素：妊娠合并糖尿病的患者有时需应用糖皮质激素，如应用地塞米松促进胎肺成熟，但糖皮质激素能升高血糖，对抗胰岛素等降血糖药物的降血糖作用。因此，妊娠合并糖尿病的患者在血糖控制不理想时应慎用糖皮质激素。

（6）口服降糖药：因为口服降糖药，如甲碘丁脲、氯磺丙脲、格列本脲可导致胎儿多发性畸形或死胎，苯乙双胍可使组织中无氧酵解增加，在代谢中产生大量乳酸，引起严重的乳酸性酸中毒，故妊娠合并糖尿病（尤其糖尿病酸中毒和急性感染）的患者不宜应用口服降糖药。

（7）补药：糖尿病患者由于身体虚弱，往往希望进补，进补对妊娠合并糖尿病的患者来说实属必要。然而，补药中有许多都是甜味的，如人参蜂王浆、蜂王浆口服液含有蜂蜜，驴皮胶、鹿角胶等滋补膏剂都属不宜服用之品。糖尿病患者属阴虚内热者较多，服用人参也必须对证，阴虚者不宜用红参、高丽参，用后常会使患者阴虚内热之证更加严重。患者如要进补，可在医生指导下，用些生晒参、西洋参等性味平和或偏凉的品种。

十二、妊娠合并贫血

【概述】

妊娠期血红蛋白在 100g/L 以下，或红细胞数 $< 3.5 \times 10^{12}/L$，或血细胞比容在 30% 以下时，称妊娠合并贫血。妊娠合并贫血属高危妊娠范畴，是妊娠期最常见的合并症，最常见的是缺铁性贫血及巨幼细胞贫血。

1. 病因

（1）缺铁性贫血：妊娠期妇女对铁的需要量明显增加，胎儿生长发育需铁 250 ~ 350mg，母体血容量增加需铁 650 ~ 750mg，故孕期需铁 1000mg。每日饮食中含铁 10 ~ 15mg，吸收利用率仅为 10%（1 ~ 1.5mg），妊娠后半期铁的最大吸收率可达 40%，仍不能满足需求，若不给予铁剂治疗，很容易耗尽体内的储存铁造成贫血。

（2）巨幼细胞贫血：叶酸与维生素 B_{12} 都是 DNA 合成过程中的重要辅酶。当叶酸和（或）维生素 B_{12} 缺乏，可使 DNA 合成抑制，导致红细胞核发育停滞，细胞质中 RNA 大量聚集，RNA 与 DNA 比例失调，使红细胞体积增大，而红细胞核发育处于幼稚状态，形成巨幼红细胞，由于巨幼红细胞寿命短而发生贫血。

2. 临床表现

（1）缺铁性贫血：轻者无明显症状；重者可有乏力、头晕、心悸、气短、食欲缺乏、腹胀腹泻、皮肤黏膜苍白、皮肤毛发干燥、指甲脆薄及口腔炎、舌炎等。

（2）巨幼细胞贫血：多发生于妊娠后半期，贫血程度严重，常感乏力、头晕、心悸、气短、皮肤黏膜苍白、腹泻、舌炎、乳头萎缩等。低热、水肿、脾大、表情淡漠也常见。周围神经变性导致肢端麻木、针刺、冰冷等感觉异常，以及行走困难等神经系统症状。

3. 辅助检查

（1）缺铁性贫血

①外周血常规为小红细胞低血红蛋白性贫血。必备条件是血红蛋白 < 100g/L。红细胞 $< 35 \times 10^{12}/L$，血细胞比容 < 0.30，而白细胞计数及血小板计数均在正常范围。

②血清铁浓度能灵敏反映缺铁状况，正常成年妇女血清铁为 7 ~ 27μmol/L，若孕妇

血清铁＜6.5μmol/L，可诊断为缺铁性贫血。

③诊断困难时应做骨髓穿刺。骨髓象为红细胞系统增生，中幼红细胞增多，晚幼红细胞相对减少，铁颗粒减少。

（2）巨幼细胞贫血

①外周血常规为大细胞正常血红蛋白性贫血，红细胞平均体积（MCV）＞100fL，红细胞平均血红蛋白（MCH）＞32pg，中性粒细胞分叶过多现象。

②骨髓血片呈巨幼红细胞增多，红细胞体积较大，核染色质疏松。

③血清叶酸值＜6.8mmol/L、红细胞叶酸值＜227mmol/L 提示叶酸缺乏。

④若叶酸值正常，应测孕妇血清维生素 B_{12} 值，若＜90pg，提示维生素 B_{12} 缺乏。

【饮食宜忌】

1. 饮食宜进

（1）饮食原则

①宜进食富含优质蛋白质的食物：蛋白质摄入不足，不仅可导致胎儿宫内发育迟缓，而且也不利于贫血的纠正。食物中蛋白质的主要来源是蛋、瘦肉、鱼类及豆类，这些食物不仅蛋白质含量高，而且生物效价也高，易于机体吸收。因此，妊娠合并贫血的患者应进食足量的蛋、瘦肉、鱼类及豆类食物，且应以鱼类、蛋类和植物蛋白为主。

②宜进食富含铁的食物：铁的良好来源是动物的肝、肾、血及蛋黄、豆类、绿叶菜，故妊娠合并缺铁性贫血的孕妇宜进食足够的动物肝、肾、血及蛋黄、豆类、绿叶菜等食物。

③宜进食富含维生素 C 的食物：维生素 C 的食物来源主要为新鲜蔬菜和水果。柑橘、柠檬、石榴、山楂和鲜枣均含有丰富的维生素 C。一般膳食中仍以蔬菜为主要来源，如柿子椒、菠菜、韭菜、番茄、油菜、菜花等都是维生素 C 的良好来源。此外，野生的苋菜、沙棘、猕猴桃和酸枣中维生素 C 的含量尤其丰富，可作为维生素 C 的补充来源。由于维生素 C 可促进铁的吸收和储备，并能促进叶酸还原成四氢叶酸，故妊娠合并贫血的孕妇应进食足量的富含维生素 C 的食物。

④宜进食富含叶酸的食物：新鲜蔬菜、水果、瓜豆类、肉类、动物肝及肾等食物富含叶酸等营养素，有利于预防和纠正巨幼红细胞性贫血，故妊娠合并巨幼红细胞性贫血的孕妇应多食这些食物。

（2）饮食搭配

①菠菜与鸡蛋：鸡蛋与菠菜均营养丰富，二者搭配，能为人体提供丰富的蛋白质、无机盐、维生素等成分，适于妊娠合并贫血、久病体虚、营养不良等患者食用。

②菠菜与猪肝：猪肝中含有丰富的蛋白质、B 族维生素、维生素 A 及铁和锌等，具有补肝、养血、明目的作用。菠菜配猪肝，营养全面而丰富，适于妊娠合并贫血患者食用。

③黄豆与排骨：黄豆与排骨煨成黄豆排骨汤，不仅营养丰富，而且能补血养肝、

益肾壮骨、补中益气、利尿消肿，适于久病体虚、妊娠合并缺铁性贫血、水肿、骨质疏松等患者食用。

④葡萄与枸杞：枸杞含有天然多糖、维生素 B_1、维生素 B_2、维生素 E、胡萝卜素等，而葡萄营养也很丰富，二者搭配，是补血的佳品，适于妊娠合并贫血、血小板减少症、水肿等患者食用。

⑤樱桃与龙眼肉、枸杞：樱桃含铁丰富，对缺铁性贫血有防治作用，又能增强体质，若与龙眼肉、枸杞煮熟后加白糖食用，能补肝益血，适于妊娠合并贫血的患者食用。

（3）药膳食疗方

①黑木耳 50g，大枣 100g。洗净后共煮熟。随意食用，每日 1~2 次。可活血补血。

②猪肝 250g，菠菜 250g。将猪肝洗净，煮熟后，切成片；菠菜洗净切成段，用开水烫一下。将猪肝与菠菜加适量作料调制即可。每日 1 次，可凉血补血。

2. 饮食禁忌

（1）浓茶：孕妇饮茶，茶叶中含有的鞣酸可与铁结合而妨碍人体对食物中铁的吸收，从而导致或加重缺铁性贫血，影响胎儿营养物质的供应。此外，由于浓茶内咖啡因的浓度高达 10% 左右，还会加剧孕妇的心率和排尿，增加孕妇的心、肾负担，不利于母体和胎儿的健康。

（2）偏食含铁少的食物：生理情况下人体外源性铁来自于食物，如果外源性铁摄入不足，血红蛋白缺乏，就会形成缺铁性贫血。作为主食的大米、玉米、小麦含铁较少，奶类含铁量少，而瘦肉、蛋类、动物肝脏、豆类、海带、木耳、香菇等含铁丰富，故孕妇食用时应搭配合理，不可偏食，以免导致或加重缺铁性贫血。

（3）长期使用铝制炊具：铁制炊具是无机铁，极易为人体吸收利用，用铁制炊具炒菜、煮饭、烧水，对缺铁性贫血患者来说大有好处，特别是炒菜加醋后更为理想。而铝制炊具不含铁质，孕妇长期使用可使铁摄入减少，造成或加重缺铁性贫血。

（4）不利于铁吸收的食物：研究证明，酸涩味的水果及咖啡中含有鞣酸，可与铁结合形成鞣酸复合物，影响铁的吸收，牛乳、植物纤维亦不利于铁的吸收，故妊娠合并缺铁性贫血的患者不宜多食。

（5）生冷不洁的食物：贫血可由寄生虫引起，而未经煮熟的食物最易携带寄生虫进入人体，故在饮食中，必须将食物煮熟，防病从口入。常易带虫入口的食物有蔬菜、猪肉、牛肉、羊肉、鱼肉、蟹肉、虾等，食用上述食物必须将其煮熟。南方地区常喜欢吃半生不熟的海鲜、河鲜及生菜等，应注意卫生，防止虫从口入。北方地区也常用生白菜做凉菜，注意选用白菜必须用菜心，并要用水冲洗干净。

（6）食盐：若贫血患者出现水肿，必须限制食盐的摄入量，可采用低盐饮食，每天的食盐量应控制在 3~5g，最多不应超过 6g。

（7）脂肪：有人报道，食用过量脂肪能抑制人体的造血功能，因为脂肪过多会对贫血患者的消化和吸收造成影响，故妊娠合并贫血的患者不宜过食脂肪，每日的脂肪供应量不应多于 70g，一般以 50g 左右为宜，并宜用植物脂肪代替。

（8）碱性食物：人体内如为碱性环境，这不利于铁质的吸收，胃酸缺乏也会影响食物中铁的游离和转化，故妊娠合并贫血的患者应尽量少食碱性食物，这类食物有馒头、荞麦面、高粱面等。

（9）油炸食物：贫血患者胃肠功能的好坏，直接影响到疾病的恢复，油炸的食物，一方面食物中的大量营养成分被破坏，另一方面也影响胃肠的消化吸收，造成肠道功能紊乱，不利于孕妇及胎儿的健康和贫血的纠正，故妊娠合并贫血的患者不宜食用油炸食物，如炸羊排、炸鸡、炸油饼等。

（10）不易消化的食物：妊娠合并贫血的患者往往同时存在消化功能紊乱的现象，故不易消化的食物应尽量少吃，这类食物有花生、葵花籽、核桃、杏仁、韭菜、蒜苗、洋葱、竹笋、毛笋、甜薯干、奶油、海蜇、毛蚶及没有煮烂的各种肉类。

（11）蚕豆：蚕豆可引起溶血性贫血。

（12）大蒜：多食大蒜会抑制胃液分泌，生、熟大蒜都可使血红蛋白、红细胞减少。

（13）牛奶：牛奶中含有较多的磷，磷可与铁结合成难溶于水的物质，影响铁的吸收，不利于贫血的治疗。

（14）柿子：柿子中的单宁可与铁结合，妨碍铁的吸收，不利于胎儿发育及贫血的治疗。

【药物宜忌】

1. 西医治疗

（1）一般治疗

①轻度贫血者可做较轻的活动，较重者须卧床休息，并保证充足的睡眠。

②保持口腔卫生，可在饭前、饭后、睡前、晨起用盐水漱口。发生口腔溃疡、口腔炎时，可口含华素片等。

③保持皮肤清洁，避免损伤引起感染。

④有心力衰竭及严重贫血的妊娠晚期患者，须长期卧床休息，要勤翻身，定时按摩受压部位，以防发生压疮。

（2）补充铁剂：可用硫酸亚铁 0.3g/次，每日 3 次，口服；维生素 C 200mg/次，每日 3 次，口服；叶酸 5mg/次，每日 3 次，口服；右旋糖酐铁 50～100mg/次，每日 1 次，肌内注射。

（3）输血：当血红蛋白低于 60g/L 时，特别是临近产期，或在短时间内要行剖宫产，应少量多次输浓缩红细胞或输新鲜全血。对中、重度贫血者，除在产前输血外，产时也要备血。产后给止血药，并严密观察，防止产程过长。产后应用抗生素，预防感染。

2. 中医治疗

（1）中医辨证论治

①心血不足

主症：妊娠后面色无华，或胎动不安，或胎萎不长，心悸怔忡，失眠多梦，头晕眼花，唇甲色淡，舌淡苔少，脉细弱或结代。

治则：养心补血安神。

方药：归脾汤加减。党参 10g，白术 10g，当归 10g，白芍 10g，茯苓 10g，炒酸枣仁 10g，黄芪 15g，阿胶 10g（烊化），何首乌 12g，桂圆肉 12g，熟地黄 12g，炙甘草 6g，大枣 5 枚。

用法：每日 1 剂，水煎服。

②脾气虚弱

主症：面色萎黄，神疲乏力，纳呆便溏，舌淡，脉细。

治则：香砂六君子汤加味。党参 15g，白术 10g，茯苓 10g，炙甘草 5g，陈皮 10g，木香 5g，半夏 5g，砂仁 3g，何首乌 10g，当归 10g，生姜 5g。

用法：每日 1 剂，水煎服。

③气血两虚

主症：面色苍白，倦怠乏力，头晕心悸，少气懒言，舌淡胖，脉濡细。

治则：补气养血。

方药：党参 15g，黄芪 10g，茯苓 10g，当归 10g，熟地黄 15g，陈皮 6g，大枣 15g，炙甘草 5g，乌梅 10g，桂圆肉 10g，菟丝子 10g，阿胶 10g（烊化）。

用法：每日 1 剂，水煎服。

（2）验方

①鸡血藤 30～60g，水煎服。

②何首乌 15～30g、菠菜 120g，同煮服之。

3. 药物禁忌

（1）硫酸亚铁

①不宜饭前服用：铁剂大都对胃肠道有刺激作用，部分患者服用铁剂后常有呕吐、腹泻等不良反应，饭后服用可减轻消化道不良反应。因此，铁剂宜在饭后服用。

②不宜食用富含钙、镁、磷的食物：服用铁制剂时，不宜食用含钙、镁、磷丰富的食物，如黄豆及其制品、绿豆、赤小豆、鸡肉、海带、海蜇、核桃仁、花生仁、水产品和绿叶蔬菜等。因为钙、磷等与铁易结合生成不溶性复合物，妨碍铁的吸收，降低其疗效。据报道，黄豆蛋白质摄入过多，能抑制正常铁吸收量的 90%，而出现缺铁性贫血，可有不同程度的头晕、倦怠、面色苍白、唇甲色淡等贫血症状。

③不宜食用富含鞣酸的食物：核桃仁、柿子、茶叶等食物中含有大量鞣酸，鞣酸与铁离子发生反应，生成鞣酸铁沉淀，不仅影响铁离子的吸收，降低其疗效，而且刺激胃肠道，引起胃部不适，甚至腹痛、腹泻或便秘。因此，硫酸亚铁不宜用茶水服用，亦不宜与富含鞣酸的食物同服。

④不宜食用高脂肪食物：高脂肪食物（如肥肉、油炸食品等）能抑制胃酸分泌，使胃酸分泌减少，影响 Fe^{3+} 转化成 Fe^{2+}，不利于铁剂的吸收。

⑤与碳酸盐、碘化钾、鞣酸蛋白相克：硫酸亚铁与碳酸盐、碘化钾、鞣酸蛋白合用时可发生沉淀反应，影响铁的吸收，从而降低疗效。

⑥与新霉素、多黏菌素 B、卡那霉素相克：硫酸亚铁与新霉素、多黏菌素 B、卡那霉素同服，可使硫酸亚铁的吸收减少，疗效降低。

⑦与四环素类抗生素相克：因为四环素类抗生素（如四环素、甲烯土霉素、强力霉素等）分子中的酮羟基和烯醇基能与铁离子在消化道形成难溶的螯合物，使血药浓度大幅度降低，故硫酸亚铁一般不宜与四环素类抗生素同服。但如在给药前 3 小时或给药后 2 小时服硫酸亚铁，则对其吸收无显著影响。

⑧与氯霉素类药物相克：氯霉素类药物分子中的硝苯基团能直接抑制红细胞对铁剂的摄取与吸收，可使铁制剂的药效减弱或消失。

⑨与含钙、铝的制酸药相克：含钙、铝的制酸药（如氢氧化铝等）与硫酸亚铁在胃肠道中形成难溶的复合物或沉淀，降低铁的吸收，从而降低其疗效。

⑩与三硅酸镁、碳酸镁相克：因为硫酸亚铁与三硅酸镁、碳酸镁同服后会在小肠发生沉淀，导致吸收减少，血药浓度降低，药效减弱，故硫酸亚铁一般不宜与三硅酸镁、碳酸镁同服。如临床上确属必需，两者应间隔 1~2 小时给药。

⑪与抑制胃酸分泌的药物相克：抑制胃酸分泌的药物（如西咪替丁、丙谷胺、抗胆碱药等）会降低胃的酸度，影响铁的吸收。

⑫与消胆胺、降胆葡胺相克：消胆胺、降胆葡胺在胃肠道内可与铁结合，妨碍铁的吸收。若两者合用，可使铁制剂疗效降低。

⑬与芦丁相克：芦丁分子中含 5 - 羟基黄酮结构，可与硫酸亚铁中的铁离子形成络合物，使两药的吸收降低而影响疗效。

⑭与维生素 E 相克：维生素 E 可减弱硫酸亚铁的作用。

⑮与二巯基丙醇相克：二巯基丙醇可与铁结合形成有毒的络合物，故铁中毒时忌用二巯基丙醇解毒。

⑯与乌贝散相克：乌贝散由乌贼骨、贝母等组成，乌贼骨中含碳酸钙、磷酸钙、胶质等，呈碱性，有中和胃酸、降低胃液酸度及收敛作用，妨碍 Fe^{3+} 还原为 Fe^{2+} 而影响吸收。

⑰与朱砂、硼砂相克：中药朱砂的主要成分是硫化汞，当与具有还原性的硫酸亚铁合用时，朱砂中的 Hg^{2+} 可被还原成 Hg，使毒性增加。故凡含朱砂的中成药，如朱砂安神丸、健神丸、紫雪丹、苏合香丸、冠心苏合丸等均当忌与硫酸亚铁同服。硼砂与硫酸亚铁合用可发生沉淀，使硫酸亚铁生物利用度降低，故二者也应避免合用。

⑱与含鞣质的中药相克：大量鞣质能与铁离子生成鞣酸铁发生沉淀，使铁剂生物利用度降低。故硫酸亚铁应忌与含鞣质的中药（如儿茶、桑叶、木瓜）及中成药（如四季青片、虎杖浸膏片、感冒宁片、复方千日红片、肠风槐角丸、肠连丸、舒痔丸、七厘散等）合用。

⑲与中药煎剂相克：中药煎剂含有鞣质，能与铁离子生成鞣酸铁沉淀，降低铁离子的吸收而影响疗效。

⑳与雄黄相克：硫酸亚铁与含雄黄的中药，如牛黄消炎丸、六神丸、牛黄解毒丸、安宫牛黄丸等合用，可生成硫化砷盐，使疗效降低。

㉑与红管药相克：红管药含槲皮素，可与硫酸亚铁生成螯合物，影响铁的吸收，降低疗效。

㉒与别嘌醇相克：硫酸亚铁与别嘌醇同服可导致肝脏中的铁浓度增高，引起或加重不良反应。

㉓与青霉胺相克：青霉胺可与硫酸亚铁生成络合物，减少铁在肠道的吸收，从而降低其疗效。

㉔与胰酶制剂相克：胰酶制剂含有不耐热因子，实验证明此种因子可抑制铁在肠道的吸收，降低其疗效。

㉕与对胃肠道有刺激性的药物相克：对胃肠道有刺激性的药物，如吲哚美辛、阿司匹林等与铁剂同服，可加重铁剂引起的胃肠道反应。

（2）葡萄糖酸锌

①不宜食用牛奶、面包及植物酸多的食物：葡萄糖酸锌与牛奶、面包及植物酸多的食物（如芹菜、菠菜、韭菜、柠檬等）同服，可增加葡萄糖酸锌的不良反应。

②不宜空腹服用：葡萄糖酸锌可引起恶心、呕吐、胃部不适等消化道反应，空腹服用则上述反应加重。

（3）钙剂

①不宜饮牛奶：钙制剂与牛奶混合后易形成奶块，既不利于消化，又不利于钙的吸收。

②不宜食用含草酸高的食物：草酸进入人体后，大部分与钙离子结合，形成难溶性钙盐，不利于钙剂的吸收。补钙期间长期大量食用含草酸的菠菜、番茄、芦笋、浓茶、油菜、草莓、核桃、土豆等食物，容易形成结石。

③与洋地黄相克：因钙剂能增加洋地黄制剂（如地高辛、毛花苷C）的毒性反应，故钙剂与洋地黄制剂合用应慎重。必须合用时应减少洋地黄的剂量。

④与四环素类药物相克：钙离子与四环素类药（四环素等）会结合成络合物，减少吸收，降低疗效。

（4）维生素 B_2

①不宜食用高脂肪、高纤维素及生冷食物：维生素 B_2 的吸收部位是小肠近端，在肠道中有食物的情况下维生素 B_2 的吸收增加，因为它可在吸收部位停留较长时间；肠内容物运动过强会降低维生素 B_2 吸收，任何加快肠内容物运动速度的因素，特别导致肠蠕动增强或腹泻的食物，皆可降低维生素 B_2 的吸收。因此，在服用维生素 B_2 治疗疾病时，要注意少食含纤维多、高脂肪及生冷食物，还要尽量避免腹泻，否则会影响药效，达不到治疗效果。另外，因为高脂肪饮食会大大提高维生素 B_2 的需求量，更会加重维生素 B_2 的相对缺乏。

②不宜饮酒：饮酒可造成维生素 B_2 的缺乏，因为酒精具有减少小肠吸收维生素 B_2 及叶酸的作用。

③与碱性药物相克：维生素 B_2 在碱性溶液中易生成光黄素而失效，故维生素 B_2 不宜与碱性药物合用。

④与吸附剂相克：吸附剂药用炭、碱式碳酸铋、碱式硝酸铋、鞣酸、鞣酸蛋白等可使维生素 B_2 血药浓度降低，疗效减弱。

⑤与含大黄的制剂相克：含大黄的制剂，如大承气汤、大黄黄连汤、大黄牡丹汤等用于治疗感染性疾病时，不宜与维生素 B_2 同服，以免降低大黄的抑菌作用。

（5）维生素 B_1、维生素 B_6、维生素 C：参见"妊娠剧吐"相关内容。

（6）叶酸、维生素 E：参见"流产"相关内容。

（7）维生素 B_{12}：参见"妊娠合并急性病毒性肝炎"相关内容。

十三、妊娠合并肺结核

【概述】

妊娠合并肺结核属高危妊娠范畴。肺结核是由结核杆菌引起的呼吸系统慢性传染病。近年来，全世界结核病发病率有所回升，其发病率的上升主要与人免疫缺陷病毒（HIV）感染及严重耐药结核分枝杆菌的迅速增加有关。非活动型肺结核或病变范围不大、健康肺组织尚能代偿、肺功能无改变者，对妊娠经过和胎儿发育无大影响，而活动性肺结核妇女妊娠，可致流产、胎儿感染、胎死宫内，尤其是已有肺功能不全者，妊娠分娩会加重其病情，甚至引起孕产妇死亡，围生儿死亡率高达 $30\% \sim 40\%$，围生儿感染率亦明显升高。因此，妊娠合并肺结核的诊断、治疗不容忽视。

1. 病因

结核菌进入人体后被巨噬细胞吞噬，形成早期感染病灶。结核菌在巨噬细胞内的最初生长，形成中心呈固态干酪坏死的结核灶，能限制结核菌继续复制。干酪灶中包含具有生长能力但不繁殖的结核菌，干酪灶一旦液化便给细菌提供了理想的繁殖环境。由 T 细胞介导的细胞免疫和迟发型变态反应在此期形成，从而对结核病的演变、转变起决定性的影响。

2. 临床表现

肺结核的诊断需要综合临床表现，如发热、盗汗、食欲不振、全身乏力等症状和影像特点、痰结核菌等资料，痰菌阳性者需进一步进行菌种鉴定及药敏试验，痰菌阴性者需要更多的辅助检查，如 CT、纤维支气管镜、血清抗体，甚至活体组织检查，必要时可进行诊断性治疗。

【饮食宜忌】

1. 饮食宜进

（1）饮食原则

①宜进食富含优质蛋白质的食物：蛋白质摄入不足，不仅可导致胎儿宫内发育迟缓，而且也可降低机体抵抗力，不利于肺结核的康复，故妊娠合并肺结核的患者宜高蛋白饮食。食物中蛋白质的主要来源是蛋、奶、瘦肉、鱼类及豆类，这些食物不仅蛋白质含量高，而且生物效价也高，易于机体吸收。因此，妊娠合并肺结核的患者应进食足量的蛋、奶、瘦肉、鱼类及豆类食物。

②宜进食富含维生素及无机盐的食物：谷类、豆类及新鲜蔬菜中含有丰富的维生素 E、维生素 C、B 族维生素及微量元素锌、锡、铜等，有利于胎儿的发育及肺结核的康复，故妊娠合并肺结核的患者宜多进食富含维生素及无机盐的食物。

③宜进食适量的糖类饮食：胎儿靠母体葡萄糖供给能量，过分限制糖类的摄入，不利于胎儿的生长发育，但糖类摄入过多，又会使母体血糖升高，不利于肺结核的控制，故妊娠合并肺结核的患者应进食适量的糖类。

④宜低脂肪饮食：由于肺结核患者消化功能低下，食欲也较差，而且妊娠早期多有早孕反应或妊娠剧吐，患者胃酸分泌减少，胃排空时间延长，使得高脂肪的食物不易消化、吸收。因此，妊娠合并肺结核的患者宜选择低脂肪、易消化的清淡饮食，如新鲜蔬菜、水果、米汤、稀粥、豆浆等。

⑤宜进食滋阴清热之品：中医学认为，肺结核以阴虚为本，故妊娠合并肺结核的患者宜选用既能养阴，又能清虚热的滋阴清热之品以加速疾病的康复。这类食品有燕窝、乌鸡、猪肚、鸭肉、海参、生地黄、熟地黄、枸杞、黄精、灵芝、芝麻、何首乌、黑豆、冬虫夏草、山药、百合、白木耳、雪梨、莲藕、牛奶、蜂蜜、鸡蛋、豆浆等。

（2）饮食搭配

①菜花与蜂蜜：菜花汁煮沸后加入蜂蜜有爽喉开音、润肺止咳的作用，18 世纪曾轰动西欧的布哈夫糖浆，就是用菜花汁加入蜂蜜调制成的，专治咳嗽和肺结核，适于妊娠合并肺结核的患者饮用。

②猪肚与霸王花：霸王花为仙人掌科植物，是蔬菜中的佳品，具有清热润肺、止咳等功效；猪肚是常用的滋补佳品，含有丰富的营养成分，具有补虚损、健脾胃的作用。二者搭配食用，具有清热润肺、健脾和胃等功效，适于妊娠合并肺结核、支气管炎等。

③甘蔗汁、萝卜汁、野百合汁：甘蔗性平、味甘，有滋阴润燥、清热解毒、消痰镇咳、生津消渴等功效，甘蔗榨汁后与萝卜汁及野百合汁同饮，对气管炎、妊娠合并肺结核有辅助治疗作用。

④菠菜与猪肝：猪肝中含有丰富的蛋白质、B 族维生素、维生素 A 及铁和锌等，具有补肝、养血、明目的作用，菠菜配猪肝，有极其丰富全面的营养，适于妊娠合并肺结核的患者食用。

⑤百合与冰糖、粳米：百合有润肺宁心、养阴安神等功效，与冰糖、粳米搭配熬成百合粥，有润肺调中、镇静止咳、清热养阴的功效，对妊娠合并肺结核、咯血、神经衰弱、慢性支气管炎等有辅助治疗作用。

⑥燕窝与银耳：将燕窝与银耳加入适量冰糖和清水，上笼用旺火蒸熟后食用。具有养阴补肺的功效。适用于结核病证属阴虚肺热者。

⑦冬虫夏草与乌鸡：将冬虫夏草 3g，乌鸡肉 100g，加调料煮烂，然后打成匀浆，加适量淀粉或米汤，使之成薄糊，煮沸，每日多次服用。具有补虚强身，润肺清热，补益肝肾的功效。适用于结核病证属阴虚肺热者。

⑧白果与鸡肉丁：将白果与鸡肉丁一起炒食，具有益气补肺、止咳化痰的功效。

适用于结核病证属阴阳两虚者。

⑨银耳与鸡蛋：二者搭配，具有滋阴润肺止咳的功效，适用于结核病证属阴虚火旺者。

（3）药膳食疗方

①百合 60g，粳米 100g。洗净，加水煮粥，粥熟时加入蜂蜜 30g 服食。

②白及粉 6g、大蒜 30g 剥皮洗净、粳米 60g 洗净，同放锅内加适量清水煮粥，熟后服食。

③花生仁 50g，粳米 100g，百合 15g。同入砂锅煮粥，待粥欲熟时，放少许冰糖，再稍煮片刻即可服食。

④鲜梨（去核）2 个，鲜藕（去皮）500g，柿饼（去蒂）1 个，大枣（去核）10 枚，鲜白茅根 50g。上 5 味用水泡过后，再煮沸 30 分钟，喝汤，每日 2 ~ 3 次。

⑤茅根 150g 切段；生地黄 60g；雪梨 1 个，去核，切片；柿饼 1 个；红枣 7 枚；鲜藕 1 段，切片；荷叶蒂 7 个。各味洗净，加水煎汤服用。每日 1 剂，饮汤吃梨、枣、柿饼、藕片，分 2 次服，连服 7 日为 1 个疗程。可滋阴润肺、清热解毒，用于肺虚燥热型肺结核。

⑥未生蛋的小母鸡肉 120g，甜杏仁 15g，山药 12g，百合、党参、百部各 10g。加水炖熟服食。每日 1 剂，吃肉饮汤，7 日为 1 个疗程。可补气、润肺、止咳，用于肺脾两虚型肺结核。

2. 饮食禁忌

（1）辛辣食物：中医学认为，肺结核是由于患者抵抗力降低，感染瘵虫，致人体阴虚火旺而发生。辛辣食物（如辣椒、姜、葱等）食之易助火伤阴，加重病情。此外，孕妇过多食用辛辣食物，不仅易导致胎热、胎动、难产，还可使小儿出生后易患疮疡疹毒、目赤眼烂等病。

（2）甜味食物：肺结核患者吃糖后，体内白细胞的杀菌作用会受到抑制，吃糖越多，抑制就越明显，不利于肺结核的控制。糖类食物还可与异烟肼形成复合物，减少初期药物的吸收速度，降低药物的疗效。此外，甜味食物摄入过多易致巨大儿，从而造成难产。

（3）生冷食物：西瓜、黄瓜、苦瓜、丝瓜等过分寒凉，易伤脾胃，不利于其他营养成分的吸收，而影响胎儿的发育及疾病的康复。

（4）肥腻、油炸食物：妊娠合并肺结核患者消化功能低下，食欲也较差，加之多合并早孕反应或妊娠剧吐，若过多食用动物油、羊肉等肥腻之品及油炸食物，更不利于食物的消化吸收，使必需的营养得不到补充，从而影响胎儿的发育及疾病的康复。

（5）滋补食物：胡桃肉、羊肉、狗肉、鹿肉、鸽子肉、虾等补阳类食物，肺结核患者不宜食用，以免加重阴虚症状，而对疾病不利。对于其他补阴、补气、补血的食物，可作为肺结核患者的基本滋补品而交替使用，但忌进食过多的滋补食物，以免引起胃肠道不适。若过分强调高营养食品，患者往往难以耐受。

（6）腥发之物：对于肺结核伴有咯血的患者，应对黄鱼、带鱼、鹅肉、毛笋、公鸡、鸭等腥发之物少吃或不吃，以免加重咯血。

【药物宜忌】

1. 西医治疗

（1）药物治疗：抗结核化学药物治疗对控制结核病起决定性的作用，合理的化疗可以使病灶消灭，最终达到痊愈。初治结核病通常选用一线药物，耐药结核病或者因过敏、毒副反应不能耐受一线药物的可选择二线药物。抗结核治疗原则可总结为早期、联用、适量、规律、全程。

第一线抗结核药疗效好、毒性低，包括异烟肼、利福平、乙胺丁醇、链霉素、吡嗪酰胺。

①异烟肼：具有杀菌力强、剂量小、毒性小、口服方便、能长期服用及价廉等优点。为小儿结核病的首选药物。一般用量：成人每日300mg（或每日4~8mg/kg）；疗程可达1~2年。全日量一次顿服。与对氨基水杨酸钠合用，可提高异烟肼的杀菌作用，且毒性反应较轻。

②利福平：一般用量：成人每日1次，空腹口服450~600mg。清晨空腹一次口服，疗程6~12个月。与异烟肼合用时，剂量宜偏小，不超过10mg/（kg·d）。

③链霉素：一般常用剂量：成人每日肌内注射1g（50岁以上或肾功能减退者可用0.5~0.75g）。间歇疗法为每周2次，每次肌内注射1g。妊娠妇女慎用。

④乙胺丁醇：对某些非典型抗酸杆菌有抑菌效果。常用剂量：15~15mg/（kg·d），分2次口服。疗程6~12个月。

⑤对氨基水杨酸钠：成人每日8~12g，分2~3次，口服。疗程一般为6个月。

⑥吡嗪酰胺：能杀灭吞噬细胞内酸性环境中的结核菌。剂量为：每日1.5g，分3次，口服。

（2）手术治疗：对于大于3cm的结核球与肺癌难以鉴别者，或复治的单侧厚壁纤维空洞、长期内科治疗痰菌持续阳性者，或单侧损毁肺伴支气管扩张者，或反复咯血者，或支气管胸膜瘘、结核性脓胸经内科治疗无效者，可考虑手术。

（3）介入治疗：结核病的介入治疗包括胸腔注射抗结核药物、纤维支气管镜下治疗（局部注药、冷冻、球囊扩张等）、支气管动脉栓塞术等。

（4）其他治疗：结核病的辅助治疗还包括免疫调节治疗、营养支持治疗、中医药治疗。

2. 中医治疗

（1）中医辨证论治

①肺阴虚型

主症：疲劳倦怠，午后发热，两颧潮红，干咳少痰或痰中带血，咽干口燥，舌尖红，舌苔薄黄少津，脉细数。

治则：滋阴润肺，止咳化痰。

方药：月华丸加减。天冬、川贝母、茯苓、百部各9g，麦冬、生地黄、山药、沙参各 12g。

加减：若痰中带血，加三七粉 2g（冲服）、白及 12g、仙鹤草 12g；胸痛，加延胡索 9g。

用法：每日 1 剂，水煎服，半个月为 1 个疗程。

②肾阴虚型

主症：骨蒸，盗汗，手足心热，失眠多梦，咳嗽气促，胸胁疼痛，男子可见遗精，女子可见月经不调，舌质红绛，脉细数。

治则：滋阴降火，润肺止咳。

方药：百合固金汤加减。百合 20g，麦冬、玄参、白芍、川贝母、银柴胡各 9g，桔梗、炙甘草各 6g，生地黄、地骨皮各 12g。

加减：若盗汗者，加浮小麦 15g、煅龙骨 20g、煅牡蛎 20g；失眠多梦，加酸枣仁、柏子仁各 12g。

用法：每日 1 剂，水煎服，1 个月为 1 个疗程。

③肺脾两虚型

主症：午后发热，咳嗽咯血，气怯声低，全身无力，食欲不振，大便溏薄，舌质红，脉细无力。

治则：补脾益气，滋阴润肺。

方药：四君子汤加味。党参、百合各 15g，白术 12g，茯苓、紫菀各 9g，甘草、五味子、川贝母各 6g。

加减：若脉沉迟，加制附子 6g；寒重，加干姜 6g；咯血，加阿胶 9g（烊化）、艾叶 6g。

用法：每日 1 剂，水煎服，半个月为 1 个疗程。

④脾肾阳虚型

主症：久病阳虚，面色苍白，形寒肢冷，咳喘气短，自汗，食少纳呆，小便清，大便溏，舌淡苔白，脉虚弱或沉迟。

治则：温补脾肾。

方药：拯阳理劳汤加减。党参 12g，黄芪 15g，白术 9g，炙甘草、枸杞、肉桂各 6g。

用法：每日 1 剂，水煎服，半个月为 1 个疗程。

（2）验方

①白及、百部各 60g，党参、黄芩、龙骨、牡蛎各 30g。研末为蜜丸，每丸重 9g，每日早、晚各服 1 丸，连服 10 日。

②夏枯草 120g，沙参 60g，红糖 30g。熬膏分服，2 日 1 剂，连服 7 日。

③丹参 15g，百部 12g，桃仁、黄芩各 9g。每日 1 剂，水煎服，连服 10 日。

④夏枯草全草 1000g，加水 2500mL，煎煮浓缩至 500mL，加红糖适量，制成乳膏。每日 3 次，每次 15mL，连服 10 日。

⑤白及、侧柏叶各 50g，川贝母 20g。共为细末，每日早、晚各服 3g，连服

5～7日。

3. 药物禁忌

（1）异烟肼

①不宜饭后服用：异烟肼饭后服用，易降低药物在血中的浓度及药物的吸收量，影响药物疗效，故异烟肼应在饭前服用。

②不宜睡前服用：异烟肼易使维生素 B_6 缺乏，使脑内 γ - 氨基丁酸下降而出现中枢神经兴奋症状，如失眠、头痛、眩晕等，故异烟肼不宜睡前服用，而且在服用异烟肼的同时要服用维生素 B_6。另外，因为异烟肼有中枢神经兴奋作用，所以妊娠期、癫痫患者及有精神病使者应慎用或禁用。

③不宜饮用咖啡：异烟肼可使单胺类的神经递质（如去甲肾上腺素）不被破坏，贮存在神经末梢。咖啡因可刺激神经末梢，使去甲肾上腺素大量释放而出现恶心、呕吐、腹泻、腹痛、头痛、头晕、抽搐、心律失常等症状。

④不宜食用含糖量多的食物：糖类食物可与异烟肼形成复合物，减少初期药物的吸收速度，降低药物的疗效。故在服用异烟肼期间不宜食用含糖量多的食物，如荔枝、西瓜、甜石榴等。

⑤不宜食用鱼类：服用异烟肼的患者如果食用鱼类，容易产生变态反应，轻则出现恶心、头痛、皮肤潮红、眼结膜充血等症状，重则出现心悸、口唇及面部麻木、皮疹、腹痛、腹泻、呼吸困难、血压升高，甚至出现脑出血。因为鱼肉中常含有较多的组氨酸，在体内可转化为组胺，进入人体的少量组胺可由体内的单胺氧化酶氧化灭活，而异烟肼是一种单胺氧化酶抑制药，进入人体后有抑制和杀灭结核杆菌的作用，但同时也抑制了单胺氧化酶的转化和合成。因此，肺结核病患者在服用异烟肼期间不宜食用鱼类（比目鱼、带鱼、鲫鱼、鲅鱼、鲳鱼等），以免造成组胺在体内蓄积，发生变态反应。

⑥不宜食用奶制品：服用异烟肼后食用奶制品（如牛奶、乳酪等）可出现皮肤潮红、冷感、寒战、头痛、心悸、稀便、脉搏异常、血压升高等症状而加重病情。

⑦不宜食用富含铁、镁、铝、钙等离子的食物：异烟肼易与铁、镁、铝、钙等离子生成螯合物而影响酶的活性，导致疗效降低，故在服用异烟肼期间不宜食用豆制品、熟制卤肉、咸鱼、海蜇、海带等富含铁、镁、铝、钙等离子的食物。

⑧不宜食用富含组胺的食物：异烟肼可使人体内组胺代谢减慢，浓度增高，若再进食组胺含量高的食物（如菠萝、红葡萄酒等），则可能使机体内组胺浓度进一步增高而引起中毒反应。

⑨不宜食用茄子：在抗结核治疗中，吃茄子容易过敏。有关研究发现，吃茄子的结核病患者在服用抗结核药物 40～60 分钟后出现不同程度的变态反应，如颜面潮红、皮肤瘙痒、全身红斑、恶心、呕吐，严重者血压下降、胸部憋闷，停吃茄子后则变态反应自愈。

⑩与葡萄糖或甲苯醇相克：葡萄糖或甲苯醇能促进异烟肼分解，降低其疗效。

⑪与安达血平相克：异烟肼与安达血平合用可增大异烟肼的毒性反应。

⑫与泼尼松相克：泼尼松为药酶诱导剂，能使异烟肼在肝脏发生快速乙酰化代谢，而造成肝功能受损，并且当抗结核药物用量不足以控制结核时，异烟肼与泼尼松合用有可能导致结核扩散。另外，糖皮质激素还能掩盖结核病的症状，易使患者丧失警惕而失去及时治愈的机会，故异烟肼一般不宜与泼尼松合用。但对结核性胸膜炎、结核性腹膜炎并且有积液者，泼尼松可与异烟肼合用，但合用不得超过 6 周。

⑬与苯海拉明相克：苯海拉明能使胃肠道蠕动减慢，使异烟肼吸收减少，血药浓度降低，疗效减弱。

⑭与苯妥英钠相克：异烟肼与苯妥英钠合用，可使苯妥英钠的代谢受到抑制，从而增加其中毒机会。故二者合用时应注意减少苯妥英钠的用量。

⑮与肼苯哒嗪相克：异烟肼和肼苯哒嗪均经乙酰化代谢而失活，二者合用时可使异烟肼血药浓度增高而蓄积中毒。

⑯与磺胺甲噁唑相克：异烟肼与磺胺甲噁唑合用有可能引起急性溶血性贫血。

⑰与麻黄碱、苯丙胺、抗胆碱药相克：异烟肼与麻黄碱、苯丙胺及抗胆碱药（如阿托品、苯海索、琥珀胆碱等）合用可导致不良反应增强。

⑱与硫酸亚铁、氢氧化铝、三硅酸镁相克：异烟肼易与铁、镁、铝离子生成螯合物而影响酶的活性，导致其疗效降低，故异烟肼不宜与硫酸亚铁、氢氧化铝、三硅酸镁等合用。若必须联用时，两药应间隔 3~4 小时给药。

⑲与双硫仑（戒酒硫）相克：异烟肼和双硫仑都对肾上腺素能神经传导递质的代谢有影响，二者合用可导致精神的改变。

⑳与哌替啶相克：异烟肼与哌替啶合用可使一些患者出现严重甚或致死性反应，如低血压、昏迷等。

㉑与中成药酒花素片相克：酒花素片含有氢氧化铝，能干扰异烟肼的吸收，降低其疗效。

㉒与含铁、镁、铝、钙等离子的中成药相克：异烟肼易与铁、镁、铝、钙等离子生成螯合物而影响酶的活性，降低其疗效，故异烟肼不宜与含铁、镁、铝、钙等离子的中成药（如防风丸、解肌宁嗽丸、橘红丸、鹭鸶涎丸、清眩丸、追风丸、明目上清丸、牛黄上清丸、黄连丸、胃痛宁、舒胃丸、白金丸、震灵丹，女金丹等）合用。

（2）利福平

①不宜饭后服用：利福平饭后服用，易降低药物在血中的浓度及药物的吸收量，影响药物疗效，故利福平宜饭前服用。

②不宜饮酒类：利福平进入人体后在肝脏和胆汁中的浓度最高，对肝脏有一定毒性，能使丙氨酸氨基转移酶升高，肝脏增大。酒类能抑制肝内的某些酶的活性，降低肝脏的解毒作用，因而增加了利福平对肝脏的毒性。

③慎用利福平、异烟肼：动物实验发现利福平有致畸作用，虽然人类尚未发现，但孕期应慎用，而且服用利福平时应注意肝损害；异烟肼为抗 DNA 药物，其代谢产物乙酸异烟肼可引起肝中毒及周围神经炎，孕妇应禁用或慎用，而且在服用异烟肼的同时要服用维生素 B_6。

④与对氨基水杨酸钠相克：对氨基水杨酸制剂常含皂土类物质，可延长胃排空时间，显著减慢和降低利福平的吸收，易使结核杆菌对利福平产生耐药性，故利福平一般不宜与对氨基水杨酸钠合用。如果必须联用，两药给药时间应间隔 8 小时。

⑤与巴比妥类（如苯巴比妥）相克：巴比妥类药物能加速利福平的代谢，降低利福平的血药浓度，削弱其疗效，故利福平不宜与巴比妥类药物合用。如果必须合用，两药服用时间应间隔 6～8 小时。

⑥与酮康唑相克：利福平与酮康唑合用，会使彼此的血药浓度降低，疗效减弱。

⑦与石榴皮等中药相克：利福平不宜与石榴皮、地榆、酸枣根、诃子、五味子等中药联合应用，以防止引起中毒性肝病。

⑧与含鞣质的中成药相克：利福平与含鞣质的中成药合用，可降低利福平的作用，故利福平不宜与四季青片、虎杖浸膏片、感冒片、复方千日红片、长风槐角丸、肠连丸、紫金粉、舒痔丸、七厘散等含鞣质的中成药合用。

（3）链霉素：链霉素属氨基糖苷类抗生素，也是有效的抗结核药物，但其肾毒性、耳毒性较常见，对孕妇及胎儿均有一定危害，故妊娠合并肺结核的患者应禁用。

（4）糖皮质激素：肺结核患者一旦出现发热，在未用抗结核药物治疗时，禁止应用糖皮质激素，以免引起结核扩散。另外，糖皮质激素还能掩盖结核病的症状，易使患者丧失警惕而失去及时治愈的机会。

（5）单味抗结核药物治疗：结核病早期，肺部结核炎性病灶以渗出性病变为主，此时应用抗结核药物易渗入病灶，同时结核菌代谢旺盛，药物亦最能发挥其杀灭结核菌的作用，因此结核病早期主张联合足量应用抗结核药物，以迅速杀死结核杆菌，使病情好转以至于痊愈。否则，单味药物用量不足会造成病灶扩大，发生干酪样坏死，形成慢性纤维性空洞，使药物难以渗入，同时由于迁延日久，结核杆菌易产生耐药性，致使疾病迁延，日久难愈。一旦出现急性粟粒性肺结核，引起严重的血行播散，病情多急重，治疗时仅用单味抗结核药物，不仅不能杀死结核杆菌，而且还可增加耐药菌株的产生，病情缠绵难愈。

（6）温热辛燥伤阴动血之品：中医学认为，肺结核病以阴虚为本，并多伴有咯血，因此在选用补药时，要避免温热辛燥伤阴动血的药物，如鹿茸（精）、人参（精）、苍术、肉桂、附子等。

十四、妊娠合并慢性肾炎

【概述】

慢性肾炎是指以蛋白尿、血尿、高血压、水肿为基本临床表现，起病方式各有不同，病情迁延，病变缓慢进展，可有不同程度的肾功能减退，最终将发展为慢性肾衰竭的一组肾小球疾病。自从开展肾穿刺活组织检查以后，发现妊娠合并高血压的患者中 20% 有慢性肾炎病变。妊娠期血液处于高凝状态，容易发生纤维蛋白沉积和新月体的形成，以及局限性血管内凝血可使原有的慢性肾炎加重，甚至在妊娠后期发生尿毒症。妊娠合并慢性肾炎的患者，其妊高症患病率及流产、死胎、死产发生率也明显增高。由于慢性肾炎对孕妇及胎儿危害极大，应引起我们的足够重视。

1. 病因

大多数慢性肾炎的病因不清楚。急性链球菌感染后肾炎迁延不愈，病程 1 年以上，可转为慢性肾小球肾炎。但大部分慢性肾炎并非急性肾小球肾炎迁延而来，其他细菌及病毒感染，特别是乙型肝炎病毒感染均可引起慢性肾炎。

2. 临床表现

慢性肾炎的起病方式不一，有的初期并无症状，只是在体格检查时才发现蛋白尿或血压升高，然后进一步检查而发现有慢性肾炎。不少患者则出现无力、水肿、头痛、血尿等，检查后发现蛋白尿、血压高、贫血。少数患者起病较急，水肿日益严重，尿中出现大量蛋白。极少数患者一直无症状，最后出现恶心、无力、出血等症状，检查证实已有尿毒症。因此，医生在门诊工作中应随时想到本病的可能。

（1）症状：慢性肾炎由于起病方式不一，故临床表现也不一样。常见的症状有水肿、血尿、蛋白尿、高血压及全身乏力、食欲缺乏、头晕头痛、腰酸腰痛、面色苍白，严重时出现恶心、呕吐、腹泻，甚至消化道出血。

（2）体征

①慢性肾炎的水肿程度不一，多数患者只有轻度水肿、眼睑水肿及踝部凹性水肿。但如高血压时间已久引起心力衰竭时，则水肿可以更明显。水肿可历时数周、数月甚至数年不等，然后水肿消退，蛋白尿减少。

②高血压是本病常见的体征之一，多为中等程度的血压升高（150～180/90～120mmHg）持续存在，伴头痛头晕。有时血压可很高，舒张压在 120mmHg 以上，甚至可出现高血压性脑病及脑出血，这可见于疾病的晚期，但并不是常遇到的并发症。长时间的高血压可引起左心室肥大，最终出现左心衰竭。另外，高血压可引起肾小动脉硬化症，进一步加重肾小球肾炎的病情。一般来说，血压很高意味着肾损害比较重，损害范围比较大，不过这并不是绝对成比例的关系，有时病变重，但血压并不高。

③眼底改变与病程长短及肾脏病理变化等因素有关。较轻时可见到动脉交叉，继而小动脉变硬，动静脉交叉压迫明显。眼底出血及絮状渗出说明病情较重，但更严重的是视盘水肿。

3. 辅助检查

（1）蛋白尿：中等或中等以上程度的蛋白尿（通常每日大于 2g），是诊断慢性肾炎的主要依据。患者常表现为非选择性蛋白尿（即尿中出现除白蛋白以外的其他大、中、小分子的蛋白质），且常因大量蛋白尿引起水肿，出现肾病综合征的表现。一般患者尿中蛋白量的多少对预后并无意义。

（2）血尿：血尿是诊断慢性肾炎的另一主要依据。目前用相差（位相）显微镜检查，对血尿的鉴别诊断有很大帮助。相差显微镜检查，90% 以上的肾小球源性血尿表现为变（畸）形红细胞尿；而 90% 以上的非肾小球源性血尿表现为均一（正常）红细胞尿。肾小球源性血尿常伴有中等或中等量以上的蛋白尿。一般来说，尿中红细胞增多反映疾病在活动期。

慢性肾炎患者的尿改变除蛋白尿和血尿外，尚可有管型尿，且根据患者蛋白尿的严重程度与肾功能的损害程度，可有少尿或多尿的变化，尿比重和尿渗透压随病情而出现变化。

（3）血红蛋白：轻度贫血是很常见的，血红蛋白与红细胞成比例下降，较严重的贫血只有在肾衰竭时才出现。

（4）肾功能：最重要的发现是肾小球滤过率减少。这在疾病的早期并不明显，但在后期则下降明显，可达每分钟 30～40mL。病变愈严重，滤过率愈低，但有时不一定成准确的比例，有一些病理类型（如分叶性肾小球肾炎），其肾小球滤过率并不降低。在疾病的晚期除肾小球滤过率低外，肾小管功能也受到损害，酚红排泄试验、尿浓缩及稀释功能都减退，与此时出现电解质紊乱，经常有酸中毒、血钙降低，但很少有低钾血症。

【饮食宜忌】

1. 饮食宜进

（1）饮食要点：现代医学研究证实，合理的饮食调理对于慢性肾炎的发展及预后具有重要的影响。因此，可从以下几个方面着手。

①一般轻症慢性肾炎患者尿蛋白流失量为每日 1～3g，且无明显水肿及高血压，肾功能正常者，一般可普通饮食。蛋白质补充量计算方法为：每日尿蛋白定量×1.45 + 1g/kg。例如，患者每日尿蛋白定量为 3g，体重为 60kg，则每日所需的蛋白质补充量为：3×1.45＋60×1＝64.35g。

其中，优质蛋白占 50%，以水产品为好（如鲤鱼、鲫鱼、青鱼、海蛤等），其他如牛奶、鸡蛋等人体吸收利用率较高的食物亦佳。如有贫血现象者，可选用含铁质较丰富的食物，如猪肝、蛋黄、番茄、大枣等。此外，饮食宜清淡，忌食辛辣、肥甘及发物，以防加重病情。

②有水肿及高血压者，应限制水、盐的摄入，要低盐饮食；高度水肿者应无盐饮食。随着水肿的逐渐消退，可渐渐过渡到普通饮食；中药方面应忌食滋腻碍胃和甘温助湿之药。另外，可多用西瓜汁、冬瓜、赤小豆等具有利尿作用的食物，还可选用具有降压的蔬菜（如芹菜）等。

③兼有肾病表现者，低蛋白血症是慢性肾炎肾病型的特征之一，也是患者水肿顽固难消的主要原因，因此提高血浆蛋白含量十分必要。但过量的补充却会增加尿蛋白的排出，增加肾小球超滤过负担，对病情恢复不利。一般应给予以动物蛋白为主的高蛋白饮食（每日 1～1.5g/kg），加上每日蛋白质丢失的补偿（24 小时尿蛋白定量×1.45）。对部分食欲缺乏者，可短时间内静脉补充血清蛋白或血浆，以提高胶体渗透压，才能消除顽固性水肿。若出现肾功能损害而血浆蛋白又接近正常时，蛋白质摄入可按"每日尿蛋白定量×1.45 +（0.5～0.8g）/kg"公式计算，优质蛋白占 60% 以上。慢性肾炎肾病型往往伴有高脂血症，因此限制动物脂肪是有益的，特别对富含胆

固醇的食物（如鱿鱼、虾、蟹、肥肉、蹄筋、动物内脏等）应予控制。但因在治疗过程中，患者对药物的反应敏感，估计短时间内可获缓解，则不必限制过严，以照顾患者食欲，保证其他营养物质的摄入。有水肿时应限制，消肿后可放宽。

（2）饮食原则

①慢性肾炎以蛋白尿为主者

a. 益气固肾，补而不滞：长期蛋白尿，精微流失，日久出现少气无力、面色萎黄、腰背酸痛，治则为益气固肾。所用食物亦须从这个角度选择，用益气固肾、补而不滞的食谱，如虫草炖鸭、黄芪蒸鸡等配生拌黄瓜、番茄豆腐、炒黄瓜片等。

b. 增加蛋白质，注意摄入量：蛋白质的丢失，需适量补充，使之充分吸收，又不增加肾脏负担，牛奶、豆浆、豆制品、肉类、禽蛋类在用量上要少而多次。

c. 随时增减解毒性寒之物：解毒性寒之物，如荠菜、马兰头、冬瓜、芦笋、茭白、莴苣、萝卜、荸荠等，能调节排除体内有害毒素，由于肾功能下降，排泄尿毒作用减弱，因此要根据病情随时增减解毒性寒之物。

d. 时时加用健脾利水之品：脾主运化水湿，肾病水湿内停，健脾则能利水，在食物选择上可多用具有健脾利湿的食物，如薏苡仁、芡实、山药、莲子、南瓜等。

②慢性肾炎以血尿为主者

a. 滋阴降火，多用寒凉食物：血尿可由尿检所知，多因阴虚火旺、迫血妄行所致，因此滋阴降火为治血尿的重要方法。选择食用性寒凉血之食物，多有凉血止血之功效，如黑木耳、黄花菜、马兰头、荠菜、藕、芦笋等。

b. 补阴止血，固摄血络：肾脏损害，血络受损，尿血不止，故须补阴止血。在食物配伍上需时时顾及，用固摄血络之品，如补阴止血的藕制食品、滋阴润燥的木耳，其他如菱角、黄花菜、荠菜、马兰头及含有大量维生素 C 的食物，如番茄、胡萝卜等也应适当多食。

c. 注意益气健脾以统血归脾：尿血属于气虚不能摄血而尿血不止者，当以补益脾气之药以统血归脾，在饮食上同样可选用益气健脾之菜肴，如黄芪虫草制作的菜肴等。

③慢性肾炎以高血压为主者

a. 补肝肾、清肝火，重用补肾之品：高血压多因肝肾两亏而肝阳上亢所致，肾性高血压患者常见面色潮红、头晕耳鸣、五心烦热等症状，故应选用滋补肝肾之品，如甲鱼、鳗鱼、猪肉、鸭肉等，这些动物类食物常须配滋阴清凉的蔬果类食物（如苦瓜、马兰头、青瓜、冬瓜、芹菜、笋、豆制品）。

b. 利水湿、消水肿，多用淡渗之物：水潴留体内亦是引起肾性高血压的主要原因，因此利尿可以降血压，在饮食上也需要选食淡渗利水的食物，如西瓜皮、丝瓜、冬瓜、茭白、鲤鱼、鲫鱼、田螺、河蚌、海带等。

c. 多用清蒸、水煮，少用煎炸爆炒：清蒸、水煮食物不但原汁原味，味道鲜美，而且无黏滞呆胃之弊，高血压患者一般以清淡食物为主，故常须以清蒸、水煮为基本烹调方法。煎炸爆炒多油腻，容易生痰生湿，而致水湿停滞、血压升高，因此应少用此种烹调方法。

（3）饮食搭配

①荠菜与粳米：荠菜加粳米制成荠菜粥，可补虚健脾、明目止血，对水肿、尿血、妊娠合并慢性肾炎等有辅助治疗作用。

②莴苣与香菇：莴苣含钾高，含钠低，可增强排尿，有利于维持水、电解质的平衡，与香菇同食，有利尿通便、降脂降压的功效。对妊娠合并慢性肾炎、高血压、高血脂、便秘等有辅助治疗作用。

③蚕豆与粳米：蚕豆加粳米制成蚕豆粳米粥，能健脾开胃、利湿消肿，对妊娠合并慢性肾炎等有辅助治疗作用。

④蚕豆与月季花：月季花性温、味甘，能活血调经、消肿解毒；蚕豆健脾、止血、利尿。二者搭配，具有健脾利湿、止血利尿、消肿解毒等功效，适于水肿、妊娠合并慢性肾炎等患者食用。

（4）药膳食疗方

①麻黄6g，葡萄20g，松萝茶20g，透骨草20g，大枣7枚。水煎代茶饮，每日1剂，连服4日。

②黄芪15g，赤小豆20g，白茅根30g，薏苡仁10g，绿茶10g。水煎代茶饮。

③乌龙茶3~5g，鲜荷叶100g。水煎代茶饮。

④生黄芪30~60g，粳米60g，红糖适量，陈皮末1g。生黄芪煎汤去渣，入淘洗干净的粳米及红糖，成粥后加入陈皮末，稍沸即可食用。

⑤黑豆50g，猪瘦肉250g。加水煮炖，入调料适量，分次服用。

⑥葫芦皮、冬瓜皮、西瓜皮各30g，大枣10g。上述原料一同放入锅内，加水约400mL，煎煮去渣即成。饮汤，每日1剂，至水肿消退为止。

⑦青头雄鸭1只，粳米适量，葱白3条。青头雄鸭洗净，将鸭肉切细，煮至极烂，加入淘洗干净的粳米及葱白煮粥；或用鸭汤煮粥，温热食。5~7日为1个疗程。

2. 饮食禁忌

（1）忌动物性脂肪：动物性脂肪对高血压和贫血都是不利因素，因为脂肪能加重动脉硬化和抑制造血功能，故慢性肾炎患者不宜食用。在日常生活中可用植物油代替，每日以60~70g为宜。

（2）忌植物蛋白质：慢性肾炎患者每日丢失大量蛋白质，故必须给予补充，但植物蛋白质中含有大量嘌呤碱，能加重肾脏代谢的负担，故不宜用豆制品作为主要营养来补充。

（3）限制液体量：慢性肾炎有高血压及水肿者必须限制液体量，每日摄入量为1200~1500mL，其中包括饮料及菜肴中的含水量800mL。如水肿严重，则进水量还要减少。在排尿正常的情况下，对液体可不加限制。

（4）忌强烈调味品：各种香料、胡椒、辣椒、咖喱、大葱、小葱、芥末等都对肾脏有刺激，应禁用。

（5）限制食盐：有高血压及水肿的患者，应用无盐或少盐饮食，食盐摄入量每日不应超过4g。

（6）忌食含有高嘌呤的食物：如芹菜、菠菜、菜花、花生、鸡汤、牛肉汤、鹅汤、猪头肉、沙丁鱼及动物内脏，这些食物中的嘌呤含量高，在代谢过程中会加重肾脏负担，不宜食用。

（7）忌食鸡蛋：鸡蛋的蛋白易形成尿酸，在肾功能不全时易使氮的最终产物积聚于体内，加重肾脏负担。

（8）忌食豆腐皮：豆腐皮含盐量较高，多食可加重肾脏负担，甚至造成水钠潴留导致重度水肿。

（9）忌食菠菜：菠菜中的草酸可与钙结合成草酸钙，大量积聚于肾脏，影响肾脏的功能，加重肾脏疾病。

（10）忌食酱：酱性寒、味咸，含盐量甚高，多食可加重机体的水钠潴留，增加肾脏负担而加重病情，故肾炎患者不宜多食。

（11）忌食白糖：白糖有促使血液内脂代谢紊乱的作用，肾炎患者吃白糖可使本已受损的血管系统更受损害，将影响疾病的痊愈。

【药物宜忌】

1. 西医治疗

（1）降压药

①利尿药：有容量依赖性高血压及水肿患者可选用利尿药。

a. 氢氯噻嗪：每次 25～50mg，口服，每日 2 次，酌情间日服用或每周 1～2 次服用，维持剂量可减至每日 12.5～25mg。

b. 氨苯蝶啶：每次 50～100mg，口服，每日 3～4 次，饭后服，高血钾患者和严重肾功能不全、肝功能不全者禁用。

c. 螺内酯：每次 10～30mg，口服，每日 3～4 次。用药 5 日后如效果不满意，可加用其他利尿药。大剂量或长期使用可引起低血钠、高血钾，严重肾功能障碍者应经常检查血钾、血钠。

利尿药为基本的一线降压药物，疗效肯定，一般配合其他降压药物联合使用，也可单独使用。长时间使用利尿药易导致电解质紊乱，故本类药物应间歇或与其他药物配合使用，并且定期检查血电解质水平。

②钙离子拮抗药

a. 硝苯地平：每次 10mg，口服，每日 3 次。

b. 尼群地平：每次 10mg，口服，每日 2～3 次。

c. 氨氯地平（络活喜）：每次 5mg，口服，每日 1 次。

d. 非洛平控释片（波依定）：每次 5mg，口服，每日 1 次。

e. 硝苯地平控释片（拜新同）：每次 30mg，口服，每日 1 次。

钙离子拮抗药具有抑制钙离子内流的作用，能直接松弛血管平滑肌，扩张周围小动脉，降低外周血管阻力，从而使全身血压下降。无论是肾实质性高血压或肾血管性高血压，使用该类药都是安全而有效的，对于已有氮质血症的肾实质性高血压患者，该类药也同样适用。

③β 受体阻滞药

a. 美托洛尔（倍他乐克）：每次 12.5～25mg，口服，每日 2～3 次。

b. 阿替洛尔（氯酰心安）：每次 50mg，口服，每日 2 次。

c. 比索洛尔：每次 2.5mg，口服，每日 1 次。

β 受体阻滞药，如美托洛尔、阿替洛尔有肯定的降压效果，此类药物虽降低心排血量，但不影响肾血流量和肾小球滤过率，有减少肾素的作用，可治疗肾实质性高血压，但应注意肾功能不全时，要调整剂量和用药时间。上述药物在有房室传导阻滞、失代偿性心功能不全及显著心动过缓者禁用。

④血管紧张素转化酶抑制药：是肾素依赖性高血压患者的首选。

a. 卡托普利：每次 25mg，每日 3 次，饭前服用。

b. 贝那普利（洛汀新）：每次 10mg，口服，每日 1 次。

c. 福辛普利（蒙诺）：每次 10～40mg，口服，每日 1 次。

d. 培哚普利（雅施达）：每次 4mg，口服，每日 1 次。

以上 4 种药物除降压作用外，尚有减轻蛋白尿、降低肾小球高滤过、减轻肾动脉硬化的作用。应用血管紧张素转化酶抑制药时应注意其可引起高血钾（特别是肾功能不全者）；其他的不良反应有皮疹、发热、流感样症状，味觉减退和粒细胞减少较少见。此外，严重肾功能不全患者（血肌酐 >300mmol/L）应慎用或减量使用本类药，以免加重肾功能的损害。

⑤血管紧张素 II 受体拮抗药（ARB）

a. 氯沙坦（科索亚）：每次 50mg，口服，每日 1 次。

b. 缬沙坦（代文）：每次 80mg，口服，每日 1 次。

以上 2 种为新型的降压药物，具体的降压作用机制类似于血管紧张素转化酶抑制药，但是没有后者常见的不良反应，如咽痒、干咳等。对于双侧肾动脉狭窄或单侧肾动脉狭窄的患者，由于作用于肾素 - 血管紧张素系统的药物可能使血尿素和血清肌酐升高，建议应对患者监测使用该类药。

（2）抗凝和抗血小板聚集药

①抗血小板聚集药

a. 阿司匹林肠溶片：每次 40～80mg，口服，每日 1 次。

b. 双嘧达莫（潘生丁）：每次 75～100mg，口服，每日 3 次，餐前 1 小时服。

c. 西洛他唑（培达）：每次 50mg，口服，每日 3 次；或每次 100mg，口服，每日 2 次。

d. 盐酸噻氯匹定（抵克立得）：每次 250mg，口服，每日 2 次。

②抗凝药物

a. 肝素：1000～2000U，深部肌内注射，每 8 小时 1 次；或 5000～6000U，加生理盐水 100mL，静脉滴注，每分钟 20～30 滴。

b. 华法林：开始剂量为 5mg，口服，每日 2 次；3 日后改为维持剂量 2.5mg，口服，每日 2 次。测凝血酶原时间应在 25～30 秒，药物使用期间应定期（至少每 3～4 周 1 次）检测凝血酶原时间，以防出血。

c. 达肝素钠（法安明）：5000U，每日 1 次，腹壁皮下注射。

d. 依诺肝素钠（速避凝）：4000U，每日 1 次，腹壁皮下注射。

研究证实，抗凝和血小板聚集抑制药可减轻肾脏的病理损伤，延缓肾炎进展，保护肾功能，特别是对增生型肾炎尤为重要。上述药物除具有抗血小板解聚作用外，还有扩张血管及抗凝作用，有出血倾向者慎用或禁用。

（3）激素和细胞毒类药物：国内外对慢性肾小球肾炎是否应用激素和（或）细胞毒类药物尚无统一看法，孕妇一般不主张应用。如需应用，应在严格掌握适应证的情况下应用。

2. 中医治疗

（1）中医辨证论治

①肺肾气虚，水湿内蕴证

主症：面色萎黄且见水肿，少气无力，易感冒，腰脊酸痛；舌淡，有齿痕，脉细沉。

方药：蝉蜕、防风各 9g，茯苓 18g，白术、泽泻各 15g，黄芪、车前子、益母草各 30g，泽兰 12g，僵蚕 6g。

用法：每日 1 剂，水煎服。

②脾肾阳虚，水湿泛溢证

主症：面色白，畏寒肢冷，神疲倦怠，遗精阳痿或月经不调，腰脊酸痛或胫酸腿软，纳呆或便溏；舌淡胖，有齿印，脉沉细或沉细无力。

方药：黄芪、茯苓、车前子、益母草、太子参各 30g，桂枝、锁阳、泽泻、蝉蜕、巴戟天各 12g，山药 15g，泽兰 18g，僵蚕 6g。

加减：如外感风寒者，用麻黄连翘赤小豆汤加减；属风热者，用银翘散合五苓散加减；全身中度以上水肿或胸腔积液、腹水者，选加黑白丑、椒目、大腹皮、陈葫芦。

用法：每日 1 剂，水煎服。

③肝肾阴虚，湿热留滞证

主症：眩晕耳鸣，目睛干涩或视物模糊，口干咽燥，五心烦热，腰脊酸痛或梦遗或月经失调，小便短涩，大便不畅；舌红少苔，脉弦细或细数。

方药：生地黄、野菊花、牛膝各 15g，知母、女贞子、枸杞各 12g，地龙、丹参各 18g，益母草 30g，僵蚕 6g，蝉蜕 9g。

加减：湿热致咽痛者，加黄芩 12g、山豆根 12g、虎杖 12g、牛蒡子 9g，或六神丸含化；皮肤疖肿疮疡者，加七叶一枝花 18g、半枝莲 3g、金银花 3g、蒲公英 3g，或服用牛黄解毒片；脘闷纳呆、苔黄厚腻者，加藿香 12g、生薏苡仁 30g、佩兰 18g、厚朴 15g、黄连 9g；小便涩痛不利者，加车前草 30g、土茯苓 30g、白茅根 30g、萹蓄 18g。

用法：每日 1 剂，水煎服。

④气阴两虚，瘀血内阻证

主症：面色无华或面色晦暗，少气乏力或易感冒，午后低热或手足心热，口干咽燥或长期咽痛，咽部暗红；舌偏红，少苔，脉弦或细数或细涩。

方药：生黄芪、丹参、益母草、太子参各30g，生地黄、山茱萸、茯苓各15g，山药18g，女贞子、牡丹皮、泽泻、蝉蜕各12g，僵蚕9g。

加减：瘀血明显者，加莪术、水蛭各12g。

用法：每日1剂，水煎服。

（2）验方

山药20g，附子、黄芪、车前子、泽泻、党参、补骨脂、白术、陈皮各10g，丹参30g，益母草、猪苓、茯苓各15g。每日1剂，水煎服。

3. 药物禁忌

（1）易引起免疫反应的药物：某些药物（如蛇毒、花粉、三甲双酮等）应用后可引起免疫反应而累及肾小球，加重肾脏损害。此外，这类药物对胎儿的正常发育也不利。

（2）对肾脏有损害的药物：氨基糖苷类抗生素（如链霉素、庆大霉素、卡那霉素、妥布霉素）、磺胺类药物、四环素类抗生素、两性霉素等，主要经肾脏排泄，肾脏发生病变时排泄率降低，药物易在体内蓄积，引起中毒症状，加重肾脏负担，不利于疾病的康复。故无明显感染症状者，一般不用抗生素，需要应用时亦应选择对肾脏无毒或毒性小的抗生素（如青霉素等）。重金属类（如汞、砷、镉、铬、铅等）、工业毒物（如氰化物、四氯化碳、甲醇等）进入人体后不能及时经肾脏排泄清除，易在体内蓄积而产生不良反应，损害肾脏，加重病情。甲苯磺丁脲、丙磺舒、降糖灵等对肾脏也有损害。此外，以上药物有致畸、致死胎及耳毒性等，不利于胎儿的健康发育。

（3）有肾毒性的中药：药理研究发现，防己、厚朴、马兜铃可引起肾间质炎症和纤维化；甘草可导致水钠潴留，加重水肿；木通大剂量应用可致肾衰竭；斑蝥可在体内蓄积中毒，有肾毒性作用。

（4）苦寒或甘寒类中药：中医学认为，慢性肾炎主要是由于肺、脾、肾脏功能失调、气化失司所致。治疗应以补气温阳、化气利水为原则。滥用苦寒或甘寒中药，如黄柏、大黄、黄芩等，可克伐中阳，损伤脾肾，脾不制水，肾不主水，则水液泛滥，病情日趋加重。

（5）利尿药：慢性肾炎的水肿与低蛋白血症有关，乃为血浆蛋白低，血浆胶体渗透压下降，体液外渗而引起，单纯利尿消肿作用不大；且当慢性肾炎合并肾衰竭时，大剂量使用利尿药，会加重低蛋白血症和低血容量，使肾衰竭更趋恶化。因此，应在补充血浆蛋白后再用利尿药。

（6）白蛋白：大量应用白蛋白有免疫抑制、诱发心衰、延迟缓解和增加复发率等不良反应，且白蛋白进入人体后迅速丢失，故静脉应用白蛋白时应严格掌握适应证，谨防滥用。

（7）利尿不补钾：应用利尿药合并激素治疗期间，随着尿液的大量排出，钾也大量流失，此时若不能及时补充氯化钾或配用保钾利尿药（如螺内酯），易产生低钾血症，出现腹胀、乏力、精神不振、心音低钝等症状。

（8）含钾多的药物：库存血中的红细胞易被破坏释放出钾，青霉素钾盐含钾量较高，保钾利尿药螺内酯、氨苯蝶啶等使钾的排泄减少，中药金钱草、夏枯草、牛膝等也含钾较多，妊娠合并慢性肾炎者应用这些药物时应慎重，以免引起高钾血症。

（9）降压药：妊娠合并慢性肾炎患者出现血压过高时，应予以适当控制，但不宜将血压降至正常水平，以免肾血流量剧降而加重肾功能不全。降压药（胍乙啶、美加明、帕吉林等）因能降低肾血流量，妊娠合并慢性肾炎的患者不宜应用。

（10）糖皮质激素：糖皮质激素，如可的松、泼尼松、甲泼尼龙等不仅可导致兔唇、腭裂、无脑儿、生殖器或肾上腺异常、早产、死胎，还可导致钠、水潴留，加重羊水过多。

（11）氢氯噻嗪

①不宜食用胡萝卜：氢氯噻嗪为中效利尿药，服药后可使尿中排钾明显增多，应食用含钾的食物，而胡萝卜所含的"琥珀酸钾盐"的成分具有排钾作用。二者同用，可导致低钾血症，表现为全身无力，烦躁不安，胃部不适等症状。

②不宜高盐饮食：服用氢氯噻嗪期间若食盐过多（如过食咸菜、腌肉等），不利于氢氯噻嗪利尿作用的发挥。

③不宜饮酒及饮用含醇饮料：氢氯噻嗪可导致体内钾减少，而酒及含醇饮料（啤酒等）亦可使钾减低。若二者同服则可加重体内失钾而致低血钾症状。

④与生胃酮相克：生胃酮具有盐皮质激素样作用，可使血压升高、水钠潴留及钾排泄，它与噻嗪类利尿药（如氢氯噻嗪）的排钾作用相加，可使血钾明显降低。

⑤与吲哚美辛相克：噻嗪类利尿药（如氢氯噻嗪）与吲哚美辛合用可使高血压患者卧位血压升高，坐位血压也升高，如果二者合用可加重心力衰竭患者的心衰症状。

⑥与二氮嗪相克：降压药二氮嗪与氢氯噻嗪合用可使氢氯噻嗪的利尿作用减弱。

⑦与普萘洛尔相克：有资料表明，氢氯噻嗪与普萘洛尔并用可引起血浆极低密度脂蛋白、三酰甘油、磷脂及胆固醇浓度增高，有潜在增加冠心病的危险。因此，对伴有冠心病的患者，不宜将氯噻嗪与普萘洛尔合用。

⑧与阿司匹林相克：氢氯噻嗪与阿司匹林均可轻度增加血尿酸含量，二者并用易诱发痛风。

⑨与碳酸锂相克：由于氢氯噻嗪与碳酸锂都能抑制肾小管对 Na^+ 的重吸收，二者合用易引起血钠降低，促使组织对锂摄取，导致锂中毒，出现心力衰竭。

⑩与环孢素相克：氢氯噻嗪可竞争性抑制尿酸的分泌排出，与免疫抑制剂环孢素合用，可使肾小管重吸收尿酸增加，血清尿酸浓度增高，从而诱发痛风。

⑪与洋地黄制剂相克：氢氯噻嗪排钠的同时，也增加尿钾的排出，易引起低钾血症，而低血钾可使心肌对洋地黄敏感化，导致洋地黄中毒，出现严重心律失常。若必须合用时，应补充氯化钾或摄取含钾丰富的食物，如橘子、番茄等。

⑫与肌肉松弛药相克：氢氯噻嗪易致低血钾，而低血钾可加强肌肉松弛药（如筒

箭毒碱）的肌松和麻醉作用。

⑬与氯化铵相克：氢氯噻嗪与氯化铵合用会引起血氨增高，肝功能障碍的患者易发生肝昏迷，故肝功能障碍的患者不宜将此两种药物合用。

（12）甲基多巴

①与利舍平相克：甲基多巴与利舍平合用可加重中枢神经抑制作用，使心率变慢，导致抑郁。

②与帕吉林相克：甲基多巴与单胺氧化酶抑制药（帕吉林）合用，可出现头痛、血压升高等症状。

③与碳酸锂相克：甲基多巴能使碳酸锂从体内排出减少，二者合用可增强锂的毒性。

④与普萘洛尔相克：甲基多巴与普萘洛尔合用可引起血压升高，可能是周围血管 β 受体兴奋所致。

⑤与氟烷相克：甲基多巴与氟烷对肝脏均有毒性作用，二药合用可加剧对肝脏的损伤。

⑥与三环类抗抑郁药相克：三环类抗抑郁药（如丙米嗪、阿米替林等）能阻断 α 受体，使甲基多巴失去降压作用。

（13）血管紧张转换酶抑制药

①与保钾利尿药或含钾盐的药物相克：血管紧张素转换酶抑制药（如卡托普利、贝那普利、依那普利等）能减少钾的丢失，若与保钾类利尿药（如螺内酯、氨苯蝶啶等）或含钾盐的药物（如氯化钾等）合用，易导致高钾血症。

②与吲哚美辛相克：卡托普利与吲哚美辛合用时，可降低卡托普利的疗效。

（14）阿替洛尔

①与氨苄西林相克：氨苄西林可降低阿替洛尔的作用。

②与维拉帕米相克：阿替洛尔与维拉帕米合用可增加心肌传导阻滞的发生。

十五、妊娠合并急性阑尾炎

【概述】

急性阑尾炎是妊娠期较常见的外科疾病，孕妇急性阑尾炎于妊娠期患病率，据相关资料记载，国外为 0.1%～2.9%，国内为 0.1%～2.95%。妊娠各期均可发生急性阑尾炎，但以妊娠前 6 个月内居多。妊娠期盆腔器官充血，阑尾也充血，炎症发展很快，容易发生阑尾坏死、穿孔。

1. 病因

（1）阑尾管腔阻塞

①粪石、干结的粪块、食物碎屑、异物、蛔虫等堵塞阑尾腔。

②阑尾壁曾被破坏而致管腔狭窄或粘连。

③阑尾系膜过短而形成的阑尾扭曲，阻碍管道通畅。

④阑尾壁内淋巴组织增生或水肿引起管腔变狭窄。

⑤阑尾开口于盲肠部位的附近有病变，如炎症、息肉、结核、肿瘤等，使阑尾开口受压，排空受阻。

（2）细菌入侵：也有无梗阻而发病者，其主要原因为阑尾腔内细菌所致的直接感染。阑尾腔因与盲肠相通，因此具有与盲肠腔内相同的以大肠杆菌和厌氧菌为主的菌种和数量。阑尾黏膜若稍有损伤，细菌即侵入管壁，引起不同程度的感染。少数患者发生于上呼吸道感染后，因此也被认为感染可由血运传至阑尾。还有一部分感染起于邻近器官的化脓性感染。

（3）其他：被认为与发病有关的其他因素中有因胃肠道功能障碍（腹泻、便秘等），引起内脏神经反射，导致阑尾肌肉和血管痉挛，痉挛一旦超过正常强度，可以产生阑尾管腔狭窄、血供障碍、黏膜受损，细菌入侵而致急性炎症。此外，也有人认为急性阑尾炎发病与饮食习惯和遗传有关。

2. 临床表现

（1）腹痛：多为上腹或脐周疼痛，数小时至24小时后转至右下腹痛，疼痛呈持续性，伴阵发性加剧。此种疼痛称为转移性右下腹痛，为本病特征性症状。少数患者起病时即为右下腹痛。

（2）胃肠道症状：恶心，或伴呕吐，程度较轻。偶有便秘、腹泻、食欲减退。盆位阑尾会有里急后重、尿频、尿痛，阑尾穿孔者有腹胀。

（3）全身症状：早期头痛、乏力，加重后出现口渴、脉速、发热、出汗，穿孔后可有畏寒、高热。出现黄疸时则可能已并发静脉炎。

（4）右下腹压痛：麦氏点压痛有决定性诊断意义。阑尾位置变异，可在阑氏点、右上腹、左下腹固定压痛。若出现反跳痛、肌紧张、肠鸣音减弱或消失，说明阑尾化脓、坏疽或穿孔，形成腹膜炎。

3. 辅助检查

（1）结肠充气试验（Rovsing 征）：先以一手压迫左下腹降结肠区，再以另手反复按压其上端，引导气体冲击阑尾根部，出现右下腹痛时为阳性。

（2）腰大肌试验：左侧卧位，将右下肢向后过伸，引起右下腹疼痛者为阳性，说明阑尾为盲肠后位，贴近腰大肌。

（3）闭孔内肌试验：仰卧位，将右下肢屈伸，内旋髋关节引发右下腹疼痛时为阳性，提示阑尾位置较低，靠近闭孔内肌。

（4）直肠指诊：直肠右前方压痛，触及包块者为阳性，系盆位阑尾或炎症波及盆腔。

（5）实验室检查：白细胞（$10 \sim 20$）$\times 10^9/L$，中性粒细胞 > 0.75，尿常规基本正常，盲肠后位阑尾可见尿中少量红细胞和白细胞。

【饮食宜忌】

1. 饮食宜进

（1）饮食原则

①宜进食富含优质蛋白质的食物：蛋白质摄入不足，不仅可导致胎儿宫内发育迟

缓，而且也可降低机体抵抗力，不利于炎症的控制，故妊娠合并急性阑尾炎的患者宜进食高蛋白饮食。食物中蛋白质的主要来源是蛋类、瘦肉、鱼类及豆类，这些食物不仅蛋白质含量高，而且生物效价也高，易于机体吸收。因此，妊娠合并急性阑尾炎的患者应进食足量的蛋类、瘦肉、鱼类及豆类食物。

②宜进食富含维生素及无机盐的食物：谷类、豆类及新鲜蔬菜中含有丰富的维生素 E、维生素 C、B 族维生素及微量元素锌、锡、铜等，有利于发育及疾病的康复，故妊娠合并急性阑尾炎的患者宜多进食富含维生素及无机盐的食物。

③宜低脂肪饮食：由于急性阑尾炎患者的消化功能低下，加之发热、腹痛，食欲也较差，而且妊娠早期多有早孕反应或妊娠剧吐，患者胃酸分泌减少，胃排空时间延长，使得高脂肪的食物不易消化吸收。因此，妊娠合并急性阑尾炎的患者宜选择低脂肪、易消化的清淡饮食，如新鲜蔬菜、水果、米汤、稀粥、豆浆等。

④半量流质饮食：术后第 2 ~ 3 天，肠功能恢复后，宜给半量流质饮食，如米汤、菜汁、果汁，每次 100 ~ 125mL，每日 6 ~ 7 次。

⑤流质饮食：术后第 4 ~ 5 天宜给流质饮食，每次 200 ~ 250mL，每日 6 ~ 7 次，如鸡蛋汤、米汤、藕粉、牛奶等。

⑥半流质饮食：术后第 6 ~ 7 天，宜给半流质饮食，如面片、细面条、馄饨、鸡蛋汤、蒸嫩蛋羹等。

⑦软饭与普通饮食：术后 1 周经进食半流质饮食如无不适，宜改为软饭，2 周后改为普通饮食。

（2）饮食搭配

①绿豆与蒲公英：蒲公英能清热解毒、利尿散结，若与清热解毒的绿豆同食，其功效大增，可清热解毒、利尿消肿，适用于妊娠合并急性阑尾炎等多种炎症、小便不利、大便秘结等。

②苦菜与绿豆：苦菜有清热解毒、凉血的作用，若与清热解毒的绿豆同食，其功效大增，适用于治妊娠合并急性阑尾炎等多种炎症。

③香菇与荸荠：香菇有补气益胃、滋补强身、降压调脂的功效；荸荠具有清热化痰、消滞的功效。两者搭配，具有调理脾胃、清热生津的作用，常食能补气强身、益胃消食，适用于脾胃虚弱、食欲缺乏及湿热等病证。

④莼菜与鲫鱼：莼菜为睡莲科植物，是珍贵的蔬菜之一，富含蛋白质及多种维生素和无机盐，有防癌、降压、调脂的作用。莼菜与鲫鱼搭配食用，可为机体提供丰富的营养，并能和胃调中、补虚利火、消炎解毒。

2. 饮食禁忌

（1）非手术时

①辛辣刺激性食物：生葱、生姜、大蒜、韭菜、酒、辣椒、花椒、胡椒、芥末等辛辣刺激性食物，多食则生痰致火，散气耗血，加剧腹部的疼痛与炎症症状。此外，孕妇过用辛辣食物易导致胎热、胎动、难产，还可使小儿出生后易患疮疡疹毒、目赤眼烂等病。

②过食油腻食物：如果过食肥肉、奶油、油炸类食物等，会加重胃肠道负担，引起消化不良，产生胀气，加重病情。

③牛奶：牛奶中含有脂肪酸和酶蛋白，二者在肠胃中难以消化；此外，牛奶中还含有乳酸杆菌，发酵后可产生气体，使肠胀气加重。

④含气饮料：急性阑尾炎患者胃肠功能减弱，不能将气体向前推进，此时若饮用大量含气饮料，则会使气体在胃肠内积存，导致腹胀，加重病情。

⑤海鲜发物：海虾、河虾、带鱼、鳜鱼、黄鱼、黑鱼、蟹、黄鳝、牡蛎、鲍鱼等多属发物，食后不利于炎症消退，而且有些水产品还具有堕胎作用。

⑥胀气食物：牛奶、黄豆及其豆制品、甘薯、土豆、豌豆、荞麦面等容易胀气，应忌食。

⑦富含纤维的食物：芹菜、菠菜、大白菜、香椿、蒜苗、韭菜、韭黄、香菜、雪里红、冬笋、毛笋等富含纤维，应忌食。

（2）手术后

①禁食：术后24小时内应严格禁食。

②粗糙食物：手术5～6日后忌食鸡肉、火腿及各种蔬菜做的汤；10日后可饮汤。

③发物：手术2周后，尽管恢复良好，已经拆线，但这段时间机体的抵抗力还很弱，炎症发生的危险依然存在。此时必须禁食狗肉、羊肉、牛肉、大葱、南瓜、香菜、熏鱼、熏肉、辣椒、韭菜、蒜苗、淡菜等发物。

④变质、不洁的食物：被污染、变质的食物含有大量的细菌及其产生的毒素，对胃黏膜有破坏作用，应绝对禁食。

⑤油腻、韧性食物：油腻、韧性食物都不易消化，食用后会加重胃的负担和胃黏膜的损伤，故应忌食。

⑥莜麦：莜麦甘、寒，食后可损伤消化系统的功能，故应忌食。

⑦炒米：《随息居饮食谱》记载："炒米虽香，性燥助火"，食后会资助胃热，使病情加重，故患者不宜食用炒米。

⑧水芹：水芹寒凉，伐脾败胃，容易影响脾胃的消化与吸收功能。

⑨蟹：《食鉴本草》记载："蟹性极冷，易成内伤腹痛"，如若多食可加重病情，故忌过多食用。

⑩牡蛎：牡蛎肉性偏凉，不易消化，多食、久食容易导致脾胃虚弱，故忌食用。

⑪蛙肉：《医林纂要》中记载："蛙肉生食，大寒，令人泻。"食用蛙肉可影响胃肠的消化吸收功能，故应忌食。

⑫酥油：酥油甘寒，伤阳助湿，容易影响消化系统的功能，故应忌食。

⑬梨：梨性凉，可致脾胃虚寒，使泄泻、腹痛症状加重，应忌食。

⑭西瓜：西瓜寒凉，既伤阳助寒，又含水分过多，多食会冲淡胃液，降低消化功能，故应忌食。

⑮柿子：柿子虽可收敛、固涩、止泻，但性寒凉，易伤正，多食可导致腹胀不适，故忌多食。

【药物宜忌】

1. 西医治疗

（1）非手术治疗：仅限于单纯性阑尾炎早期，妊娠期单纯性阑尾炎，阑尾周围脓肿早期及有手术禁忌者。

①禁饮食，至病情好转后改为流质饮食，补液治疗。

②应用抗生素：目前常采用头孢菌素或其他新型 β 内酰胺类抗生素与甲硝唑联合。其优点为抗菌谱更广，抗耐药菌力更强，而毒性、不良反应则更少。对轻型急性阑尾炎，抗生素应用近似预防性质，可选用一般抗生素短时间应用，只有对炎症严重的患者才适合正规治疗性应用。重型阑尾炎（坏疽或穿孔性）目前主张采用第三代头孢菌素加甲硝唑联用（头孢曲松 2g，静滴，1 天 1 次）或用亚胺培南 – 西司他丁能收到良好的效果。

（2）阑尾切除术：原则上急性阑尾炎，除黏膜水肿型可以保守治疗外，都应采用阑尾切除手术治疗，去除病灶。

（3）阑尾周围脓肿引流术：适用于无局限趋势，非手术治疗无效的阑尾周围脓肿。

2. 中医治疗

可用大黄牡丹汤加减，同时可配合足三里针刺。

方药：大黄 15～25g，牡丹皮 15～25g，木香 15g，桃仁 10～15g，延胡索 15g，川楝子 15～25g，金银花 25～50g。有阑尾周围脓肿者加红藤 50～100g。每日 1 剂，水煎服。

3. 药物禁忌

（1）止痛药物：腹痛患者，尤其是早期急性腹痛的患者，不宜盲目使用止痛药物。因为疼痛是机体自身保护功能的反应，它标示着疾病的病变位置所在。人体腹部内脏较多，如果诊断不明，过早盲目使用止痛药物，会掩盖了真正的患病部位，影响疾病的诊断与治疗。此外，过多使用止痛药物还可抑制延髓中枢，加重患者的缺氧，降低机体抵抗力，使病情进一步恶化。

（2）促进肠蠕动的药物：若应用促进肠蠕动的药物可使肠蠕动加快，刺激阑尾黏膜充血、水肿，不利于炎症的局限和治疗，而且还易致阑尾穿孔，使病情更加严重。

（3）对胃黏膜有刺激作用的药物：许多内服药，如阿司匹林、保泰松、吲哚美辛、磺胺嘧啶、复方新诺明、先锋霉素、洋地黄、氨茶碱、泼尼松、可的松等均有刺激胃黏膜的作用，甚至会引起胃黏膜糜烂出血，故忌用。

（4）酸性药物：酸性药物可使胃酸增多，刺激胃黏膜，故应慎用维生素 C 等酸性药物。

（5）热性温补之品：因为本病由湿热之邪引起，故患病期间，禁止使用具有温里补阳作用的药物（如红参、附子、干姜、吴茱萸、丁香、细辛、荜茇、高良姜、鹿茸、补骨脂、菟丝子、巴戟天、淫羊藿、牛鞭、仙茅、黄狗肾、锁阳、蛤蚧、肉苁蓉等）和中成药（如十全大补丸、右归丸、金匮肾气丸等）。

（6）服用氨基糖苷类抗生素忌食酸化尿液的食物：氨基糖苷类抗生素在碱性环境中作用较强，各种蔬菜、豆制品等食物可碱化尿液，提高本药疗效，而肉、鱼、蛋、乳制品可酸化尿液，降低本药疗效，故应避免食用。

（7）头孢克洛忌与食物同服：头孢克洛若与食物同服，血药峰浓度仅为空腹服用时的50%～75%，故头孢克洛宜空腹给药。

（8）服用红霉素忌过食酸性食物：在服用红霉素期间不可过食酸菜、醋、咸肉、鸡肉、鱼肉与山楂、杨梅等酸性食物，否则会发生酸碱中和而降低药效。

（9）服用红霉素忌过食海味食物：在应用红霉素期间，不宜过食螺、蚌、蟹、甲鱼、海带等海味食品，因为这些食品中富含的钙、镁、铁、磷等金属离子会和红霉素结合，容易形成一种既难溶解又难吸收的物质，降低药物疗效。

（10）头孢菌素、红霉素忌与果汁服用：果汁中的果酸容易导致药物提前分解或溶化，不利于药物在肠内的吸收，而大大降低药效。另外，红霉素在酸性液体作用下易被迅速水解，有时甚至与酸性液体反应生成有害物质。

（11）头孢菌素类药物

①不宜与强利尿药（如依他尼酸、呋塞米）合用：头孢菌素与强利尿药合用会增加对肾脏的毒性，故一般不宜合用。如必须合用时，应减少本药的剂量。

②不宜与多粘菌素E合用：头孢菌素类药物与多粘菌素E合用，有可能增加对肾脏的毒性，并降低头孢菌素的抗菌作用，故联合给药时必须谨慎。如果必须合用时，应反复检查肾功能。

③不宜与保泰松合用：保泰松能增强本药对肾脏的毒性。

④忌与四环素合用：四环素能降低本药的抗菌作用，故一般不合用。

⑤慎与氨基糖苷类抗生素合用：二药合用，在抗菌作用增强的同时肾毒性亦显著增强，甚至发生可逆性肾衰竭，故两者合用应慎重。必须联用时，应分开给药。

十六、妊娠合并急性胆囊炎和胆石症

【概述】

妊娠期急性胆囊炎和胆石症的患病率仅次于急性阑尾炎。国外报道，妊娠期急性胆囊炎患病率为0.8‰，其中70%合并胆石症。妊娠是胆囊炎和胆囊结石的重要诱因。

1. 病因

（1）胆囊管结石梗阻：结石在胆囊颈或胆囊管处嵌顿阻塞，不仅可直接损伤受压部位的黏膜引起炎症，而且造成胆汁排出受阻、胆汁浓缩。高浓度的胆汁酸盐具有细胞毒性，能溶解细胞膜中的脂类，造成细胞损害，加重黏膜的炎症、水肿，甚至坏死。

（2）继发细菌繁殖：致病菌可通过胆道逆行侵入胆囊，或经血循环或淋巴途径进入胆囊。主要致病菌为革兰氏阴性杆菌，其中以大肠杆菌最为常见，其他有肠球菌、铜绿假单胞菌等。厌氧菌感染也较常见。目前有人报道在30%胆囊结石患者的胆汁中检测出幽门螺杆菌（Hp）DNA，说明消化道细菌经十二指肠乳头逆流是胆管感染的重要途径。

2. 临床表现

（1）病史：既往多有胆囊结石病史。

（2）发病情况：以中年女性多见，好发于秋冬之交，起病较急。起病前常有一些诱因，如饮食不当、过度劳累、受寒、精神因素等。

①腹部疼痛：腹痛以右上腹为主，为突发胆绞痛，持续性加重，可放射至右肩部或右肩胛下区。当胆囊穿孔时，则表现为持续性右上腹或全腹性疼痛。

②寒战发热：一般有低度或中度发热，如发生化脓性胆囊炎，可有寒战高热，体温可高达 40℃。

③恶心呕吐：胆绞痛时出现频繁的恶心呕吐，经抗感染和解痉治疗后可在短期内缓解。若胆囊结石进入胆总管时，呕吐变得更为频繁和严重。

④黄疸：约有 1/4 患者可出现黄疸，一般不深，不伴有瘙痒等症状。

⑤腹部体征：右上腹饱满，腹式呼吸受限。右上腹触痛或有腹肌紧张，部分患者可触及肿大的胆囊或炎性包块。大多数患者墨菲征阳性。有时患者右背部肩胛下角第9~11 肋区域皮肤感觉过敏，称为 Boas 征。

（3）并发症

①胆囊坏疽：多见于老年结石性急性胆囊炎患者，常为胆囊穿孔的前驱。表现为剧烈腹痛、腹膜刺激征阳性、白细胞数极高、胆囊肿大、明显全身中毒症状。

②急性胆囊穿孔：发生率 6%~12%，多见于高龄患者。穿孔好发在胆囊底部，因该处壁薄，血液循环较少；其次是胆囊颈、壶腹、胆囊体部等处。

③气性急性胆囊炎：多由产气荚膜杆菌或产气性肠道杆菌所致，常为多种细菌的混合性感染。一般发生在胆囊管阻塞及胆囊炎的基础上，80% 合并有胆囊结石。胆囊的张力很大，内有恶臭的脓液，黏膜坏死并与胆囊的肌层脱离。发病 24~48 小时出现胆囊内积气。

④胆囊内瘘：胆囊周围形成脓肿后如未能及时处理，脓肿向附近被粘连的脏器，如十二指肠、胆总管、胃、横结肠等溃破而发生内瘘。其中十二指肠、胆总管的发生率最高。形成内瘘后，胆压下降，部分结石可随脓性胆汁进入肠道或胆总管。

3. 辅助检查

（1）白细胞计数及中性粒细胞增多：白细胞计数增高的程度，往往提示有无严重的并发症。当有胆囊积脓、胆囊坏疽、胆囊穿孔的并发症时，白细胞计数升至 20×10^9/L。肝功能检查除血清胆红素及转氨酶外，其余项可能轻度升高。

（2）B 超：为首选检查方法。B 超可发现胆囊结石，胆囊内胆汁有沉积物，胆囊壁弥漫性增厚，呈强回声带，其间出现弱回声带，形成胆囊的"双边征"，胆囊肿大、收缩无力。

（3）腹部 X 线检查：约仅 20% 的胆囊结石在 X 线平片上呈阳性影像，因此限制了 X 线检查对胆囊结石的诊断价值。有助于急性胆囊炎诊断的间接 X 线征象：①胆囊下方空肠扩张、充气等反射性肠淤积征。②胆囊区软组织阴影增大。③腹膜刺激征：右侧腹膜脂肪线模糊或消失，右侧膈肌抬高。④右侧胸膜反应性积液。

（4）CT检查：可见胆囊胀大、壁厚，囊内有结石和胆汁内沉积物。

【饮食宜忌】

1. 饮食宜进

（1）饮食原则

①宜进食富含优质蛋白质的食物：蛋白质摄入不足，不仅可导致胎儿宫内发育迟缓，而且也可降低机体抵抗力，不利于炎症的控制，故妊娠合并急性胆囊炎和胆石症的患者宜进食高蛋白饮食。食物中蛋白质的主要来源是蛋类、瘦肉、鱼类等，这些食物不仅蛋白质含量高，而且生物效价也高，易于机体吸收。因此，妊娠合并急性胆囊炎和胆石症的患者应进食足量的蛋类、瘦肉、鱼类等食物。

②宜进食富含维生素C和维生素A的食物：维生素C的食物来源主要为新鲜蔬菜和水果。柑橘、柠檬、石榴、山楂和鲜枣均含有丰富的维生素C。一般膳食中仍以蔬菜为主要来源，如柿子椒、菠菜、番茄、油菜、菜花等都是维生素C的良好来源。此外，野生的苋菜、沙棘、猕猴桃和酸枣中维生素C的含量尤其丰富，可作为维生素C的补充来源。维生素A的食物来源主要为动物性食物，如动物肝脏、禽蛋黄及鱼肝油等均含有丰富的维生素A。由于维生素C和维生素A可保护胆囊，故妊娠合并急性胆囊炎和胆石症的患者应进食足量的富含维生素C和维生素A的食物。

③宜进食低脂肪、低胆固醇的食物：胆结石的形成与体内胆固醇过多密切相关，高脂肪、高胆固醇食物可提高人体内胆固醇的含量，促进结石形成及胆囊收缩，加重腹痛等症状。因此，妊娠合并急性胆囊炎和胆石症的患者宜选择低脂肪、低胆固醇、易消化的清淡饮食，如新鲜蔬菜、水果、米汤、稀粥、豆浆等。

④急性期饮食：急性期宜采用高糖类流质饮食或半流质饮食，如藕粉、米汤、稀粥、果汁、青菜汤等。症状缓解、炎症消失后，可吃低脂肪清淡的饮食，每日应限制脂肪总量在40g以内。日本医学家主张每日脂肪总量在25g，以植物油为好。植物油具有良好的利胆作用，对慢性胆囊炎有一定的治疗意义。

⑤缓解期饮食：缓解期宜食用少渣、易消化的蔬菜，如萝卜、西红柿、菜花、白菜心、冬瓜、茄子等。症状减轻，精神好转，宜吃半流质饮食，如粳米稀饭、蒸蛋羹、细面条、馄饨，以及面包、饼干、豆腐、肉末、青菜末、菜泥等，每日4~5餐。病情恢复良好，食欲增加，消化良好，宜吃馒头、烧饼、米饭、面条等。

⑥胆囊切除术后饮食：胆囊是人体储存胆汁的场所，它不断将肝脏分泌的胆汁储存起来，并加以浓缩。在进食的时候，胆囊通过自身的收缩，将浓缩的胆汁排入十二指肠，以帮助消化脂肪。当胆囊因病被切除时，患者将因胆汁得不到调控而引起生理状态的改变。这时，胆汁将持续进入十二指肠，而在人们进食时却又不能得到足够的胆汁来帮助消化，会导致消化不良，如出现腹胀、腹痛、腹泻等症状。因此，这样的患者必须合理饮食。

a. 高蛋白、低脂、半流质饮食或软食：胆囊切除的患者术后必须严格控制脂肪的摄入，蛋白质每日80g或以上（出现肝肾功能异常时，应限制蛋白质的摄入量），脂肪每日40g或以下，总热能为8368～10042kJ。选择脂肪含量少且易消化、富含蛋白质的食物，如鱼肉、鸡肉、蛋清、豆腐、脱脂奶、莲子等。不吃肥肉、油炸食品及动物内脏等，植物油也不宜多吃。

b. 补充足够的维生素：可以从食物补充，如胡萝卜、西红柿、玉米、鱼肝油、海产品及豆制品等，必要时可静脉注射补给。结合临床症状，重点补充相应的维生素。

c. 注意水、电解质平衡：饮食中给予鲜果汁、无油肉汤、蘑菇汤等。缺铁性贫血者可进食含铁丰富的食物（如黑色食物等），必要时采用口服铁剂治疗。

d. 少量多餐：养成规律进食的习惯，选择细软易消化的食物，并且要做到少量多餐，以适应胆囊切除术后的生理改变。烹调时应以煮、烩、汆、蒸等烹调方法为宜，避免煎、炸、烧等烹调方法，以减少脂肪的摄入。

（2）饮食搭配

①西瓜与蜂蜜：西瓜具有清热解暑、利尿、促进机体新陈代谢、减少胆固醇沉积等功效，与具有益气补中、清热润燥、健脾益胃、解毒止痛作用的蜂蜜搭配，对妊娠合并急性胆囊炎和胆石症有一定辅助治疗效果。

②圆白菜与木耳：圆白菜中含有多种微量元素和维生素，有助于增强机体的免疫力；木耳有补肾壮骨、填精健脑的作用。两者搭配，对胆囊炎患者有益。

③木耳与大枣：木耳与大枣加适量水煎汤服食，适用于胆囊炎证属瘀血阻络者。

（3）药膳食疗方

①荸荠120g，洗净，削皮，切成小块，煎汤代茶饮。

②田螺肉切细，加水炖熟后食用，每次15个左右。

③豆腐200g、泥鳅（去鳃、肠杂，洗净）250g，共炖至熟。

2. 饮食禁忌

（1）高脂肪食物：胆结石的形成与体内胆固醇过多关系密切，而高脂肪食物（如肥肉、油炸鸡蛋、黄油、奶油等）可增加体内胆固醇的含量，促进胆囊收缩素的产生与释放，增加胆囊收缩次数，造成胆囊内压力升高，胆囊扩张，致使患者疼痛加剧。此外，由于妊娠合并急性胆囊炎和胆石症的患者消化功能降低，高脂肪食物可加重胃肠道负担，不利于消化吸收。

（2）高胆固醇食物：肝脏在胆固醇的代谢过程中发挥重要作用，如果胆固醇代谢不完全就会成为胆结石的原料。限制胆固醇的摄取，可调整胆固醇的代谢，减缓或防止胆结石的形成。因此，妊娠合并胆囊炎和胆石症的患者不宜过食高胆固醇食物，如猪脑、牛脑、猪腰子、猪肝、牛肝、羊肝、猪肚、猪心、蟹黄、螃蟹、鲫鱼、松花蛋、咸鸭蛋、蛋黄、鱿鱼、虾皮等。

（3）富含纤维的食物：富含纤维的食物可促进肠蠕动，使胆囊疼痛加重，妊娠合并急性胆囊炎和胆石症的患者不宜多吃。

（4）酸性食物：醋、杨梅、山楂、柠檬等酸性食物可刺激胃及十二指肠分泌胆囊收缩素，从而引起胆囊收缩，诱发或加重胆绞痛。

（5）辛辣刺激性食物：辛辣刺激性食物，如酒、茶、咖啡、辣椒、芥末、胡椒、花椒等均可引起胃和十二指肠分泌物增多，促进胆囊收缩素的分泌，导致胆管口括约肌痉挛，胆汁排出受阻而诱发或加重胆绞痛。此外，孕妇过用辛辣食物易导致胎热、胎动、难产，还可使小儿出生后易患疮疡疹毒、目赤眼烂等病。

（6）产气食物：胆囊炎和胆石症患者常因胀气而加重病情，因此凡产气食物必须禁食或慎食，这类食物包括大豆、豆制品、炒蚕豆、土豆、白薯、芹菜、韭菜、毛笋、竹笋、蒜苗等。

（7）糖及含糖量高的食物：糖可刺激胰岛 B 细胞分泌胰岛素，胰岛素可使胆固醇增加，导致胆汁中胆固醇处于过饱和状态，促进胆结石的形成。

（8）高钙食物：高钙食物，如奶制品、巧克力、坚果等食入过多易引起或加重胆结石。

（9）牛奶：脂肪的消化需要胆汁的参与，牛奶中含有较多的脂肪，胆囊炎和胆结石患者若饮用含脂肪较多的牛奶，不仅加重胆囊的负担，而且可使疼痛等症状加剧。

（10）过冷或过热的食物：过热的食物或汤水，以及过冷的食物，如冰淇淋、冰镇饮料、冰咖啡及刚从冰箱中取出的食物，食入后可导致胆管括约肌痉挛，从而引起或加重胆囊区的隐痛或绞痛。

（11）香料、香精：过浓的香料、香精等调味品，可促进胆囊强烈收缩，从而影响胆汁的排泄，诱发或加重胆绞痛。

【药物宜忌】

1. 西医治疗

（1）无症状的胆囊结石：无症状的胆囊结石可不进行治疗，合并糖尿病或需长期应用静脉营养的患者可做预防性胆囊切除。

（2）非手术治疗：是以减轻症状为主，很难将结石排出或排净，勉强排出有把胆囊结石变为胆囊管、胆总管结石的可能。

①口服溶石药物

a. 鹅去氧胆酸：常规用量为每日 300 ~ 600mg，6 ~ 12 个月为 1 个疗程，用药应达到足够的剂量，才能收到较好的效果。由于夜间胆汁饱和度高，有人主张将每日用药量于临睡前顿服。根据统计，结石直径 <0.5cm 者，6 个月左右溶解；结石直径 <1cm 者，需要用药 2 年，甚至更长时间。有效率50% 左右，包括结石消失、胆石变小或结石数目减少。

b. 熊去氧胆酸：常用剂量为每日 400 ~ 600mg，分次口服，6 ~ 12 个月为 1 个疗程，两者疗效相似。

c. 阿司匹林：阿司匹林可以抑制胆囊黏膜糖蛋白的分泌，从而阻止结石的形成，有预防胆结石的作用。阿司匹林每次300mg，每日 1 ~ 2 次，口服。

②灌注溶石：药物灌注溶石用于胆囊内的胆固醇结石，适应证为直径 <1.5cm 的单发结石或结石大小相似的多发结石，胆囊功能良好，无形态异常者。常用药物有单

辛酸甘油酯、甲基叔丁醚，主要用于溶解胆固醇结石。

③抗胆碱能药物：有学者认为抗胆碱能药物不但疗效差，并且不良反应也多。

④镇痛药：盐酸派替啶和喷他佐辛（镇痛新），两药在镇痛药中效果最好，不会引起胆管压力升高。

a. 盐酸派替啶：50～100mg，肌内注射。2次用药间隔不得小于6～8小时，反复用易成瘾。

b. 喷他佐辛：15～30mg，肌内注射，不易成瘾。

⑤其他药物：有人推荐维生素 K_3 注射液10mg，肌内注射镇痛，可4～6小时重复注射，疗效有待证实。

2. 中医治疗

（1）中医辨证论治

①肝郁气滞

主症：右胁下或上腹疼痛，轻重不一，或阵发性绞痛难忍，痛引右肩背，或仅有右胁胀痛不舒，胸脘发闷，常有嗳气，口苦，咽干，恶心，呕吐，纳呆，不发热或微热，巩膜、皮肤有黄染，上腹疼痛发作时拒按；脉弦滑或弦细，舌苔薄白或薄黄或无苔。

治则：疏肝解郁，利胆排石。

方药：四逆散加味。金钱草30g，柴胡、枳实、白芍、郁金、木香、川楝子、延胡索、鸡内金各10g，甘草6g。

加减：若兼脾虚者，加茯苓、白术；热重便结者，酌加大黄、玄明粉。

用法：每日1剂，水煎服。

②湿热蕴结

主症：右胁下或上腹绞痛，或持续或阵发，痛引胸胁肩背，恶心呕吐，口渴喜冷饮或不欲饮，纳食不香，脘胀腹痛，痛处拒按，或能触及肿大的胆囊，伴有发热或黄疸，尿深黄，大便多干结；脉弦数或滑数，舌红苔黄燥或黄腻。

治则：清热利湿，利胆排石。

方药：大柴胡汤和茵陈蒿汤加减。茵陈、金钱草各30g，柴胡、黄芩、枳实、白芍、栀子、虎杖、木香、大黄各10g。

加减：若发热寒战者，加金银花、连翘；呕重者，加姜半夏、竹茹；夹瘀者，加丹参、赤芍等。

用法：每日1剂，水煎服。

③热毒积聚

主症：右胁下或上腹疼痛持续加重，范围扩大，高热不降或寒热往来，神情淡漠，或神昏谵语，手足厥冷，上腹肌紧张拒按，脘腹胀满，尿短少、色赤或深如浓茶，大便秘结；舌质红绛，舌苔黄燥或干有芒刺，脉弦数或沉细数无力。

治则：清热解毒，排石利胆。

方药：白虎汤合大承气汤加减。石膏（先煎）、金钱草各30g，槟榔、郁金、金银花、知母各 12g，大黄、厚朴、枳实各 9g，芒硝（后下）、甘草各 6g。

加减：如出现神昏谵语者，可吞服安宫牛黄丸、紫雪丹或至宝丹。

用法：每日 1 剂，水煎服。

④肝郁血瘀

主症：右胁下或上腹胀痛，或刺痛，或绞痛，脘腹胀闷，纳食不思，神疲乏力，面色暗黄，黄疸久不消退，常有鼻出血，或有肝大，肝功能异常，或有脾大，肝掌，活血止痛。

治则：疏肝理气，活血止痛。

方药：金铃子散和失笑散加减。金钱草 30g，槟榔、香附、枳壳各 12g，川楝子、延胡索、蒲黄各 9g。

用法：每日 1 剂，水煎服。

（2）验方：

①利胆丸：茵陈 120g，龙胆草、郁金、木香、枳壳各 90g。共为细末，加猪胆汁或鲜牛、羊胆汁 500mL，先将胆汁浓缩到 250mL，拌入药末中，加适量炼蜜，做成丸药，每丸 9g。早晚各服 1 丸。适用于胆石症。

②三金排石汤：柴胡、黄芩、白芍、枳实、郁金、鸡内金（研末冲服）、香附各 10g，金钱草 20g，大黄、青皮、陈皮各 5g。每日 1 次，水煎服。适用于胆石症。

③利胆消石汤：全瓜蒌 15～20g，半夏 10～15g，黄连、柴胡、鸡内金各 7～10g，枳壳 10～13g，虎杖 15～20g，甘草 2～5g。每日 1 剂，水煎服。适用于胆囊结石或胆总管结石。

3. 药物禁忌

（1）止痛药物：参见"妊娠合并急性阑尾炎"相关内容。

（2）促进肠蠕动的药物：若应用促进肠蠕动的药物可使肠蠕动加快，使胆囊疼痛加重，不利于疾病的康复。

（3）钙剂：虽然孕妇摄入足够的钙有利于胎儿骨骼和牙齿的发育，但大量服用钙剂易引起结石。因此，妊娠合并急性胆囊炎和胆石症的患者不宜将钙剂（如葡萄糖酸钙、碳酸钙等）作为常规用药，以免诱发或加重结石。

（4）止泻固涩药物：妊娠合并急性胆囊炎和胆石症的患者应保持大便通畅，因此应避免使用止泻药物，如肉豆蔻、桑螵蛸、五味子等。

（5）补气及固涩药物：胆囊炎和胆结石的患者气滞者居多，故补气药（如人参、黄芪等）及固涩药（如芡实、金樱子等）均当忌用，以免加重病情。

（6）哌替啶

①与异烟肼及其衍生物相克：哌替啶与异烟肼及其衍生物合用，可产生严重的不良反应，如昏迷、低血压、周围血管萎陷等，但这种反应可用静脉注射氢化可的松和加压素来对抗。

②与单胺氧化酶抑制药相克：单胺氧化酶抑制药（如优降宁、呋喃唑酮）能阻止哌替啶的去甲过程和去甲哌替啶的水解过程，而引起毒性反应。

（7）阿托品

①与吩噻嗪类药物相克：吩噻嗪药物（如氯丙嗪、奋乃静、三氟拉嗪等）具有阿托品样作用，与阿托品合用可加重口干、视物模糊、尿闭等不良反应，并且有诱发青光眼的可能。

②与苯海拉明相克：苯海拉明具有阿托品样作用，二者合用时可增加阿托品的不良反应。

③与维生素 C 相克：维生素 C 可加速阿托品的清除，使阿托品的血药浓度降低，疗效减弱。

④与抗酸药相克：阿托品与抗酸药（如氢氧化铝、西咪替丁等）联合应用有协同作用，但因为抗酸药能干扰阿托品的吸收，故二者联合应用时应分开给药。

⑤与甲氧氯普胺相克：甲氧氯普胺是中枢性止吐药，有促进胃肠道蠕动、排空及增进消化功能的作用，而阿托品属于抗胆碱药，能抑制胃肠道蠕动及分泌，两药呈现拮抗作用，合用时二者的作用均减弱。

⑥与含有鞣酸的中药及其制剂相克：含有鞣酸的中药及其制剂（如五倍子、虎杖片、四季青片、紫金锭等）易使阿托品失去活性或产生沉淀，不易被吸收而降低疗效。

⑦与含有生物碱成分的中药相克：中药乌头、黄连、贝母等含有一定量的生物碱，与阿托品联合应用，会使药物毒性增加，容易导致药物中毒。

（8）熊去氧胆酸与消胆胺及含有氢氧化铝的制剂相克：消胆胺、氢氧化铝等可降低熊去氧胆酸的作用。

（9）头孢菌素：参见"妊娠合并急性阑尾炎"相关内容。

十七、妊娠合并淋病

【概述】

淋病是由淋球菌感染引起，以泌尿生殖系统化脓性感染为主要表现的性传播疾病。妊娠期感染淋球菌时，对胎儿的威胁是早产、胎儿宫内感染、胎儿发育迟缓、胎儿窘迫、死胎、死产；新生儿可引起淋菌性结膜炎、肺炎，甚至败血症。

1. 病因

淋菌绝大多数通过性交经黏膜传播，多为男性先感染淋菌再传播给女性，以子宫颈管最常见，同时可以涉及尿道、尿道旁腺、前庭大腺等处。淋菌表面有菌毛，吸附于精子进入子宫颈管，并在该处柱状上皮细胞内引起炎症，使上皮细胞坏死脱落，白细胞增多，脓液形成。若病情继续发展，可引起子宫内膜炎、输卵管炎或输卵管积脓，直至发生腹膜炎。

2. 临床表现

阴道分泌物增多，脓性，有异味，伴有瘙痒感及尿频、尿急；外阴、阴道或宫颈充血、水肿，白带脓性，有异味，或尿道口充血；子宫压痛，或子宫周围有压痛，甚至有压痛性包块。

3. 辅助检查

（1）分泌物涂片检查：取尿道口、宫颈管等处分泌物涂片行革兰氏染色，在多核白细胞内见到多个革兰氏阴性双球菌，可做出初步诊断。

（2）分泌物淋菌培养：分泌物培养是目前筛查淋病的金标准方法，可见圆形、凸起的潮湿、光滑、半透明菌落，边缘呈花瓣状。取菌落涂片，见典型双球菌即可确诊。

（3）核酸检测：聚合酶链反应（PCR）技术检测淋菌 DNA 片段，具有高敏感性及高特异性，操作过程中应注意防止污染造成的假阳性。

【饮食宜忌】

1. 饮食宜进

（1）饮食原则

①宜进食富含优质蛋白质的食物：蛋白质摄入不足，不仅可导致胎儿宫内发育迟缓，而且也可降低机体抵抗力，不利于疾病的康复，故妊娠合并淋病的患者宜进食高蛋白饮食。

②宜进食富含维生素及无机盐的食物：谷类、豆类及新鲜蔬菜中含有丰富的维生素 E、维生素 C、B 族维生素及微量元素锌、锡、铜等，有利于胎儿的发育及疾病的康复，故妊娠合并淋病的患者宜多进食富含维生素及矿物质的食物。

③宜低脂、清淡饮食：油腻食物（如动物油、肥肉、油炸食物等）及糖类易助湿生热，湿热下注膀胱，可使尿频、尿急、尿痛等膀胱刺激症状加重，故妊娠合并淋病的患者宜进食低脂、易消化的清淡食物，如新鲜蔬菜、水果、米汤、稀粥、豆浆等。

④宜进食具有利尿解毒作用的食物：冬瓜、西瓜、扁豆、赤小豆、绿豆等具有利尿解毒作用的食物有助于淋病的康复，故妊娠合并淋病的患者宜多食用。

⑤其他：妊娠合并淋病的患者还应注意饮食规律，荤素搭配，合理膳食。

（2）饮食搭配

①芦笋与银杏：芦笋所含的天门冬酰胺、芦丁及糖醛衍生物，对心血管系统、泌尿系统等疾病均有治疗作用；银杏具有很好的消毒杀虫功能。二者搭配，对妊娠合并淋病具有较好的辅助治疗作用。

②紫菜与豇豆：紫菜营养丰富，具有清热利水、补肾养心等作用；豇豆有健脾补肾、理中益气等功效，其叶能治疗淋病。二者搭配，适于淋巴结核、妊娠合并淋病等患者食用。

③荠菜与银杏：荠菜具有和脾利水、健胃消食、清热降压的功效，与具有消毒杀虫功能的银杏搭配，对妊娠合并淋病有一定疗效。

④葡萄、莲藕与蜂蜜：葡萄具有除烦解渴、健胃益气、增进食欲、补气养血、利尿消肿、补虚养身等功效；葡萄中含有天然的聚合苯酚，能与病毒、细菌中的蛋白质结合，降低病毒、细菌的传染力。葡萄与莲藕捣碎取汁，加蜂蜜煎熬服用，对泌尿系感染、小便短赤有一定疗效，适于妊娠合并淋病的患者食用。

（3）药膳食疗方

①莲子（去心）50g，生甘草10g，冰糖20g。将莲子和生甘草一起放入砂锅中，加适量水煮至莲子熟烂，再加入冰糖调匀即可。吃莲子，喝汤，每日1次。可清热解毒。

②大黄5g，鸡蛋1个。将大黄研成末，在鸡蛋顶端挖1个小孔，把药末放入鸡蛋内，封口煮熟即可。每日1个。可祛火解毒。

2. 饮食禁忌

（1）辛辣刺激性食物：辛辣刺激性食物（如酒、茶、姜、葱、咖啡、辣椒、芥末、胡椒、咖喱等）属阳热之品，易生热助火，伤耗津液，可使膀胱刺激症状加重。此外，孕妇过多食用辛辣食物易导致胎热、胎动、难产，还可使小儿出生后易患疮疡疹毒、目赤眼烂等病。

（2）饮酒：饮酒会加重炎症充血，不利于炎症的控制，甚至可使膀胱刺激症状加重，而且饮酒也不利于母体健康和胎儿发育。

（3）饮水不足：妊娠合并淋病的患者应多饮水、勤排尿，以便冲洗掉尿道中的淋菌及炎症渗出物。如果患者饮水不足，尿量减少，淋菌及炎症渗出物不能及时排出，则不利于淋病的治疗。

（4）发物：发物可加重炎症发热的病情，并使膀胱刺激症状加重，故妊娠合并淋病的患者不宜食用公鸡肉、羊肉、鲫鱼、韭菜、南瓜、雀肉、海鲜等发物。

（5）酸性食物：尿液的酸碱度对细菌的生长及药物的抗菌活力都有密切的关系。醋、杨梅、山楂、柠檬等酸性食物可使尿液酸化，有利于细菌的生长繁殖，并能降低红霉素、青霉素、头孢菌素等抗生素的杀菌能力。

【药物宜忌】

1. 西医治疗

（1）一般治疗：急性淋病患者应卧床休息，严禁性生活。饮食宜清淡，避免刺激性饮食；多饮水使尿量增加，以减轻黏膜的炎性刺激。经常用温热水清洗外阴，对沾染了分泌物的衣裤和日用品，均须消毒处理。切忌用沾有脓性分泌物的手指或布巾擦眼，以免引起淋球菌性眼炎。要特别注意保护婴幼儿，避免发生接触感染。

（2）抗生素治疗

①急性淋病无并发症：一般采用一次剂量的普鲁卡因青霉素800万单位，分两侧臀部肌内注射；或羟氨苄西林3g，或氨苄西林3.5g，口服，并在用药前口服丙磺舒1g。丙磺舒可影响青霉素在血中与蛋白结合的情况，减少青霉素自肾脏排出，从而使其血药浓度增高2倍以上。如无以上青霉素制剂，可用一般水剂青霉素钠盐或钾盐，肌内注射，每次120万U，每日2次，共2日，总量为480万U；在第1次注射前，口服丙磺舒1g。

②治疗淋病：青霉素在血内足够浓度比延长治疗时间更为重要。对青霉素过敏者，或系产青霉素酶的耐药菌株（PPNG），或质粒介导的耐药菌株感染者，可1次肌内注

射头孢曲松 1g，或肌内注射大观霉素 2g，或口服丙诺氟沙星 0.5g。其中头孢曲松半衰期长，效果最好。若患者同时有沙眼衣原体泌尿生殖道感染，可在上述抗淋球菌治疗后，再口服红霉素 0.5g，每日 4 次，连服 7 日。

值得指出的是，对患者的配偶必须同时进行检查和细菌培养，阳性者立即予以治疗。

淋病的治愈标准：临床症状全部消失；尿液澄清，不含淋菌丝和脓细胞。连续观察 4 个月无异常发现者，可初步判断治愈，否则应重复治疗。

2. 中医治疗

（1）中医辨证论治

①湿热下注

主症：突然尿频、尿急，尿道灼热，尿道口红肿，有黄色脓液从尿道口外溢，重者伴发热恶寒，口干，大便秘结；舌质红，苔黄腻，脉弦数。

治则：清热除湿。

方药：木通 10g，车前子 10g（包），栀子 10g，金银花 10g，紫花地丁 10g，茵陈 10g，蒲公英 15g，甘草 6g。

用法：每日 1 剂，水煎服。

②湿毒蕴结

主症：白带多，有异臭，宫颈充血，有脓液流出，触痛明显，或有前庭大腺肿痛、流脓，或有下腹胀痛、腰酸；舌质红，苔腻，脉滑。

治则：祛湿解毒。

方药：茯苓 15g，金银花 15g，黄柏 10g，连翘 15g，石菖蒲 10g，车前子 15g（包），乌药 10g，土茯苓 15g，生地黄 15g，赤芍 15g，甘草 6g。

用法：每日 1 剂，水煎服。

③脾肾虚弱夹毒

主症：病程日久，小便淋漓不尽，晨尿滴白，时有絮状物排出，尿线变细，会阴或小腹部胀痛，腰酸腿软，疲劳后易发，失眠多梦，食少纳呆；舌质淡，舌苔白，脉沉细。

治则：补肾健脾解毒。

方药：知母 15g，黄柏 10g，茯苓 15g，白术 15g，熟地黄 15g，山茱萸 12g，山药 15g，泽泻 15g，牡丹皮 15g，蒲公英 15g，茵陈 15g，狗脊 15g，白花蛇舌草 15g。

用法：每日 1 剂，水煎服。

④毒入营血

主症：小便灼热刺痛，尿液赤涩，下腹痛，头痛发热，面目水肿，四肢关节痛，心悸，烦闷；舌质红绛，苔黄，脉滑数。

治则：清热活血解毒。

方药：水牛角 30g，生地黄 15g，赤芍 15g，牡丹皮 15g，白茅根 15g，天花粉 15g，石韦 15g，车前子 15g（包）。

用法：每日 1 剂，水煎服。

（2）验方

①猪苓 20g，泽泻 10g，黄柏 15g，滑石 25g。每日 1 剂，水煎服。

②海金沙、滑石各 50g，甘草 15g。共研成末，每次 10g，灯心汤调服。

③凤眼草 25g，竹叶 15g，灯心草 5g。每日 1 剂，水煎服。

3. 药物禁忌

（1）头孢菌素类：参见"妊娠合并急性阑尾炎"相关内容。

（2）红霉素

①不宜食用酸性食物与饮料：红霉素在碱性环境中抗菌功能增强，在酸性溶液中易被破坏，在 pH 值低于 4 时几乎完全失效。故在使用红霉素时，不宜大量进食酸性食物及酸性饮料，如酸味水果、醋制食品、酸梅汤、橘子汁、柠檬汁等。

②不宜食用富含钙、磷、镁的食物：红霉素可与钙离子结合成牢固的络合物，钙、磷、镁还会和红霉素结合，延缓和减少药物的吸收。故服用红霉素时，不宜食用富含钙、磷、镁的食物，如虾皮、羊肝、大豆、南瓜、黄花菜及其他绿叶蔬菜。

③不宜过食海味食物：在应用红霉素期间，不宜过食螺、蚌、蟹、甲鱼、海带、海蜇等海味食物。这些食物中富含的钙、镁、铁、磷等金属离子和红霉素结合，容易形成一种难溶解而又难吸收的物质。

④不宜用果汁服用红霉素：果汁或清凉饮料的果酸容易导致红霉素提前分解，不利于其在肠内的吸收，而大大降低药效；并且，红霉素有时还会与酸性液体反应生成有害物质。

⑤与溴丙胺太林相克：溴丙胺太林为抗胆碱药，具有松弛胃肠道平滑肌的作用，能延长胃排空时间，而红霉素在胃酸的影响下易被破坏失效，两药合用可延长红霉素在胃中的停留时间，而使其疗效降低或失效。二者若需合用，可在红霉素疗程结束后再服用溴丙胺太林，或服用红霉素 2 小时后再服用溴丙胺太林，也可同时加服碳酸氢钠或胃舒平等碱性药物以中和胃酸。

⑥与月桂醇硫酸钠相克：月桂醇硫酸钠能促使红霉素在肠道中的吸收，增加对细胞的穿透力，使红霉素对肝脏的毒性增强，易导致黄疸及丙氨酸氨基转移酶升高。

⑦与氯霉素、林可霉素相克：红霉素与氯霉素或林可霉素合用时，可使核糖体的构型发生变化，彼此影响疗效。另外，氯霉素在弱酸或中性条件下其活性增强，而红霉素在碱性条件下活性较强，二者合用易产生拮抗作用。

⑧与维生素 C、阿司匹林相克：维生素 C、阿司匹林均为酸性药物，而红霉素在酸性条件下呈解离型，不易吸收，而且排泄快，在胃肠道中不稳定，易被破坏，使红霉素疗效降低。

⑨与氯丙嗪、保泰松、苯巴比妥相克：氯丙嗪、保泰松、苯巴比妥等药物对肝脏都具有毒性作用，与红霉素合用，会加重肝脏的毒性。

⑩与乳酶生相克：红霉素能抑制乳酸杆菌的活性，使乳酶生药效降低；同时也耗损了红霉素的有效浓度，使其疗效降低。

⑪与含鞣质的中成药相克：含鞣质的中成药，如四季青片、虎杖浸膏片、感冒片、复方千日红片、长风槐角丸、肠连丸、紫金粉、舒痔丸、七厘散等可使红霉素失去活性，疗效降低。

⑫与含有机酸的中药及中成药相克：红霉素在碱性条件下抗菌作用才能得以发挥，而含有机酸的中药及中成药（如山楂、五味子、山楂丸、保和丸等）口服可酸化胃液，提高酸度，使红霉素的单键水解而失去抗菌作用。

⑬与穿心莲片相克：中药穿心莲具有清热解毒、燥湿之功效，可用于肺脓肿，其作用不是直接抑菌，但能提高机体白细胞吞噬细菌的能力而发挥其消炎解毒之作用。红霉素等抗生素具有抑制穿心莲促进白细胞吞噬功能的作用，从而降低其疗效。

（3）四环素类抗生素：四环素类抗生素包括四环素、强力霉素，均为典型致畸药物，可导致胎儿软骨或胃生长障碍、指畸形，婴儿长大后会出现牙齿色素沉着和牙釉质发育不良。

（4）氨基糖类抗生素：氨基糖苷类抗生素，如链霉素，庆大霉素、卡那霉素，肾毒性、耳毒性较常见，对孕妇及胎儿均有一定危害。

（5）氯霉素：临床上有氯霉素透过胎盘屏障、侵犯骨髓的报道。较大剂量使用后，可引起"灰婴综合征"，表现为新生儿腹泻、呕吐、呼吸功能不良、发绀、皮肤发灰，甚至死亡。

（6）喹诺酮类抗生素：喹诺酮类抗生素包括诺氟沙星（氟哌酸）、环丙沙星（环丙氟哌酸）等，其作用机制为抑制细菌 DNA 旋转酶，可影响胎儿软骨发育。

（7）磺胺类药物：磺胺类药物可透过胎盘进入胎体，与胎儿血中的胆红素竞争血浆蛋白的结合部位，使血浆游离胆红素增高，导致胎儿核黄疸。

十八、妊娠合并梅毒

【概述】

梅毒是由苍白螺旋体引起的慢性全身性性传播疾病，早期主要表现为皮肤黏膜损害，晚期能侵犯心血管、神经系统等，造成劳动力丧失，甚至死亡。

1. 病因

主要通过性交或性行为传播，梅毒孕妇还能通过胎盘将病原体传给胎儿，梅毒病原体在胎儿内脏（主要在肝、肺、脾、肾上腺等）和组织中大量繁殖，引起妊娠流产、早产、死胎、死产，幸存的新生儿可患先天性梅毒，其病死率及致残率均明显增高。

2. 临床表现

（1）后天梅毒

①一期梅毒（硬下疳）：感染后 3 周左右发生，初起为红或暗红色豌豆大的硬结，稍隆起。男性多发生在阴茎的冠状沟及其附近，女性常发生在大小阴唇、阴唇系带和子宫颈上。近年来硬下疳明显增多，见于口唇、舌、肛门、女性乳房、脐窝等处。多为单发，偶有 2~3 个，无痛，如软骨硬，表面糜烂，有少量黏性分泌物或覆盖灰色薄

痂，常伴有局部淋巴结肿大。硬下疳出现后 2 ~ 3 周，梅毒血清试验开始阳性，8 周后全部阳性。取硬下疳表面的分泌物在暗视野显微镜下，可见到活动的螺旋体。硬下疳不经治疗，经 3 ~ 8 周可"自愈"，随即进入无症状的潜伏状态，称为一期隐性梅毒。

②二期梅毒：在感染后 7 ~ 10 周，苍白螺旋体由局部淋巴结及血行播散至全身，以皮肤黏膜损害为主，亦可见骨骼、感觉器官及神经损害。常有低热、食欲减退、头痛、肌肉、关节疼痛等前驱症状，主要临床表现如下。

a. 二期早发梅毒疹：皮疹种类甚多，损害对称，无自觉症状，按形态可分为斑疹或玫瑰疹、斑丘疹、丘疹，其特殊类型为扁平湿疣，好发于肛门及外阴；脓疱疹，多继发于丘疹。黏膜疹好发于口腔、小阴唇、阴道、宫颈等处。2 ~ 3 个月后可自行消退，常伴有全身淋巴结肿大。

b. 梅毒性白斑：女性多见，在颈后、口腔及生殖器黏膜可见。

c. 梅毒性脱发：毛发呈虫蛀状脱落，眉毛、睫毛、胡须、腋毛及阴毛亦有脱落现象。

d. 梅毒性甲沟炎：甲板弯曲肥厚，表面不平。

e. 二期梅毒骨关节损害：有骨炎、骨髓炎、关节炎、滑囊炎与腱鞘炎持续性钝痛。

f. 二期眼梅毒：以虹膜炎、虹膜睫状体炎、脉络膜炎、视神经炎等多见。

g. 二期神经梅毒：表现为脑膜炎、脑血管梅毒、脑膜血管梅毒等。

h. 二期梅毒的内脏损害：少见，有梅毒性肝炎、肾炎、脾大和胃炎等。

i. 二期复发梅毒疹：与早发梅毒疹相似，但数目较少，皮疹较大，形状奇异，好发于梅毒血清反应阳性者。

j. 二期隐性梅毒：皮疹消退，各种损害"自愈"，再次进入无症状的静止状态，但梅毒血清反应呈阳性。

③三期梅毒（晚期梅毒）：发生在感染后 4 年以上，除皮肤黏膜损害外，可侵犯任何内脏器官或组织，传染性小，破坏性大，病程长，可危及生命，梅毒血清试验大多呈阳性，其主要表现如下。

a. 三期梅毒的皮肤黏膜损害：皮损数目少，分布不对称，主要损害有两种：一是结节性梅毒疹，以头面部、肩部、四肢多见，呈铜红色，可吸收，也可形成溃疡，最后遗留萎缩性瘢痕；二是树胶肿，初起为暗红色皮下结节，继之中心软化破溃，分泌黏稠脓汁，如树胶状，持续数月到数年，愈后可留瘢痕。口腔与鼻腔黏膜亦可发生，鼻骨破坏形成马鞍鼻。

b. 三期梅毒的内脏损害：未经治疗的晚期梅毒患者可出现胃梅毒及肝梅毒。

c. 三期梅毒的骨损害：以长骨骨膜炎多见，骨树胶肿多波及扁骨。

d. 眼梅毒：表现为虹膜睫状体炎、视网膜炎及角膜炎，晚期有视神经萎缩。

e. 心血管梅毒：主动脉炎及主动脉瘤、心肌树胶肿等。

f. 神经梅毒：有 4 种类型。

无症状神经梅毒：脑脊液梅毒血清反应阳性。

脑膜血管梅毒：常引起大脑血管血栓的形成和梗死，表现为脑血管意外的典型症状和体征。

脊髓痨：出现闪电样痛，下肢感觉异常，腱反射减弱及消失，进行性共济失调等。

麻痹性痴呆：表现为健忘和精神紊乱、四肢瘫痪和大小便失禁等，可见阿-罗瞳孔（对光反应消失，调节反应存在）。

（2）胎传梅毒

①早期胎传梅毒：发病在2岁以内，表现为：a. 营养障碍。b. 皮肤黏膜损害：与成人二期梅毒疹相似。c. 梅毒性鼻炎：可损及鼻骨。d. 骨损害：表现为骨膜炎、骨髓炎、软骨炎等，可发生梅毒性假瘫。e. 淋巴结及肝脾大。f. 视神经萎缩及梅毒性脑膜炎。

②晚期胎传梅毒：发生在2岁以后，临床表现为：a. 皮肤黏膜损害：结节性梅毒疹、树胶肿、马鞍鼻。b. 骨损害：单侧锁骨内1/3外肥厚。c. 楔状齿。d. 基质性角膜炎：常在8~15岁时发生，视力受到严重影响。e. 神经性耳聋：多在10岁左右发病。

③隐性胎传梅毒：无临床症状，梅毒血清反应阳性（需排除假阳性）。

3. 辅助检查

（1）梅毒螺旋体检查：先用0.9%氯化钠溶液清洗硬下疳、扁平湿疣或黏膜损害处。取渗出液滴于载玻片上，加1滴0.9%氯化钠溶液，封盖破片，采用暗视野显微镜检查，观察螺旋体特征性的形态和运动方式。

（2）非梅毒螺旋体抗原血清试验

①性病研究实验室（VDRL）试验：以心拟脂及磷脂酰胆碱为抗原，与梅毒患者血清中反应素结合，凝结成絮状物者为阳性。

②快速血浆反应素（RPR）试验：系絮状凝集试验，主要检测IgM和IgG抗心磷脂抗体，可作为对高危人群筛查的常规检测，动态检测其滴度可用以判断疗效。

③不加热血清反应素（VSR）试验：为VDRL抗原的一种改良。

（3）梅毒螺旋体抗原血清试验

①荧光密螺旋体抗体吸收试验（FTA-ABS试验）：即用间接免疫荧光技术检测血清中的抗梅毒螺旋体IgG抗体，敏感性高、特异性强。

②梅毒螺旋体血凝试验（RPHA）：用致病梅毒螺旋体提取物致敏的红细胞微量血凝分析技术，检测抗梅毒螺旋体IgM和IgG抗体，用于高危人群的常规检测及用以确定非螺旋体血清试验（如RPR）阳性的真实性。其滴度只作为治疗是否有效的参考指标。

③梅毒螺旋体（TR）制动试验：用活的梅毒螺旋体加患者血清后，在补体的参与下可抑制螺旋体的活动。特异性、敏感性均较高，但操作复杂，费用高，现已少用。

④梅毒螺旋体DNA-PCR检测：可用于胎传梅毒和神经梅毒的诊断，但敏感性和特异性均不理想。

【饮食宜忌】

1. 饮食宜进

（1）饮食原则：妊娠合并梅毒的患者应注意多摄入富含蛋白质、维生素的食物，如蛋类、牛奶、瘦肉、鱼类、豆类及新鲜的蔬菜和水果。冬瓜、西瓜、扁豆、赤小豆、绿豆等具有利尿、解毒作用的食物有助于性病的康复，故妊娠合并梅毒的患者宜多食用。

此外，妊娠合并梅毒的患者还应饮食规律，荤素搭配，合理膳食。

（2）饮食搭配

①冬瓜与芦笋：芦笋所含的天门冬酰胺、黏液质、β-谷甾醇及糖醛衍生物，对心血管系统、泌尿系统等疾病均有治疗作用，若配以清热利尿、解毒生津的冬瓜，不仅清凉爽口，而且有良好的保健效果。适于妊娠合并梅毒、高血压、高血脂、动脉硬化的患者食用。

②苋菜与鸡蛋：苋菜含有丰富的铁和赖氨酸，能清热解毒、利尿除湿；鸡蛋能滋阴润燥、养血安胎。二者同食，有滋阴润燥、清热解毒的功效，并能增强机体的免疫力。适于妊娠合并梅毒的患者食用。

③香椿与竹笋：香椿有清热解毒、化湿的功能；竹笋清热化痰、利膈爽胃。二者搭配，能清热解毒、利湿化痰，可治疗肺热咳嗽、妊娠合并梅毒所致的小便短赤涩痛等症状。

④绿豆与蒲公英：蒲公英能清热解毒、利尿散结，若与清热解毒的绿豆同食，其功效大增，可清热解毒、利尿消肿，可治疗多种炎症、小便不利、妊娠合并梅毒等。

2. 饮食禁忌

①辛辣刺激性食物：参见"妊娠合并淋病"相关内容。

②饮酒：大量饮酒会使机体免疫功能低下，抵抗力减弱，不利于疾病的控制，而且饮酒也不利于母体的健康和胎儿的发育。

【药物宜忌】

1. 西医治疗

对梅毒患者应采取早期、规则、足量的药物治疗，但切忌短期内大剂量的药物治疗，以免引起治疗休克（吉赫反应），即突然出现寒战、发热、全身不适、头痛、呕吐、多汗等，各种梅毒损害加重，甚至死亡。吉赫反应系由在短时间内杀死大量梅毒螺旋体，释出较多异性蛋白所致，治疗前3日，口服泼尼松20mg，每日1次，可预防此反应。梅毒的具体治疗方法如下。

（1）早期梅毒（一、二期梅毒及早期隐性梅毒）

①青霉素疗法：常用普鲁卡因青霉素40万~80万U，1次/日，肌内注射，连续10~15日，总量1200万~1600万U；苄星青霉素G（长效青霉素）240万U，分两侧臀部肌注，每周1次，共2~3次；如上述制剂缺货，亦有用水剂青霉素者，120万U，3次/日，肌内注射，加丙磺舒1g，分2次服，20日为1个疗程。

②青霉素过敏者：用四环素/红霉素，0.5g/次，4次/日，口服，共15～30日；或用多西环素0.1g/次，2次/日，口服，共15日。

（2）晚期梅毒（二期复发梅毒，三期皮肤、黏膜、骨骼梅毒，晚期隐性梅毒）

①青霉素疗法：普鲁卡因青霉素80万U，1次/日，肌内注射，20日为1个疗程，共1～2个疗程（疗程间停药2周）。二期复发梅毒予以苄星青霉素240万U，分两侧臀部肌注，每周1次，共3周。

②青霉素过敏者：四环素/红霉素，剂量与用药时间同前；或用多西环素0.1g/次，2次/日，口服，共30日。

（3）心血管梅毒

①青霉素疗法：应从小剂量开始，水剂青霉素，首次10万U，1次/日，肌内注射，第2日，10万U，2次/日，肌内注射；第3日，20万U，2次/日，肌内注射（为避免吉赫反应，青霉素注射前，口服泼尼松20mg，1次/日，连续3日）；第4日起用普鲁卡因青霉素，80万U，1次/日，肌内注射。15日为1个疗程，共2个疗程或更多（疗程间停药2周）。

②青霉素过敏者：四环素/红霉素，剂量及用药时间同前。

（4）神经梅毒

①水剂青霉素：480万U，1次/日静滴，10日为1个疗程，共2个疗程（疗程间停药2周）；或普鲁卡因青霉素240万U，1次/日，肌内注射，同时口服丙磺舒0.5g/次，4次/日，共10日，接着用苄星青霉素，每周240万U，肌内注射，共3周。

②青霉素过敏者：四环素/红霉素，剂量及用药时间同前。

（5）孕妇梅毒

①青霉素疗法：普鲁卡因青霉素80万U，1次/日，肌内注射，共10日，妊娠初3个月及末3个月各1个疗程。

②青霉素过敏者：红霉素0.5g/次，4次/日，口服，15～30日，禁用四环素。

（6）早期胎传梅毒：普鲁卡因青霉素5万U/（kg·d），肌内注射，共10日；或苄星青霉素5万U/kg，一次性肌内注射（有神经梅毒者不用）。

（7）晚期胎传梅毒：普鲁卡因青霉素5万U/（kg·d），肌内注射，共10日；2岁以上按成人相应病期治疗，共10日。

2. 中医治疗

（1）中医辨证论治：本病之病机以淫毒内侵、湿热下注、耗败气血、损伤五脏为关键，其发生有先后，部位有深浅，临床表现各不相同，但其常见之证型有湿热下注、热入营血、热毒蕴结、痰湿凝滞、肝肾亏虚、气血两虚等，可结合各证之特点辨证论治。

①湿热下注

主症：外生殖器出现硬下疳，见溃疡边缘整齐，底部有脓痂，基底较硬。或继之出现横痃，见腹股沟两侧或一侧淋巴结肿大坚硬不痛，微热色红。或出现二期梅毒之杨梅疮，见会阴及肛周斑疹浸润或丘疹融合增生成疣状，表面污秽不平，湿润，或斑疹略高于皮肤，表面破烂，肉反突于外，色如黄蜡，有污黄色分泌物。全身症状可见口干口苦，尿短而赤，胸脘痞闷，纳呆便溏，或午后潮热。舌红，苔黄腻，脉弦或滑而数。

治法：解毒驱梅，清热利湿。

方药：龙胆泻肝汤或萆薢渗湿汤加减。龙胆草、黄芩、栀子、柴胡、木通各12g，车前子、泽泻、萆薢、薏苡仁、茯苓、滑石各15g，黄柏、牡丹皮、甘草各10g。

用法：每日1剂，水煎服。

②热毒蕴结

主症：全身广泛分布斑疹、丘疹、脓疱疹，或见扁平湿疣，或见杨梅结毒。全身症状可见口干喝饮、大便干结、小便赤涩。舌红，苔黄，脉数。

治法：解毒驱梅，清热泻火。

方药：五味消毒饮、黄连解毒汤加减。蒲公英、冬葵子、紫花地丁、野菊花、金银花、白鲜皮各15g，黄连、黄柏、栀子、黄芩各12g，薏苡仁、茯苓、萆薢、甘草各10g。

用法：每日1剂，水煎服。

③热入营血

主症：主要表现为杨梅斑，见小片状边缘不清的红斑，常融合成块，稍高出皮面，先起红晕后发斑点，丘疹可在斑疹上重叠出现。全身症状可见壮热口渴，腹满便秘，或神昏躁扰。舌绛，苔黄，脉沉数。

治法：解毒驱梅，清热凉血。

方药：仙方活命饮合犀角地黄汤加减。金银花20g，生地黄、牡丹皮各15g，当归、赤芍、贝母、天花粉、皂刺、陈皮各10g，白芷、防风、乳香、没药、甘草各6g。

用法：每日1剂，水煎服。

④痰湿凝滞

主症：腹股沟一侧或两侧淋巴结肿大，色白质硬，可活动；或筋骨疼痛，皮下结节肿块质硬活动，溃后黄水淋漓，久不愈合；或唇、舌、软腭等处初起有深红或紫红色斑块，渐增厚成厚斑，唇、舌、腭硬化，或见溃疡。全身症状可见头昏目眩，头重肢困，胃脘痞满，纳呆便溏。舌红，苔薄黄，脉沉或滑。

治法：解毒驱梅，化痰利湿。

方药：山甲内消散、海藻玉壶汤、萆薢汤、搜风解毒汤等加减。金银花、薏苡仁、萆薢各15g，贝母、法半夏、昆布、海藻各12g，防风、白芷、当归、川芎、穿山甲各10g，甘草6g。

用法：每日1剂，水煎服。

⑤肝肾亏虚

主症：晚期梅毒或杨梅疮见有腰膝酸痛，头晕目眩，神疲乏力，耳鸣耳聋，失眠多梦，或五心烦热，潮热盗汗，遗精。舌红苔少，脉细乏力。

治法：解毒驱梅，补益肝肾。

方药：地黄饮子、知柏地黄丸加减。熟地黄、山茱萸、山药各 12g，牡丹皮、泽泻、茯苓、五味子、麦冬各 10g，巴戟天、肉苁蓉各 6g。

加减：阴虚热象明显者，加知母、黄柏各 10g。

用法：每日 1 剂，水煎服。

⑥气血两虚

主症：晚期梅毒见面色白，头晕目眩，气短乏力，心悸怔忡，四肢倦怠。舌淡苔白，脉细弱。

治法：解毒驱梅，益气养血。

方药：八珍汤加减。人参、白术、白芍、陈皮各 10g，云苓、当归、川芎、熟地黄各 12g，黄芪 15g，甘草 6g。

用法：每日 1 剂，水煎服。

（2）验方

土茯苓马齿苋合剂：马齿苋、土茯苓各 30g，金银花、蒲公英各 15g，生甘草 6g。每日 1 剂，水煎内服，专供梅毒孕妇服用。

3. 药物禁忌

参见"妊娠合并淋病"相关内容。

十九、羊水过多

【概述】

正常妊娠时，羊水量随孕周的增加而增多，最后 2～4 周开始逐渐减少，妊娠足月时羊水量约为 800mL。凡在妊娠任何时期羊水量超过 2000mL 者，称为羊水过多，最高达 20000mL。羊水过多的发病率，文献报道为 0.5%～1%；合并妊娠糖尿病者，其发生率高达 20%。羊水过多时羊水的外观、性状与正常者并无异样；双胎妊娠时其中一胎可能发生羊水过多。

1. 病因

通过放射性核素跟踪测定，证明羊水在胎儿与母体间不断交换，维持动态平衡。胎儿通过吞咽、呼吸、排尿及角化前皮肤、脐带等进行羊水交换。足月妊娠时胎儿 24 小时吞咽羊水 450mL，当羊水交换失去平衡时，出现羊水量异常。羊水过多的确切原因还不十分清楚，临床见于以下几种情况。

（1）胎儿畸形：羊水过多的孕妇中，18%～40% 合并胎儿畸形，其中以神经管缺陷性疾病最常见，约占 50%，并以无脑儿、脑膨出与脊柱裂胎儿居多。脑膨出、脊柱裂的胎儿脑脊膜裸露，脉络膜组织增殖，渗出液增多，而导致羊水过多。无脑儿和严重脑积水儿，缺乏中枢吞咽功能，无吞咽反射及缺乏抗利尿激素致尿量增多而使羊水过多。其次是消化道畸形，约占 25%，主要为食管或小肠闭锁，均可因羊水积聚导致羊水过多。

（2）多胎妊娠：多胎妊娠并发羊水过多是单胎妊娠的 10 倍，尤以单卵双胎居多，且常发生在其中体重较大的胎儿。因单卵双胎之间血液循环相互沟通，占优势的胎儿循环血量多，尿量增加，而致使羊水过多。

（3）孕妇和胎儿各种疾病：如糖尿病、ABO 或 Rh 血型不合、重症胎儿水肿、妊娠高血压综合征、急性肝炎、孕妇严重贫血。糖尿病孕妇的胎儿血糖也增高，引起多尿而排入羊水中。母儿血型不合时，胎盘水肿而增重，有报道胎盘重量超过 800g 时，约 40% 合并羊水过多，绒毛水肿影响液体交换是其病理基础。

（4）胎盘脐带病变：如胎盘绒毛血管瘤、脐带帆状附着有时也能引起羊水过多。

（5）特发性羊水过多：约占 30%，不合并任何孕妇、胎儿或胎盘异常，其原因至今不明。

2. 临床表现

羊水过多可分为两种类型。

（1）急性羊水过多：多发生在妊娠 20 ~ 24 周。由于羊水快速增多，数日内子宫急剧增大，似妊娠足月或双胎妊娠大小。由于子宫在短时间内极度增大，致使横膈上抬，孕妇不能平卧，出现呼吸困难，甚至发绀，孕妇多因腹部张力过大感到疼痛，食量减少，发生便秘。由于胀大的子宫压迫下腔静脉，影响血液回流，常引起下肢及外阴部水肿及静脉曲张，孕妇行走不便仅能端坐。

（2）慢性羊水过多：常发生在妊娠 28 ~ 32 周。羊水可在数周内缓慢增多，多数孕妇能适应，在产前检查时发现宫高、腹围均大于同期孕妇。羊水过多的孕妇在体检时，见腹部膨隆大于妊娠月份，妊娠图可见宫高曲线超出正常百分位数，腹壁皮肤发亮、变薄，触诊时感到皮肤张力大，有液体震颤感，胎位不清，有时扪及胎儿部分有浮沉胎动感，胎心遥远或听不到。羊水过多的孕妇容易并发妊娠高血压综合征、胎位异常、早产。破膜后因子宫骤然缩小，可以引起胎盘早剥，破膜时脐带可随羊水滑出，造成脐带脱垂。产后因子宫过大易引起子宫收缩乏力而导致产后出血。

3. 辅助检查

（1）B 超检查：以最大羊水暗区垂直深度测定表示羊水量的方法（AFV），显示胎儿与子宫壁间的距离增大，大于 7cm 考虑为羊水过多（也有学者认为大于 8cm 方能诊断羊水过多）。若用羊水指数法（AFI），即以孕妇经脐横线与腹白线为标志点，将腹部分为四个部分测定各象限最大羊水暗区相加而得。国内资料显示，羊水指数 >18cm 为羊水过多；而国外资料认为，羊水指数 >20cm 方可诊断。经比较，羊水指数显著优于测定羊水量的方法。羊水过多时，胎儿在宫腔内只占小部分，肢体呈现自由体态，漂浮于羊水中，并可同时发现胎儿畸形、双胎等。

（2）羊膜囊造影及胎儿造影：为了解胎儿有无消化道畸形，先将 76% 泛影葡胺 20 ~ 40mL 注入羊膜腔内，3 小时后摄片，羊水中造影剂减少，胎儿肠道内出现造影剂。接着再将 40% 碘化油 20 ~ 40mL（应视羊水多少而定）注入羊膜腔，左右翻身数次，因脂溶性造影剂与胎脂有高度亲和力，注药后半小时、1 小时、24 小时分别摄片，胎儿的体表，包括头、躯干、四肢及外生殖器均可显影。羊膜囊造影可能引起早产、宫腔内感染，且造影剂、放射线对胎儿有一定损害，应慎用。

（3）神经管缺陷胎儿的检测：该类胎儿畸形易合并羊水过多。除 B 超检查外，最常用的是检测羊水及母血清甲胎蛋白（AFP）含量。开放性神经管缺损胎儿，AFP 随脑脊液渗入羊膜腔，故羊水甲胎蛋白平均值超过同期正常妊娠平均值 3 个标准差以上。母血清甲胎蛋白值超过同期正常妊娠平均值 2 个标准差以上，有助于诊断。

【饮食宜忌】

1. 饮食宜进

（1）饮食原则

①宜低盐清淡饮食：摄入过多的钠盐会造成体内水钠潴留，加重羊水过多，故羊水过多者宜低盐清淡饮食。

②宜进食益气固肾的食物：乌鸡、鸡蛋、山药、莲子、黑豆、糯米、大枣、蜂蜜等具有益气固肾的功效，孕妇伴有羊水过多者宜食用，以防早产。

（2）饮食搭配

①芹菜与核桃：芹菜具有健胃利尿、镇静降压等作用；核桃补肾固精、温肺定喘、润肠。二者搭配食用，具有降压利尿、补肝益肾等功效，适合羊水过多的孕妇食用。

②芫荽与冬瓜、黑木耳：芫荽与冬瓜、黑木耳三者搭配食用，有利尿消肿、降压调脂的作用，适合羊水过多的孕妇食用。

③黄瓜与豆腐：黄瓜具有清热解毒、消肿利尿的作用；豆腐含有较高的蛋白质和钙。两种食物搭配，营养更加丰富，适合水肿、羊水过多的患者食用。

④黄瓜与食醋：黄瓜含钾丰富，有益于心、肾疾病和水肿的治疗，若与食醋搭配，对水肿、羊水过多和小便不利有一定疗效。

⑤冬瓜与口蘑：冬瓜有利尿、清热解毒的功效；口蘑有补脾益气、养胃健身、降压防癌的作用。二者同食有利尿降压的功效，对羊水过多有一定的辅助治疗作用。

⑥苋菜与车前草：车前草具有利尿清热、明目祛痰的功效，若与具有止血抗菌作用的苋菜搭配，功效增强，可用于治疗血尿、小便不利、水肿、羊水过多。

（3）药膳食疗方

①白扁豆、赤小豆各 30g，红枣 10 枚。煎水代茶饮。

②冬瓜皮汤：冬瓜连皮不拘多少，将冬瓜洗净、切块煮熟，加入少许盐，随意服。适用于体质壮实、水湿蕴蓄之羊水过多者。

③红茶和红糖各 150g，分 7～10 次用沸水泡饮，早晚各 1 次。

2. 饮食禁忌

（1）长期禁盐：正常人每日摄入的食盐为 6g，低盐饮食或限制食盐摄入对羊水过多者有重要意义。但如果长期禁盐或应用利尿药过多，使盐摄入不足，排出过多，就会引起低钠综合征。此外，孕妇因无盐饮食无味而食欲缺乏，还会影响蛋白质和热能的摄入。因此，限盐饮食应以孕妇耐受而且不影响食欲为度，低盐饮食的食盐量以每日 3～5g 为宜。

（2）饮水过多：饮水过多不仅可使血容量增加，血压升高，增加心脏负担，而且还可加重羊水过多。故羊水过多者每日输入人体内的液体量应限制在1000mL左右。

【药物宜忌】

1. 西医治疗

（1）羊水过多合并胎儿畸形：处理原则为及时终止妊娠。

①慢性羊水过多的孕妇一般情况尚好，无明显心肺压迫症状，采用经腹羊膜腔穿刺，放出适量羊水后注入依沙吖啶50～100mg引产。

②采用高位破膜器，自宫口沿胎膜向上送入15～16mm刺破胎膜，使羊水以每小时500mL的速度缓慢流出，以免宫腔内压力骤减引起胎盘早剥。破膜放羊水过程中要注意血压、脉搏及阴道出血的情况。放羊水后，腹部放置沙袋或加腹带包扎以防休克。破膜后12小时仍无宫缩，需用抗生素。若24小时仍无宫缩，适当应用普拉睾酮促宫颈成熟，或用缩宫素、前列腺素等引产。

③先经腹部穿刺放出部分羊水，使压力减低后再行人工破膜，可避免胎盘早剥。

（2）羊水过多合并正常胎儿：应根据羊水过多的程度与胎龄而决定处理方法。

①症状严重孕妇无法忍受（胎龄不足37周），应穿刺放羊水，用18号腰椎穿刺针经腹羊膜腔穿刺，以每小时500mL的速度放出羊水，一次放羊水量不超过1500mL，以孕妇症状缓解为度。放出羊水过多可引起早产。放羊水应在B超的监测下进行，防止损伤胎盘及胎儿。严格消毒以防止感染，酌情用镇静保胎药以防早产。3～4周后可重复以减低宫腔内压力。

②前列腺素合成酶抑制药（吲哚美辛）有抗利尿的作用，期望抑制胎儿排尿治疗羊水过多。于孕22～31周开始，持续2～4周，通常≤3周。用药1周胎尿减少最明显，羊水再次增加可重复应用。用药期间，每周做1次B超进行监测。妊娠晚期羊水主要由胎尿形成，孕妇服吲哚美辛后15分钟即可在胎盘中检出。鉴于吲哚美辛有动脉导管闭合的不良反应，故不宜广泛应用。

③妊娠已近37周，在确定胎儿已成熟的情况下，行人工破膜，终止妊娠。

④症状较轻可以继续妊娠，注意休息，低盐饮食，酌情用镇静药，严密观察羊水量的变化。

无论选用何种方式放羊水，均应从腹部固定胎儿为纵产式，严密观察宫缩，注意胎盘早剥症状与脐带脱垂的发生，并预防产后出血。

2. 中医辨证论治

（1）脾气虚弱

主症：孕期胎水过多，腹大异常，腹部皮肤薄而光亮，下肢及阴部水肿，甚至全身水肿，食少腹胀，神疲肢软，面色淡黄，舌淡苔白，脉沉滑无力。

治则：健脾渗湿，养血安胎。

方药：鲤鱼汤。鲤鱼（去内脏）1条，白术15g，陈皮6g，茯苓15g，当归12g，白芍12g，生姜6g。

用法：煎浓汤，去药材，喝汤吃鱼。每日或隔日1剂。

（2）气滞湿郁

主症：孕期胎水过多，腹大异常，胸胁胀满，甚则喘不得卧，肢体肿胀，皮色不变，按之压痕不显，舌淡红苔薄腻，脉弦滑。

治则：理气行滞，利水除湿。

方药：茯苓 15g，猪苓 10g，泽泻 10g，木香 6g，砂仁 6g，陈皮 6g，紫苏叶 10g，大腹皮 15g，桑白皮 15g，白术 12g，木瓜 10g。

用法：每日 1 剂，水煎服。

3. 药物禁忌

（1）氢氯噻嗪

①不宜食用胡萝卜：氢氯噻嗪为中效利尿药，服药后可使尿中排钾明显增多，应食用含钾的食物，而胡萝卜所含的琥珀酸钾盐具有排钾作用。二者同用，可导致低钾血症，表现为全身无力、烦躁不安、胃部不适等症状。

②不宜高盐饮食：服用氢氯噻嗪期间若食盐过多（如过食咸菜、腌鱼、腌肉等），不利于氢氯噻嗪利尿作用的发挥。

③不宜饮酒及饮用含醇饮料：氢氯噻嗪可导致体内钾减少，而酒及含醇饮料（啤酒等）亦可使钾减低，若二者同服则可加重体内失钾而致低血钾症状。而且，酒及含醇饮料也不利于母体的健康和胎儿的发育。

④与生胃酮相克：生胃酮具有盐皮质激素样作用，可使血压升高、水钠潴留及钾排泄，它与噻嗪类利尿药（如氢氯噻嗪）的排钾作用相加，可使血钾明显降低。

⑤与吲哚美辛相克：噻嗪类利尿药（如氢氯噻嗪）与吲哚美辛合用可使高血压患者卧位、坐位血压升高，并可加重心力衰竭患者的心衰症状。

⑥与二氮嗪相克：降压药二氮嗪与氢氯噻嗪合用可使氢氯噻嗪的利尿作用减弱。

⑦与普萘洛尔相克：有资料表明，氢氯噻嗪与普萘洛尔并用可引起血浆极低密度脂蛋白、三酰甘油、磷脂及胆固醇浓度增高，有潜在增加冠心病的危险。

⑧与阿司匹林相克：氢氯噻嗪与阿司匹林均可轻度增加血尿酸含量，二者并用易诱发痛风。

⑨与碳酸锂相克：由于氢氯噻嗪与碳酸锂都能抑制肾小管对钠的重吸收，二者合用易引起血钠降低，促使组织对锂摄取，导致锂中毒，出现心力衰竭。

⑩与环孢素相克：氢氯噻嗪可竞争性抑制尿酸的分泌与排出，与免疫抑制剂环孢素合用，可使肾小管重吸收尿酸增加，血清尿酸浓度增高，从而诱发痛风。

⑪与洋地黄制剂相克：氢氯噻嗪排钠的同时，也增加尿钾的排出，易引起低钾血症，而低血钾可使心肌对洋地黄敏感化，导致洋地黄中毒，出现严重心律失常，如必须合用，应补充氯化钾或摄取含钾丰富的食物，如橘子、番茄等。

⑫与肌肉松弛药相克：氢氯噻嗪易致低血钾，而低血钾可加强肌肉松弛药如筒箭毒碱的肌松和麻醉作用。

⑬与氯化铵相克：因氢氯噻嗪与氯化铵合用会引起血氨增高，肝功能障碍的患者易致肝昏迷，故肝功能障碍的患者不宜合用。

（2）糖皮质激素：糖皮质激素（如可的松、甲泼尼龙等）不仅可导致兔唇、腭裂、无脑儿、生殖器或肾上腺异常、早产、死胎，还可导致钠、水潴留，加重羊水过多。

（3）吲哚美辛：妊娠晚期羊水主要由胎尿形成，吲哚美辛有抑制利尿的作用，应用吲哚美辛可抑制胎儿排尿治疗羊水过多，但吲哚美辛有动脉导管闭合的不良反应。

二十、羊水过少

【概述】

妊娠晚期羊水量少于300mL者，称为羊水过少，妊娠早、中期的羊水过少，多以流产告终。羊水过少时，羊水呈黏稠、混浊、暗绿色。过去认为羊水过少的发病率约为1%，但近年来由于B超的广泛应用，羊水过少的检出率为0.4%～4%，发病率有所增加。羊水过少因严重影响围生儿的预后，而受到重视。若羊水量＜50mL，胎儿窘迫的发生率达50%以上，围生儿死亡率达88%。

1. 病因

由于羊水生成及循环机制尚未完全阐明，有不少羊水过少的原因不明，临床多见于下列情况。

（1）胎儿畸形：如胎儿先天肾缺如、肾发育不全、输尿管或尿道狭窄等畸形致尿少或无尿而引起羊水过少。另有肺发育不全、短颈或巨颌畸形也可引起羊水过少。

（2）过期妊娠：过期妊娠时，胎盘功能减退，灌注量不足，胎儿脱水，导致羊水过少。也有学者认为过期妊娠时，胎儿成熟过度，其肾小管对抗利尿激素的敏感性增高，尿量减少导致羊水过少。由过期妊娠导致羊水过少的发生率达20%～30%。

（3）胎儿宫内发育迟缓：羊水过少是胎儿宫内发育迟缓的特征之一，慢性缺氧引起胎儿血液循环重新分配，主要供应脑和心脏，而肾血流量下降，胎尿生成减少致羊水过少。

（4）羊膜病变：电镜观察发现，羊膜上皮层在羊水过少时变薄，上皮细胞萎缩，微绒毛短粗，尖端肿胀，数目少，有鳞状上皮化生现象，细胞中粗面内质网及高尔基复合体也减少，上皮细胞和基底膜之间桥粒和半桥粒减少。

2. 临床表现

孕妇于胎动时常感腹痛，检查时发现腹围、宫高均较同期妊娠者小，子宫敏感性高，轻微刺激即可引起宫缩，临产后阵痛剧烈，宫缩多不协调，宫口扩张缓慢，产程延长。由于胎儿活动受限，故臀先露者多见。若羊水过少发生在妊娠早期，胎膜可与胎体粘连，造成胎儿畸形，甚至肢体短缺。若发生在妊娠中、晚期，子宫四周的压力直接作用于胎儿，容易引起肌肉骨骼畸形，如斜颈、曲背、手足畸形或胎儿皮肤干燥呈羊皮纸状。现已证实，妊娠期胎儿吸入少量羊水有助于胎肺膨胀和发育，羊水过少可致肺发育不全。也有学者提出对过期妊娠、胎儿宫内发育迟缓、妊娠高血压综合征的孕妇，在正式临产前已有胎心变化，应考虑有羊水过少的可能。羊水过少容易发生胎儿窘迫和新生儿窒息，增加围生儿死亡率。

3. 辅助检查

（1）B超诊断法：近年来，此法对羊水过少的诊断取得了很大进展，B超诊断羊水过少的敏感性为77%，特异性为95%，但其诊断标准尚有不同意见。妊娠晚期羊水最大暗区垂直深度≤2cm为羊水过少，羊水最大暗区垂直深度≤1cm为严重羊水过少。近来提倡的羊水指数法，比羊水量更敏感、更准确。将羊水指数≤8cm作为诊断羊水过少临界值；以羊水指数≤5cm作为诊断羊水过少的绝对值。除羊水池外，B超检查还发现羊水和胎儿交界不清、胎盘胎儿面与胎体明显接触，以及肢体挤压卷曲等。

（2）羊水直接测量：破膜时以羊水少于300mL为诊断羊水过少的标准，其性质黏稠、混浊，呈暗绿色。另外，在羊膜表面常可见多个圆形或卵圆形结节，直径2～4mm，淡灰黄色，不透明，内含复层鳞状上皮细胞及胎脂。直接测量法的最大缺点是不能早诊断。

【饮食宜忌】

1. 饮食宜进

（1）饮食原则

①宜进食富含优质蛋白质的食物：食物中优质蛋白质的主要来源是蛋、奶、瘦肉、鱼类及豆类，这些食物不仅蛋白质含量高，而且生物效价也高，易于机体吸收。因此，胎儿宫内发育迟缓的孕妇应进食足量的蛋、奶、瘦肉、鱼类及豆类食物，且应以鱼类、蛋类和植物蛋白为主。

②宜进食富含钙的食物：胎儿的骨骼、牙齿是靠食物中的钙、磷构成的，而钙的主要来源是奶、豆类、绿叶菜及海米、虾皮等，因此，胎儿宫内发育迟缓的孕妇宜进食足够的富含钙的食物。必要时可用合适的钙制剂作为补充。

③宜进食富含铁的食物：铁的良好来源是动物的肝脏、肾脏、血及蛋黄、豆类、绿叶菜，故胎儿宫内发育迟缓的孕妇宜进食足够的富含铁的食物。孕期需要补充比日常更多的铁，这是因为胎儿的需要，并为其出生前具有一定的铁储备。同时，母体血容量逐渐增加，这种增加是孕期的需要，为了胎盘及胎儿的氧运输增加血容量，也为分娩时丢失一些血液做准备。

④宜进食富含碘及其他微量元素的食物：孕妇血浆中碘的水平一般比孕前要低，而蛋白质结合碘在血中逐渐增加至分娩前，这种现象在分娩后才消失，可能是由于碘的消耗增加所致，故一部分孕妇在妊娠中甲状腺有轻度肿大的现象。因此，孕妇应多进食富含碘的食物，如紫菜、海带等。微量的锌、镁亦为孕妇及胎儿生长发育所需，大豆及豆制品含镁量较高，紫菜、蘑菇、干小虾、芝麻等也含有较高的镁。肉类、动物肝脏、蛋类及坚果中锌含量较高，牡蛎的含锌量也较高，胎儿宫内发育迟缓的孕妇也应多进食上述食物。

⑤宜进食富含维生素的食物：动物肝脏、蛋类、豆类、新鲜蔬菜和水果等含有极其丰富的维生素E、维生素C、B族维生素及微量元素锌、锡、铜等。因此，胎儿宫内发育迟缓的孕妇应多进食上述食物。

（2）饮食搭配

①油菜与虾仁：油菜富含维生素 C、维生素 K、胡萝卜素、钙、铁及纤维素等，有利于骨骼和牙齿的发育；虾仁含钙丰富，具有补肾壮阳的功效。二者搭配，可更好地促进人体对钙的吸收与利用，有利于羊水的修复，适合胎儿宫内发育迟缓的孕妇食用。

②虾皮与海带：海带含碘量高，孕妇多食有利于胎儿的大脑发育；虾皮含钙丰富。二者同食营养更加丰富，有利于羊水的修复，适于胎儿宫内发育迟缓的孕妇食用。

③白菜与蘑菇：白菜含有的锌元素对促进胎儿发育有重要作用；鲜蘑菇中有钙、磷和维生素 D 原，有助于骨骼的发育。二者同食，营养更加丰富，适于胎儿宫内发育迟缓的孕妇食用。

（3）药膳食疗方

①蜂蜜适量，以百沸汤冲服，服 1 次如未见效，约半小时后再服 1 次。

②糯米 100g，稻草 300g 切断、洗净，加水 5 碗，煮成 1 碗后服，如放鸡煮效果更好。

2. 饮食禁忌

（1）忌生冷、辛辣、刺激性食物。

（2）偏食、怪食易造成营养素缺乏、不均衡，加重胎儿宫内发育迟缓，故胎儿宫内发育迟缓的孕妇不宜偏食、怪食。孕期讲究合理营养，膳食应能提供足够的热能及各种必要的营养素，并且易于消化、吸收。营养应多样化，尽量增加品种，粗细粮搭配，荤素菜夹杂，以扩大营养素的来源。

【药物宜忌】

1. 西医治疗

羊水过少是胎儿危险极其重要的信号。若妊娠已足月，应尽快破膜引产，破膜后羊水少且黏稠，有严重胎粪污染，同时出现胎儿窘迫的其他表现，估计短时间内不能结束分娩，在除外胎儿畸形后，应选择剖宫产结束分娩，剖宫产比阴道分娩可明显降低围生儿死亡率。

近年来，应用羊膜腔输液防治妊娠中、晚期羊水过少取得了良好效果。方法之一是产时羊膜腔安放测压导管及头皮电极监护胎儿，将 37℃ 的 0.9% 氯化钠液，以每分钟 15～20mL 的速度灌注入羊膜腔，一直滴至胎心变异减速消失，或羊水指数达到 8cm。通常解除胎心变异减速，约需输注 0.9% 氯化钠液 250mL（100～700mL），若输注 800mL 后变异减速仍不消失为失败。通过羊膜腔输液可解除脐带受压，使胎心变异减速率、胎粪排出率及剖宫产率降低，提高新生儿成活率，是一种安全、经济、有效的方法，但多次羊膜腔输液有发生绒毛膜羊膜炎等并发症的可能。

2. 中医辨证论治

本病治疗重在养气血、补脾胃，使其精血充足，胎有所养。排除胎儿畸形后可按下法治疗。

（1）气血虚弱

主症：妊娠四五个月后，腹形小于妊娠月份，胎儿存活，面色萎黄，身体羸弱，头晕心悸，少气懒言，舌质淡嫩，苔少，脉细弱无力。

治则：补气益血养胎。

方药：当归 10g，熟地黄 15g，白芍 15g，人参 15g，茯苓 15g，白术 12g，炙甘草 6g。

用法：每日 1 剂，水煎服。

（2）脾肾不足

主症：妊娠腹形明显小于妊娠月份，胎儿存活，腰膝疲软，纳少便溏，或形寒畏冷，手足不温，舌质淡，苔白，脉沉迟。

治则：补益脾肾，养胎长胎。

方药：覆盆子 15g，人参 15g，白术 12g，山药 15g。

用法：每日 1 剂，水煎服。

3. 药物禁忌

（1）叶酸

①与抗癫痫药、抗惊厥药相克：抗癫痫药及抗惊厥药可使叶酸吸收不良或改变叶酸代谢，发生叶酸缺乏症；而叶酸也可降低苯妥英钠等药物的血药浓度，导致某些患者癫痫失控。

②与维生素 B_1、维生素 B_2 及维生素 C 相克：维生素 B_1、维生素 B_2 及维生素 C 均能使叶酸破坏失效，叶酸与维生素 B_1、维生素 B_2 及维生素 C 混合注射可降低叶酸的疗效。

③与复方新诺明相克：复方新诺明可降低或消除叶酸治疗巨幼细胞贫血的疗效；而叶酸可降低磺胺类药物的抗菌作用（含有对氨苯甲酸药物，如普鲁卡因、丁卡因、苯唑卡因、酵母等，均可降低磺胺类药物的抗菌作用）。

④与甲氨蝶呤、乙胺嘧啶、氨苯蝶啶、环丝氨酸、柳氮磺吡啶、阿司匹林等相克：上述药物可降低叶酸吸收或增加叶酸代谢，从而降低叶酸的疗效。

（2）维生素 E

①与影响脂肪吸收的药物相克：维生素 E 为脂溶性维生素，影响脂肪吸收的药物，如液状石蜡、新霉素及消胆胺均可影响维生素 E 的吸收，减弱维生素 E 的作用。

②与硫酸亚铁及维生素 K 相克：维生素 E 可减弱硫酸亚铁及维生素 K 的药理作用，同时硫酸亚铁还可致维生素 E 失效。

③与洋地黄、口服抗凝血药相克：维生素 E 能增加洋地黄（如地高辛）及口服抗凝血药（如华法林）的作用，同时也可增加其不良反应。

④与雌激素相克：雌激素与维生素 E 长期并用，可诱发血栓性静脉炎。

二十一、死胎

【概述】

妊娠 20 周后的胎儿在子宫内死亡，称为死胎。胎儿在分娩过程中死亡，称死产，亦是死胎的一种。死胎在宫腔内停留过久，能引起母体凝血功能障碍。

1. 病因

（1）胎盘及脐带因素：如前置胎盘、胎盘早剥、脐带帆状附着血管前置、急性绒毛膜羊膜炎、脐带打结、脐带扭转、脐带脱垂、脐带绕颈缠体等。

（2）胎儿因素：如胎儿严重畸形、胎儿宫内发育迟缓、胎儿宫内感染、遗传性疾病、母儿血型不合等。

（3）孕妇因素：如妊娠高血压综合征、过期妊娠、糖尿病、慢性肾炎、心血管疾病、全身和腹腔感染、各种原因引起的休克等。

（4）子宫局部因素：子宫张力过大或收缩力过强、子宫肌瘤、子宫畸形、子宫破裂等致局部缺血而影响胎盘、胎儿。

2. 临床表现

当胎儿死亡，孕妇自觉胎动停止，子宫不再继续增大，体重下降，乳房胀感消失。胎儿死亡后约 80% 在 2～3 周自然娩出。若死亡 3 周仍未排出，退行性变的胎盘组织释放凝血活酶进入母体血液循环，激活血管内凝血因子，引起弥散性血管内凝血，消耗血中纤维蛋白原及血小板等凝血因子。胎死宫内 4 周以上发生弥散性血管内凝血的机会明显增多，可引起分娩时的严重出血。

3. 辅助检查

B 超检查发现胎心和胎动消失是诊断死胎的可靠依据。若死亡过久可见颅板塌陷，颅骨重叠，呈袋状变形，可诊断为死胎。多普勒胎心仪听不到胎心可协助确诊。

【饮食宜忌】

1. 饮食宜进

（1）饮食原则

①宜进食高蛋白质食物：蛋白质是人体的重要组成成分，也是修复组织的重要原料，死胎后蛋白质摄入不足，则会使机体抵抗力降低，易感染其他疾病，同时也不利于子宫损伤组织的修复。因此，死胎后的妇女应进食高蛋白食物，如鸡肉、猪瘦肉、鸡蛋、牛奶、豆类及其制品等。

②宜低脂肪、易消化的清淡膳食：由于死胎后胃肠张力及蠕动均较弱，高脂肪食物易加重胃肠道负担，不易消化、吸收。因此，死胎后的妇女宜选择清淡爽口、易消化、富含营养的食物，如新鲜蔬菜、水果、米汤、稀粥、豆浆等。

（2）药膳食疗方

①艾叶 9g，干姜 9g，米醋 100mL，红糖适量。艾叶、干姜加水煎汤后去渣，入米醋、红糖再煎片刻，温服。

②党参 15g，大枣 20 枚，红糖适量。水煎服。

③黑豆 150g，炒熟，入醋 200mL，煎 3~5 沸，去豆，分 3 次服。

2. 饮食禁忌

（1）辛辣燥热之物：死胎患者机体阴津明显不足，而辣椒、胡椒、咖喱、芥末、茴香、炒瓜子、炒花生、大蒜、韭菜、油条、大饼、花椒等辛辣燥热的食物及各种经过油中煎炸、火中烤炙、炒干的食物，均会伤津耗液，加重口干、便秘、痔疮等病情。

（2）生冷寒凉之物：死胎患者脾胃功能多不佳，过于寒凉的食物会损伤脾阳，影响消化，不利于恢复健康。柿子、梨、西瓜、冬瓜、黄瓜、苦瓜、丝瓜、绿豆、白萝卜、百合、蚌肉、田螺、螃蟹、蛏子、鳖等寒性食物均应忌之。同时，各种冷饮、冰镇饮料及凉拌生菜（如生拌萝卜、拌海蜇、拌凉粉、小葱拌豆腐）等低温食物亦应忌之。

（3）坚硬粗糙及酸性食物：死胎患者身体各部位都比较虚弱，需要有一个恢复过程，在此期间身体极易受到损伤。比如，坚硬粗糙及酸性食物能损伤牙齿，使产妇日后留下牙齿易于酸痛的遗患。比较坚硬的食物，如干炒花生、瓜子、小核桃、香榧子、松子、蚕豆、黄豆、栗子、腰果等；较为粗糙的食物，如芹菜、竹笋、毛笋、冬笋、韭菜、咸菜、薤菜等；酸性食物，如酸醋、鲜山楂、柠檬、橘子、橙子、杨梅、柚、李子、桑椹、芒果、石榴、酸枣、青梅、乌梅、杨桃、青橄榄、葡萄等，应尽量避免食用。此外，具有较强的韧性、难以咀嚼的食物，如牛肉、牛筋、牛肉干、海蜇皮、螺蛳、墨鱼等亦应尽量避免食用。

（4）酒类：死胎患者饮酒，不利于子宫内膜的修复。

【药物宜忌】

1. 西医治疗

死胎一经确诊，应予引产，经羊膜腔内注入依沙吖啶引产或地诺前列酮引产，成功率均很高。在促宫颈成熟的基础上，也可用缩宫素静脉滴注法或米非司酮加米索前列酮引产。

胎儿死亡 4 周尚未排出者，应做有关凝血功能的检查。若纤维蛋白原含量 <1.5g/L，血小板 $<100 \times 10^9$/L 时，可用肝素治疗，剂量为每次 0.5mg/kg，每 6 小时给药 1 次，用药期间以试管法测凝血时间监测。一般用药 24~48 小时后可使纤维蛋白原和血小板恢复到有效止血水平，然后再引产，并备新鲜血。注意预防产后出血和感染。产后仔细检查胎盘、脐带及胎儿，寻找死胎发生的原因。

2. 中医辨证论治

死胎一经确诊，应立即处理，从速促其下胎。在下胎之时，有时出现阴道大量出血，或出现弥散性血管内凝血，应尽快取出死胎，以免重伤气血，危及孕妇生命。必要时除采用上述西医治疗方法以外，还可用中医辨证论治。

（1）气血虚弱

主症：胎死腹中，腹部不再继续增大，胎心、胎动停止，小腹疼痛或有冷感，精神疲倦，面色苍白，气短懒言，纳呆，或口有恶臭，舌淡苔薄腻，脉虚大而涩。

治则：养血活血，益气下胎。

方药：人参30g，当归30g，益母草30g，赤石脂20g，炒黑芥穗10g。

用法：每日1剂，水煎服。

（2）脾虚湿困

主症：子死腹中，久不产下，胸腹满闷，小腹疼痛，神疲嗜睡，口出秽气，苔白厚腻，脉濡细。

治则：燥湿健脾，行气下胎。

方药：苍术15g，厚朴15g，陈皮12g，甘草6g，枳实15g，芒硝30g。

用法：每日1剂，水煎服。

（3）血瘀

主症：妊娠胎动停止，阴道不时下血，色紫黑，小腹疼痛，面色青暗，口出恶臭，口唇舌青，舌紫暗，脉沉涩。

治则：活血行气，祛瘀下胎。

方药：当归30g，肉桂6g，车前子15g，牛膝20g，红花15g。

用法：每日1剂，水煎服。

3. 药物禁忌

服用吲哚美辛、阿司匹林时应注意以下问题。

（1）不宜用果汁或清凉饮料服药：果汁、清凉饮料的果酸容易导致药物提前分解或溶化，不利于药物在小肠内的吸收，而大大降低药效；而且吲哚美辛、阿司匹林等药物对胃黏膜有刺激作用，果酸则可加剧对胃壁的刺激，甚至造成胃黏膜出血。

（2）不宜饮酒类：因酒精能增加胃酸分泌，并且药和酒精都能使胃黏膜血流加快。故服用吲哚美辛、阿司匹林时不宜同时饮酒，否则会引起胃黏膜屏障的损伤，甚至胃出血。

（3）不宜饮茶水：因茶中含鞣酸、咖啡因及茶碱等成分，咖啡因有促进胃液分泌的作用，可加重阿司匹林对胃的损害。

（4）不宜过食酸性食物：阿司匹林对胃黏膜有直接刺激作用，与酸性食物（如醋、酸菜、咸肉、鱼、山楂、杨梅等）同服可增加对胃的刺激。

（5）不宜饭前服用：饭前胃酸较多，而阿司匹林等药物在胃中经过胃酸作用可析出水杨酸，对胃黏膜有刺激作用，可引起恶心、呕吐等胃肠道反应。

其余参见"流产"相关内容。

第三章 产褥期药食宜忌

第一节 产褥期日常生活调养

一、产后护理

1. 会阴部护理

分娩后，母体生理功能变化很大，再加上分娩时体力消耗，使产褥期的妇女身体抵抗力比较弱，容易被病毒感染。而且，由于会阴分娩时先露的压迫及助产的操作，局部发生轻度充血、水肿，或有会阴部裂伤或侧切伤口。而会阴部很容易被尿液、大便及恶露污染，细菌容易通过尚未完全闭合的子宫侵入，引发炎症，影响产妇的身体健康，所以会阴部的护理非常重要。

护理会阴部主要可从如下方面着手。

（1）每天早晚和大小便以后，用 1:5000 高锰酸钾液或 0.1% 新洁尔灭液冲洗会阴部，每天 2~3 次，千万不要用生水。

（2）尽量保持会阴部清洁、干燥，内衣裤要勤洗勤换，洗后应在阳光下曝晒消毒。月经用品要用消毒后的卫生巾或其他卫生用品，并注意更换。

（3）会阴部有缝线者，每天要检查伤口周围有无红肿、硬结及分泌物。一般于产后 3~5 天会拆线；若发现伤口有感染，应及早拆除缝线，创面应每天换药，并用红外线局部照射，尽量暴露伤口以保持表面干燥促进愈合。

（4）如会阴水肿，可用 50% 硫酸镁湿热敷或 75% 酒精湿敷，平卧时应卧向伤口的对侧，以免恶露流向伤口，增加感染的机会。

（5）会阴伤口一般 2 周后完全愈合，此后可以改为每天 1 次会阴擦洗。

2. 乳房护理

乳汁是婴儿的重要食物来源，乳房的护理与保养非常重要。

（1）乳房的清洁：乳头上的小伤口感染都会引起乳腺炎，因此应做好乳头、乳房的清洁工作，避免乳头破损。每次哺乳、按摩之前，一定要用肥皂洗手，用硼酸擦拭乳头、乳房，哺乳后也要把乳头擦干净。

不哺乳时要戴干净的乳罩，并经常更换。乳罩大小要合适，以保护胀大的乳房。

（2）促进乳汁分泌：开乳前用棉签蘸植物油浸湿乳头，将乳头、乳晕上的垢痂清除，然后用热水和软毛巾擦洗干净。

哺乳前应稍微挤出些乳汁，这样能促进正常分泌；哺乳时婴儿应含至乳晕部分。

在乳汁分泌不好时，仍应让婴儿吸吮乳头，这样才能促进乳汁反复分泌及排出。

有空时做一下乳房按摩，按摩之前用蒸过的热毛巾覆盖住乳房，按摩时动作要轻柔。

要多吃营养高的食物，并注意营养均衡。应保证充足的睡眠和休息，精神要安定，否则会影响乳汁的分泌。

3. 剖宫产术后护理

剖宫产与阴道分娩不同，它要在小腹部切一个切口，打开腹腔，切开子宫，取出胎儿，然后层层缝合。因此，子宫手术创面大，又和藏有细菌的阴道相通连，所以手术后容易导致很多并发症和后遗症。其中，常见的并发症有感染子宫出血、尿潴留、发热、肠粘连等；较严重的并发症有羊水栓塞、肺栓塞，可致产后猝死；远期后遗症有慢性输卵管炎及子宫内膜异位症等。为了预防这些并发症，必须加强剖宫产后的自我保健，方法如下。

（1）要坚持补液，防止血液浓缩及血栓形成：产妇在分娩时消耗多，进食少，血液浓缩，加之产后血液呈高凝状态，容易形成血栓，诱发肺栓塞，导致猝死。故术后3天应坚持输液，补充水分，纠正脱水状态，输液时采用上肢输液。在所输的液体中，应含葡萄糖、抗生素，以防感染、发热，促进伤口愈合。此外，术后6小时可进食些蛋花汤、米汤等流质食物。术后第2天可吃鲫鱼汤、炖蛋、粥等半流质食物。术后1周可吃易消化的产后普通饮食。

（2）要早活动：体力许可时，在术后24小时后要试着下地活动，并逐日增加活动量。这样可以缓解腹胀，促进肠蠕动，预防肠粘连、血栓形成、肺栓塞猝死等。

（3）要防止产褥期感染：要注意保持腹部伤口及外阴部清洁，每日冲洗外阴1～2次，月经用品及内衣内裤要消毒并勤换。

（4）注意阴道出血：由于剖宫产时子宫出血较多，应注意观察阴道的出血量，如果远超过月经量，应及时通知医生，采取止血措施。

（5）防止腹部伤口裂开：当咳嗽、恶心、呕吐时，有可能会崩断腹部缝线，应按住伤口两侧，防止伤口裂开。

（6）应及时排尿：在导尿管拔出后3～4小时，产妇就应及时排尿。若卧床解不出，应变换姿势或告诉医生采取适当措施。

（7）记住测体温：产后可能因炎症出现低热，如体温超过37.4℃，则不能马上出院，应继续观察治疗。即使出院回家，一周内也要每天下午测一次体温，发现体温高时及时处理，不要等高热再去就医，以免使炎症不好控制。

（8）注意产后晚期出血：剖宫产子宫上有伤口，较易发生产后晚期出血，回家后如恶露明显增多，如月经量，应立即就医。

（9）注意经期伤口处疼痛：剖宫产子宫的伤口部位常发生于子宫内膜异位症。其症状主要是经期伤口处持续胀痛，后期可出现腹部肿块，此时应及时就诊。

（10）尽早采取避孕措施：剖宫产后不宜马上怀孕，应及早避孕，以免意外受孕给女性带来危害。

二、生活安排

1. 休息与运动

产妇刚生下婴儿，身体虚弱，需要充分的调养才能复原，故充足的休息对产妇非常重要。

产妇分娩后应多躺在床上，既能消除疲劳，也有助于子宫和产后的损伤早些痊愈。如有弛缓性出血或子宫裂伤时，更需要特别安静地卧床。

产妇睡眠时，尽量不要用左侧位，这样心脏容易受压迫，影响心脏的血液循环。最好采用右侧位，肢体自然屈曲，使全身肌肉放松，有利于消除疲劳和保持气道、血脉畅通。睡眠时间要充分，每天要保证 10 个小时左右。

为了能保证休息与睡眠的质量，在寝具上也应有所讲究。褥子应当比被子厚，有一定的柔软度，但也不要过于柔软和有弹性，那样对产妇睡眠也无好处。产妇的被盖应轻柔而保暖，以减轻对身体压迫。孕妇应穿柔软宽大的睡衣，有助于入眠。

但是，在保证休息的同时，也不能忘记适当的运动。产妇若不及时运动，不仅不利于产后会阴部的清洁卫生，还会影响产妇的身体健康，长时间地躺在床上也会带来推迟康复的结果。所以产妇要及时下床活动，这样不仅有利于恶露的排出、子宫的复旧，还能促进血液循环，改善生理功能。

一般顺产的产妇在产后 6～12 小时，可以起床稍微活动，包括坐在床边、扶着床边稍微走动；24 小时后就可以下床做些轻微的活动，包括洗脸、上厕所都可以自己走着去。剖宫产的产妇一般第 1 天需要绝对卧床休息，24 小时后可在床上活动或扶着床边走，第 3～4 天可以下床轻微活动，活动量逐渐增加，拆线后可以做仰卧起坐、产后体操、缩肛运动等。

经常有产妇在突然起床下地时有头晕现象，这主要是长期卧床后引起的头部一过性缺血所致。因此，产妇在下地前，一定要先在床上坐几分钟，感觉没有什么不适时再下地活动，使机体有一个适应的过程。一旦发生晕厥，也不要惊慌，只需要在床上平躺一会儿就会自动恢复。

产后活动应循序渐进，逐渐增加活动范围和活动量。产后前半个月可以做仰卧起坐、产后操、缩肛运动以及其他一些较轻微的日常活动；后半个月后可以做一些轻便的家务；较重的劳动应在孩子满月以后做。产褥期注意不要站立过久（以免发生子宫脱垂），也要少取蹲位，更切忌从事任何重体力劳动。

2. 产妇衣着

产后产妇的衣着影响产妇的康复。产妇的衣裤应选用透气、吸汗、无刺激的纯棉或纯毛制品，尤其是内衣内裤，要选用宽大舒适的纯棉制品，不能穿紧身衣；胸罩大小要合适，以免影响血液循环和乳汁的分泌。

产妇的穿着应适中，冬天要注意保暖，夏天却不能穿得过多，以免中暑和生痱子。如果怕见风，可以穿长袖衣服，但不必戴帽子。

产妇的鞋子，应选择穿起来舒适而吸汗性能好的平底鞋，不要穿高跟鞋和硬底鞋。

即使在夏天也要穿袜子，袜子以纯棉或毛线编织者为宜。

产妇的衣物要勤洗勤换，尤其是常被奶汁弄湿的胸罩、内衣以及被恶露弄脏的内裤，产后第 1 周每天都要更换，1 周后也要勤换，被罩、床单要勤换洗，保持清洁干燥。

3. 洗头、洗澡和口腔卫生

（1）洗头：产后第 2 天就允许洗头，但不可太累，要注意保暖，洗后要立即用吹风机吹干。

（2）洗澡：如果没有特别的异常，产后第 3 天就可以洗澡了，但要洗淋浴，不要盆浴，以免污水进入阴道引起感染。每次洗澡的时间不要太长，15～20 分钟即可；洗澡次数不可太多，比正常人略少些；不要空腹洗澡，以免发生低血糖。冬天洗澡要预防伤风感冒，最好用干净毛巾擦身或用温水擦身。

（3）口腔卫生：妇女妊娠后，很容易出现妊娠性牙龈炎，并且会持续到分娩后一段时间。产妇分娩以后，若是忽视了口腔卫生，不但会产生令人生厌的口臭，而且极易患龋齿、牙周炎等口腔疾病，影响产妇今后的健康，由此产妇应做到以下几点。

①饭后及时漱口：每次进食完毕，应用温水漱口 10～15 次。

②早晚要坚持刷牙：每次刷 3 分钟，宜用温热水，避免冷水刺激，且里外都要刷，用力不要过大、过猛。

③常叩牙齿：叩齿可使产妇利用咀嚼运动所形成的生理刺激，提高牙龈本身的抗病能力。叩齿时，用力要均匀，速度不要过快或过慢，上、下牙每天早晚各空叩 50 次。

4. 哺乳

母乳是婴儿的最佳营养品，同时，哺乳对母体的健康也非常有利，因此，要尽可能母乳喂养。

在哺乳的前后，要用清洁的温水好好擦拭乳头和乳房。如果乳头有损伤时，应暂时停止哺乳以保护乳头。但在停止哺乳期间，要注意经常用吸奶器把乳汁吸出来。

对于乳头上的伤口，要特别注意保持清洁以预防细菌的侵入，可早些使用抗生素，尽可能不要使之化脓。

5. 产后休养环境

产妇居室内的空气要新鲜，要经常打开门窗通风换气，即使冬天也要定时、短时间地开窗换气。但要注意，门窗的空气不要对流，不要让冷风直接吹到产妇及婴儿身上，以免着凉。切忌在室内设宴摆酒，避免室内乌烟瘴气、酒气熏天。

室内的温度、湿度要适宜。冬天室内温度可保持在 20℃～22℃，湿度为 30%～50%；没有暖气的家庭可用电热取暖器。若太干燥，可用加湿器。夏天温度应保持在 23℃～28℃，湿度 30%～60%。可用电风扇、空调、凉席等防暑降温，但也要注意电风扇或空调的风不直接吹到产妇及婴儿身上。

产妇居室采光要明暗适中，随时调节，要选择阳光充足和朝向好的房间作为寝室，这样，夏季可以避免过热，冬天又能得到最大限度的阳光照射，使居室温暖。

另外，产妇的居室要清洁卫生，最好在产妇出院之前用3%的来苏水将居室和卫生间彻底消毒。物品摆放要整齐，将产妇及婴儿的用品要分类整理好，不要乱放或乱用。

6. 看书看电视

看书、看电视一般都不会影响产妇的健康。看书报只要时间不过长、光线好、姿势正确，对孕妇的眼睛是不会有损害的。

电视有一定辐射，据专家测试，距离电视机1.5米以外的放射线辐射剂量低，相对比较安全。然而连续几个小时看电视，还是会容易疲劳。因此，只要看电视掌握好时间和距离，还是很安全的。

7. 产后一周的日常生活

产后的日常起居要注意以下几点。

（1）分娩当天：刚分娩后由于产后疲劳，产妇充分休养是必要的。肚子饿了，可吃些清淡饭菜，不要吃刺激性食物。剖宫产的产妇36小时后才能进食。由于子宫收缩引起的肚子疼痛，或会阴缝合部位疼痛时，在身体移动时，双膝并拢能缓解疼痛。

顺产的产妇第1天没有异常者，分娩后8小时左右，在医生指导下，开始下床步行。会阴切开的产妇，在12小时以后开始下床步行，并可自己排尿、排便、处理恶露。

乳房肿胀者可由助产士进行授乳和乳房按摩的指导，尝试初次哺乳。即使不出乳汁，只让新生儿含着乳头也行。哺乳后有时恶露会增多，这是刺激乳头引起子宫收缩的结果，不必在意。

从这时起，要在床上做子宫按摩，这对腹部紧张度的恢复、肠道的运动、子宫的收缩、盆底肌的恢复都有好处。腹带和紧腰衣对腹壁弛缓的恢复、促使子宫收缩、保暖、方便行动都是最适合的，因此腹带应使用4～6周。

（2）第2天：开始流出丰富的初乳，尽量让婴儿吸吮。继续进行乳房按摩。以不疲劳为限，试着在室内步行。没有异常的产妇，从今天起可以淋浴。

（3）第3天：剖宫产的产妇可以开始步行，但别累着。产后2～3天，有和血一样的鲜红的恶露。有血块时，要向医生提出。

（4）第4、5天：在第4、5天，缝合的部位要拆线。婴儿到新生儿科受诊。如发现代谢异常，可去新生儿室；有股关节脱臼和斜颈等异常时，可以接受诊治。

（5）第6天：母子都要做出院前的诊察。如均无异常，可同时出院。领母子健康手册。申请出生证明书。

（6）出院后第1周：不要过度劳累，不能盆浴，可用热水擦身，或使用淋浴清洁身体。有会阴缝合的人，不能使用肥皂。继续做乳房按摩、产褥体操，不要马虎。有出血、发热、疼痛等异常时，要立刻去医院。

三、产后疾病预防

1. 子宫复原不全

即由于子宫收缩不好，迟迟恢复不到原来的样子。尽管分娩后已经过去好多天，但子宫还比较大而且柔软，红色和褐色恶露一直持续不断，偶尔感到下腹部疼痛。

此种情况多是由于子宫内残留有胎膜，服用子宫收缩药和压迫子宫可以治愈。如果这些方法无效，必须施行子宫内清除术。

分娩后轻率地早期离床，或在膀胱、直肠里存尿存便，不及时排出，也是造成子宫恢复迟缓的原因之一，要特别注意。

2. 胎盘残留

有的人在分娩后不久，发现突然出血，这是因为胎盘和胎膜等的一部分残留在子宫腔内。

治疗时要施行子宫内清除术，在排出残存物的同时，还要使用子宫收缩剂、止血剂等药物，以保证安全。

3. 晚期出血

晚期出血也是分娩后不久发生的出血现象，这是一度止血的子宫颈管裂伤和阴道壁的伤口等处再次出血，应立即缝合伤口。

4. 产褥热

有的产妇从分娩后 2～3 天开始体温持续 38℃ 以上，或持续发冷，这是因为子宫内有感染而发热，叫作产褥热。

此种情况多是由于在分娩过程中使用的器具消毒不彻底，或恶露的处理过程不清洁，以及产妇自身患感染症（扁桃腺炎、阴道炎等），被腐败菌、化脓菌所侵袭造成的。严重时全身状态恶化，可能引起败血症。发热时，不要滥服退热剂，应请医生诊断、治疗。

预防方法是：在处理恶露时要注意清洁，更应注意外阴部等局部的清洁；卧床休息、保暖；此外，要摄取适当的营养，以保持全身状态良好。

5. 后宫缩

在产褥初期，有轻微的下腹部疼痛，这是由于子宫不规则的收缩所产生的后宫缩和产后腹痛。这种现象不是病态，不必担心。

应当注意的是，初产妇如果子宫或阴道内残留着血块或部分胎盘、胎膜，也会导致痉挛性子宫收缩，有时会错认为是后宫缩。

6. 会阴缝合的疼痛

有时会阴缝合的伤口痉挛或疼痛，但在拆线以后，就不会再疼了。如果还继续疼痛，也许有血肿形成，要及时请医生诊断。

7. 恶露的恶臭

恶露散出像腐烂鱼的恶臭时，可怀疑是产道和子宫被细菌感染。继续发展时会导致产褥热，因此必须及早治疗，应该用抗生素。

8. 痔疮

怀孕期患痔疮者，因为在分娩时强用力，分娩后痔疮一般都易恶化。痔疮在分娩后 2～3 周内红肿，而且特别疼，产妇因为疼痛而常久憋大便，引起便秘，使痔疮更加恶化，由此形成恶性循环。在治疗时除用栓剂和软膏等外，还应注意饮食，不要形成便秘，不要早期离床。只需 1 个月左右，红肿和疼痛便都会消失。

9. 妊娠高血压综合征的后遗症

一般来讲，即使患有妊娠高血压综合征，分娩过后血压也应降下来，浮肿、蛋白尿消失，但是偶尔也有分娩后还是原症状未变的情况。此外，也有的产妇在怀孕期没有问题，可是分娩后却出现高血压等症状。

妊高症后遗症的主要症状是浮肿、蛋白尿、高血压等。这些症状有时会单项出现。出现症状时，应接受治疗，特别是在怀孕期就有此症状的人，更要治疗。若治疗不彻底留下后遗症，下次怀孕时，症状会加重，还可能患慢性肾炎。

出院后应充分休养，在完全好转以前都要接受检查和治疗。

10. 耻骨联合分离

有时会发生骨盆的耻骨联合在分娩时分离，一活动就特别疼，要固定骨盆进行矫正。

11. 子宫脱垂、阴道前后壁膨出

由于分娩，支撑子宫和阴道的骨盆底的肌肉和韧带松弛，导致子宫从骨盆底垂落和阴道壁膨出，其程度各不相同。初产妇几乎没有这种情况，多见于经产妇。严重时必须施行手术。

12. 乳头皲裂伤、表皮剥落

乳头皲裂伤在初产妇比较多见。这是由于乳水流通不畅或者还不熟悉哺乳，婴儿含乳头的方式不正确，造成乳头破溃受伤，乳头和乳晕的表皮剥落。

趁伤口小时，敷上铋糊软膏，注意乳头清洁，以免细菌感染。如因为疼痛而拒绝哺乳，乳汁积存会形成淤乳（乳汁滞留症），可采取挤乳喂养等方法，防止乳汁滞留。

13. 淤乳（乳汁滞留症）

乳汁滞留在乳房中，引起淤乳，乳房红肿发热、质地较硬，继而会发展成为乳腺炎。因此必须在早期治疗，可以做乳房按摩，一般挤出乳汁就会好转。但随便操作是危险的，要尽早接受医生的诊治，遵医嘱行事。

14. 乳腺炎

在哺乳期发生的乳腺炎，叫作产褥乳腺炎，多是由于淤乳处置不当引起化脓，或从乳头伤口进入化脓菌引起感染的。乳房红肿发硬，疼痛也很剧烈，体温可达 38℃ 左右。严重者，积存的脓液使乳房变得又软又大，最后从乳头往外流脓，这时要切开排脓。

在产褥 4~7 日左右易发生乳汁滞留、发热，因此要充分哺乳，哺乳后要将乳房挤空。乳房发硬或疼痛剧烈时，尽早请医生诊治。

15. 膀胱炎、肾盂肾炎

产后，由于容易造成排尿困难而进行导尿，或是憋尿，或恶露处理得不清洁，或因分娩使膀胱黏膜受伤，都会引起尿道感染，导致膀胱炎、肾盂肾炎。

预防方法：勤做恶露处理，注意清洁，不憋尿。

膀胱炎的症状是尿频（尿的次数增多）、有残尿感（排尿后总觉得没尿净）、排尿

时疼痛、尿混浊。

肾盂肾炎是细菌感染波及肾盂，因此几乎是与膀胱炎并发。患者常突然感到冷，忽而高热达40℃左右，忽而又降下来，被感染的肾脏附近有压痛感。

肾盂肾炎、膀胱炎的发热和产褥热相似，但尿混浊、尿常规发现细菌可与产褥热区别。可应用抗生素治疗。如不彻底治愈，容易再犯。

16. 排尿障碍

产后前两天有尿意却不能顺利排出，这是因为在分娩中膀胱被压迫，由于用劲膀胱壁、腹壁的紧张减退，排尿的力量减弱。另外，因会阴切开和外阴部的伤口疼痛，加之产妇躺着也可致排尿困难。

积尿不仅会影响子宫收缩，而且由于尿液浓缩会成为感染的因素，所以尽管伤口有些疼痛，也要努力做到自然排尿。早期离床可以预防排尿障碍。分娩后8小时以上还没有自然排尿时，可考虑导尿。

17. 便秘和贫血

产后很多产妇都会出现便秘，这是因为分娩后活动少，胃肠蠕动减弱，加之腹压降低，不易用劲。

由于分娩时出血，特别是有弛缓性出血或子宫颈管裂伤等情况时，产妇容易发生贫血。

18. 头痛、头沉重感

产后，有贫血、血压高、因剖宫产使用过麻醉药、疲劳过度的产妇，有时会感到头痛或头沉重。如果充分睡眠，症状可以缓和，严重者需要请教医生。

19. 手脚麻木

产后，有浮肿或产后疲劳不能充分消除时，有时会出现手脚麻木，偶尔还会感到手无力、腿沉重，这些症状会随着身体的恢复而消失。

20. 腰部肌肉疼痛

产前支撑大肚子和分娩时用力，会导致产后腰部肌肉发生酸痛；在产褥早期过量活动也是造成腰痛的原因之一。一般1周左右腰痛能得到缓解，如久拖不愈，应去咨询医生。

四、产后性生活与避孕

1. 产后性生活

产后的性生活，最早应在分娩2个月以后，而且应在产后定期检查时，得到医生的允许再开始。这是因为分娩时，阴道黏膜被撑大变薄，很容易受伤或感染，而且这时子宫口恢复得也不好，关闭不严。如果过早进行性生活，会导致细菌入侵，引起妇科疾病，有时会造成出血。

分娩8周以后，如产妇身体恢复得好，在征得医生同意之后，可以尝试过性生活。但动作不能激烈，次数要控制在每月3~5次。开始时要注意调情，激发妻子性欲，并可使用一些润滑剂，以免挫伤阴道。

　　这时许多夫妻会遇到的问题是妻子性快感减退和性欲降低。这是因为孕产的过程改变了阴道的紧张度，使阴道变松弛，性交时对阴茎摩擦刺激的感觉能力降低，性快感就会减退；还有的妇女在生孩子后，把注意力都放在哺育孩子上，对性生活的兴趣下降；也有人在分娩过程中遭受痛苦而患上性恐惧症。总之，面对这些情况，妻子应在心理上端正对性生活的态度，不能冷淡丈夫；同时要努力使阴道早日恢复其紧张度，可以在做产后保健锻炼时特别加强阴道收缩的锻炼。作为丈夫，应该了解女性在这一时期内的心理和生理特点，要有耐心，要多花一些时间照顾家庭，让妻子感觉到丈夫的爱和家庭的温暖，以引发妻子的激情，获得性满足。

2. 避孕

　　产后恢复性生活，一定要注意避孕。一般来讲，在产后恢复性生活的同时，就要开始避孕。产后的月经不知从何时开始，而且周期也不稳定，再次排卵的时间要比再次开始月经的时间要早些，因此即使没有月经也不能忘记避孕，以免在产后意外受孕。

　　由于体温不稳定，产褥期不适于用基础体温法。产后2个月期间，身体还未恢复，不能用避孕环。其他如阴道药物，外用杀精剂只要不影响哺乳，在征得医生同意后皆可使用。

第二节　产褥期饮食宜忌

一、饮食宜进

（一）临产前助产、促乳饮食

1. 助产饮食

　　到妊娠晚期，尤其是临近预产期的时候，适宜吃一些高营养但脂肪和热能较低的食物，既补益身体，为临近到来的分娩活动储蓄足够的精力，也为腹中胎儿宝宝的营养储备提供足量的来源。

　　（1）红枣豆香炖猪肘：红枣5枚，水发黄豆20g，猪肘1个，生姜、盐、红糖、料酒适量。红枣洗净，猪肘去净毛，生姜去皮切片。锅内加水烧沸入猪肘、料酒，用中火煮至血水净，捞起冲净。把猪肘放入盅内，加入生姜、红枣、黄豆、红糖、盐，入清水加盖，入蒸屉隔水炖2小时，挑出姜即可食用。

　　（2）陈皮海带粥：海带、粳米各100g，陈皮2片，白糖适量。海带用温水浸软、漂洗净，切成碎末；陈皮用清水洗净。粳米淘洗净入锅中加水适量，置火上煮沸后加陈皮、海带，小火煮至粥成，加白糖调味即可。临产食用，能积蓄力气，有助于顺利分娩。

　　（3）冬苋菜粥：冬苋菜250g，粳米100g，精盐适量。冬苋菜择洗干净切细；粳米淘洗净。锅置火上，加入清水、粳米，煮至粥将成时，加入冬苋菜、精盐，略煮即成。临产前食用，能滑胎易产。

（4）豆腐皮粥：豆腐皮 50g，粳米 100g，冰糖适量。豆腐皮放入清水中漂洗干净，切成丝。粳米淘洗净入锅中加清水适量，先用武火煮沸后，改用文火煮至粥将成时加入豆腐皮、冰糖，续煮至粥成。临产前食用，能使胎滑易产，缩短产程。

（5）空心菜粥：空心菜 200g，粳米 100g，精盐少许。空心菜择洗干净，切细；粳米淘洗干净。锅置火上入适量清水、粳米，煮至粥将成时，加入空心菜、精盐，续煮至粥成。临产前食用能滑胎易产。

（6）小米面茶：小米面 1000g，麻酱 250g，芝麻仁 10g，香油、精盐、姜粉各适量。芝麻仁去杂用水冲洗净，沥干水分，入锅炒焦黄色后擀碎，加入精盐拌，做成芝麻盐在一起。锅置火上入适量清水、姜粉，烧沸后用小米面调成稀糊状倒入锅内，略加搅拌，开锅后盛入碗内。将麻酱和香油调匀，用小勺淋入碗内，再撒入芝麻盐，即可食用。可增加营养，助顺产。

（7）马齿苋粥：新鲜马齿苋 150g，粳米 100g，精盐少许。马齿苋择洗净，入沸水中焯一下，捞出后漂去黏液，切成碎段；粳米淘洗净。锅置火上入清水、粳米，煮至半熟时，加入马齿苋，续煮至粥成，用精盐调味后即可食用。本粥有健脾胃、清热、凉血、利尿、助产的功效，临产前食用，可滑胎易产。

（8）紫苋菜粥：紫苋菜 250g，粳米 100g，精盐适量。紫苋菜择洗干净，切成细丝。粳米淘洗干净，放入煮锅内，加清水适量置火上，煮至粥快熟时，入紫苋菜、精盐稍煮即成。适用于产前产后赤白痢疾、急性肠炎、宫颈炎等，特别是临产时进食，能利窍滑胎易产。

（9）藕莲炖排骨：排骨 500g，莲子 200g，莲藕 500g，料酒、盐、姜、葱适量。排骨剁块洗净，入沸水煮 20 分钟后，撇去浮沫，捞出待用；莲藕刮皮切块；莲子洗净备用。砂锅中加清水入莲藕煮沸，再加入排骨和莲子，改用小火炖煮，入盐和料酒、姜、葱，炖约 1 小时，待骨烂肉酥菜熟即可。有补心益脾、止血安神的作用。

2. 产前促乳饮食

有不少孕妇到了妊娠晚期以后，就会自动有适量的初乳分泌。临近预产期，多数孕妇都会乳房发胀，不少人会偶然出现泌乳现象。此时要注意保持乳房的卫生，在经常清洁和滋润乳头的同时，可以开始吃一些产前促乳食物，为即将临产后的哺乳做准备。

临产期将至，适当吃一些有促进乳汁分泌作用的饮食，不仅对分娩后新生儿母乳喂养有利，更是有益于新妈妈产后身体机能的全面恢复。

（1）菠菜鱼片汤：鲤鱼 1 条（约 1000g），菠菜 300g，火腿 200g，葱、姜、料酒、盐、植物油适量。鲤鱼去鳞及内脏，洗净后切成半厘米的薄片，用盐和料酒腌渍半小时；菠菜择洗净切段；火腿切成末。锅入油，上火烧到五成热后加入姜、葱，爆出香味后下入鱼片，稍煎至发白后，加入适量水和料酒，武火烧沸后改用文火煮 20 分钟后放入菠菜段，汤沸后加入火腿末、盐即可。

（2）奶油白菜：白菜 500g，牛奶 100mL，高汤适量，盐、淀粉少许。白菜洗净切段，锅上火入油烧热后，加白菜翻炒后加入高汤，煮沸至菜熟后，入盐调味，淀粉用水调匀后，加入牛奶混合，加入菜中收汁即可。

（3）螵蛸蛋茶饮：桑螵蛸100g，鸡蛋2只，红糖50g，茶叶5g。桑螵蛸与鸡蛋洗净后同入砂锅加清水，用小火炖煮1小时后，加放红糖和茶再煮沸，等到茶煮出香味后，取出蛋去壳，食蛋饮茶，每天饮数次。有强筋壮骨、安胎催乳的功效。

（二）、产后饮食与营养

1. 产妇的营养需求

产妇经过分娩，体力消耗很大，加之哺乳，妇女产后的营养需求量比妊娠时还要大。

据研究，在产后的一年里，哺乳妇女大约每日需要热量3200kcal，蛋白质90~100g，钙2000mg，铁15mg，维生素A 3900U，维生素B_1 1.6mg，维生素B_2 1.6mg，烟酸16mg，维生素C 150mg。

2. 产后的饮食原则

产妇营养的好坏，直接关系到乳汁的数量和质量，也直接影响产妇身体的康复。因此，产妇的饮食调养应做到质量好、品种丰富、软烂可口，并多食汤类，但也不可大吃大喝，导致发胖。产后的饮食调养要注意以下几个方面。

（1）多进食营养价值高的食物

①肉类、禽类、鱼类：如猪肉、牛肉、羊肉、鸡、鸭、鲫鱼、黑鱼，特别是动物肝脏，除富含蛋白质外，其所含的铁及维生素A、维生素B是其他食物无法比拟的，最好每周能吃2次。

②乳类：牛奶含有丰富的必需氨基酸和钙、磷等多种微量元素及维生素，是补钙的良好食物来源。产妇可每日饮用1~2杯鲜奶。

③豆类及豆制品：大豆含有丰富的优质蛋白质，也是肉类的最好替代、互补食物。产妇要多喝豆浆，多吃千张、豆腐干等。

④汤类：产后应多喝汤，高质量的汤不仅美味可口，还能促进乳汁分泌。产妇经常喝的汤有猪蹄汤、鲫鱼汤、猪肝汤、排骨汤、腰子汤等，不同种类的汤，可以互相调换着喝。

⑤蛋类：如鸡蛋、鹌鹑蛋等。一般产妇每天吃4个鸡蛋就够了，并且以水煮蛋为宜。

（2）多吃蔬菜和水果：蔬菜和水果中富含钙、铁、维生素和纤维素。干果、大枣富含钙、铁、维生素C，也可以适当多吃些。其他的应时水果如苹果、橘子、葡萄、草莓都可适当吃些，但要适量，以免伤及脾胃。

（3）适量吃红糖：红糖由于加工不如白糖精细，所以，其含铁量及含钙量较白糖高，产后适当吃红糖，不但能补血，还能促进恶露的排出。

（4）适当加餐：产后仅靠一日三餐是不能满足需要的，一般在三餐之外再适当添加2~3餐，加餐品种根据个人口味而定。

（5）多吃易消化及刺激性小的食物：有些食物虽然营养价值高，却不易消化，尤其是产妇活动少，更易引起肠胃不适和便秘，所以要多吃易消化的食物。另外，还要少吃刺激性的食物，不吸烟，不喝酒，以免影响婴儿。

（6）饮食要清淡适宜：月子里的饮食应清淡适宜，即在调味料上如葱、姜、大蒜、花椒、辣椒、料酒等应少于一般人的量，食盐也以少放为宜，但并不是不放或过少，放各种调味料除有增加胃口、促进食欲外，对产妇身体康复亦是有利的。

（7）调护脾胃，以利消化：月子里应食一些有健脾开胃、促进消化、增进食欲的食物，如山药、山楂糕（片）、大枣、番茄等。如山楂除了可以开胃助消化外，还有促进子宫复旧等作用。

（8）荤素搭配，避免偏食：从营养学的角度来看，不同食物所含的营养成分种类及数量不同，而人体需要的营养则是多方面的，过于偏食会导致某些营养素缺乏，尤其情况是月子里大吃鸡、鱼、蛋，而忽视其他食物的摄取，这样更是不可取。

3. 产妇宜吃的食物

按照传统习惯，产妇要多食用红糖、芝麻、鸡蛋、小米粥、鸡汤、鱼汤、肉汤等，这些食物营养丰富，有益下奶且符合产妇的生理要求。

（1）红糖：红糖是未经提炼的粗制糖，除含糖分外，还含有丰富的钙、磷、铁、锰、锌等矿物质，每500g红糖含钙可达450mg，比白糖多1倍。此外，红糖中还含有胡萝卜素、维生素 B_2 和烟酸，以及一些微量元素。且红糖性温，能益气养血、健脾暖胃、祛风散寒、活血化瘀、缓解疼痛，对于产妇特别有益。产妇失血多，红糖可补血；产妇怕受寒着凉，红糖又可散寒；产妇活动少、脾胃虚弱，红糖可补充热能。

（2）芝麻：每100g芝麻中含蛋白质21.9g，脂肪61.7g，钙564mg，铁50mg。此外，芝麻中还含有脂溶性维生素A、维生素D、维生素E等。产妇多吃些芝麻，有补中健身、和血脉及破积血等作用。

（3）鸡蛋：含有很高的蛋白质、卵磷脂、卵黄素、钙、铁及维生素A、维生素B等，但是，过多进食鸡蛋会使体内蛋白质和胆固醇过剩，一般一天吃3~4个鸡蛋就足够了。

（4）小米：小米的营养价值不可忽视，小米和大米相比较，含铁高4倍，维生素 B_1 高3倍，维生素E、叶酸高7倍，并含有大米不具有的胡萝卜素和维生素A。中医学认为，小米有滋养肾气、健脾胃、清虚热等功能，对产妇的恢复是极为有益的。

（5）肉汤：鸡、鱼做汤吃，营养价值高，汤水多，有利于强健身体和促进乳汁分泌。公鸡炖汤，鸡肉味道鲜美，能增加食欲，促进乳汁分泌；蹄炖汤，再加上黄豆同煮，其催乳作用强，营养价值也很高。此外，排骨汤、牛肉汤、瘦肉汤、鱼汤均是营养价值高和增乳的佳品。吃汤时适当加点醋，可促进食欲；排骨汤、鱼汤加醋，不但去腥，还有利于钙、磷的吸收。

（6）莲藕：莲藕中含有大量的淀粉、维生素和矿物质，营养丰富，清淡爽口；中医学认为，莲藕可以健脾益胃、润燥养阴、行血化瘀、清热生乳，是祛瘀生新的佳蔬良药。产妇多吃莲藕，能及时清除腹内积存的瘀血，增进食欲，帮助消化，促使乳汁分泌，对产妇和新生儿都有益。

（7）黄花菜：黄花菜中含有蛋白质及丰富的钙磷、铁、维生素 A、维生素 C、胡萝卜素等营养成分，尤其适合做汤用。黄花菜有消肿、利尿、解热、止痛、补血、健脑的作用。分娩后产妇容易腹部疼痛、小便不利、面色苍白、睡眠不安，多吃黄花菜可消除以上症状。

（8）黄豆芽：黄豆芽中含有大量蛋白质、维生素 C、纤维素等，蛋白质是组织细胞的主要原料，能修复生产时损伤的组织；维生素 C 能增加血管壁的弹性和韧性，防止产后出血；纤维素能润肠通便，防止产妇发生便秘。

（9）海带：海带中富含碘和铁，碘是合成甲状腺素的主要原料，铁是制造血细胞的主要原料。产妇多吃海带，能增加乳汁中碘和铁的含量，有利于新生儿的生长发育，防止发生呆小症。

（10）莴苣：莴苣是春季的主要蔬菜之一，含有多种营养成分，尤其富含钙、磷、铁，能助长骨骼、坚固牙齿。莴笋有清热利尿、活血通乳的作用，尤其适合产后少尿及无乳的产妇食用。

4. 正常分娩产褥期的饮食安排

产后 1～2 天内应进食易消化的流质或半流质食品。产后第 1 天应食流质食物，如小米粥、豆浆、牛奶等，多喝汤水。第 2 天则可给较稀软清淡的半流食，如鸡蛋面条汤、蒸鸡蛋羹、蛋花汤、馄饨和甜藕粉等。第 3 天开始可根据产妇具体情况，进食营养丰富的普通饮食。

5. 会阴切开及剖宫产产褥期的饮食安排

分娩后，若有会阴撕开伤，应吃流质或半流质等少渣饮食 5～6 天，不使形成硬便，以防再度撕伤缝合的肛门括约肌。行剖宫产者，术后待胃肠功能恢复后，应吃流质食物 1 天（忌食牛奶、豆浆、大量蔗糖等胀气食品），待产妇情况好转后，改用半流质饮食 1～2 天，再转入正常饮食。

6. 适于产妇的几种补品鸡

（1）清蒸鸡：用新鲜肥母鸡 1 只，盐、胡椒粉适量。将鸡洗净，在沸水中煮开，取出，剁掉嘴尖、尾腺，用刀背砸断腿骨；将鸡放入容器中撒匀盐，上笼蒸 1 小时；再加清水，继续蒸 1 小时至鸡肉烂熟，撒胡椒粉即可。

（2）贵妃鸡：取嫩鸡腿、高汤、猪油、黄酒、葱、姜、酱油、白糖、盐、葡萄酒、水淀粉、香油适量。先将鸡腿洗净剁块；锅烧热，放入猪油，用葱、姜炝锅，下鸡块，炸炒至半熟时，加入黄酒、酱油、糖、鲜汤；烧沸后改用小火焖 1 小时，再加葡萄酒，至汤汁渐稠，加上香油即可。

（3）白斩鸡：肥嫩鸡 1 只，姜片、葱、香油适量。将锅内加水，放入葱、姜，旺火烧开，放入鸡；开锅后改用微火，加盖焖 20 分钟捞出，趁热涂上油，切好装盘。可用葱花、姜蓉、老抽、香油做作料蘸吃；也可用麻酱蘸吃。

（4）月母子鸡：取母鸡 1 只，葱、姜、料酒、胡椒粒适量。将鸡块下锅煸炒，鸡块收缩时，下入料酒、葱、姜、胡椒粒、清水，大火炖烂。此菜不放盐，汤色乳白，味道鲜美，适合妊娠水肿较重而产后未消退者。

7. 适宜产后服用的几种药膳

（1）当归生姜炖羊肉：当归性味甘、辛温，可补血调经、活血止痛、润肠通便；生姜性味辛、温，能止呕、散寒；羊肉性味甘、温，可补虚劳、益气血、壮阳道、开胃健力。本方能温中补血，治疗妇女产后血虚、虚寒腹痛、腰痛、血枯闭经等。每次可用当归30g、生姜15g、羊肉250g，隔水炖熟服用。

（2）红糖小米粥：产妇分娩后，精神萎靡，面色萎黄，不思饮食，宜补气养血。可用小米100g、红糖适量，煮熟后随意食用，有调中补虚的功能，可治产后气血虚弱、胃口不开、口干作渴等症。

（3）益母草煲鸡蛋：益母草性味辛、微苦，能活血调经、利水消肿，有兴奋子宫、加强子宫肌的收缩力和紧张力，以及加快其收缩频率的作用，产后服用可帮助子宫复原并减少恶露。《本草蒙筌》记载，益母草有"去死胎，安生胎，行瘀血，生新血"的作用。每次可用益母草30~60g、鸡蛋2只，加水同煮，鸡蛋熟后去壳再煮片刻，吃蛋饮汤。

（4）苏木煲鸭蛋：苏木能活血祛瘀，消肿止痛；鸭蛋可滋阴，以青壳蛋为好。本方可用于产后流血过多或产后血瘀腹痛、恶露淋沥不止等疾病。

主料：苏木6~12g，青壳鸭蛋1~2个。

做法：先将鸭蛋整煮，去壳，再加入苏木同煮30分钟，饮汤吃蛋。

注意：苏木用量要准确，少用和血，多用则破血。

（5）山楂水：本方适用于治高血压、高血脂、积食、湿热痢疾、产妇恶露不尽。

主料：山楂片15~30g。

做法：将山楂片放入杯中，泡入沸水，随时饮用。

（6）木瓜生姜煲米醋：木瓜可健胃，助消化，下奶；生姜可祛寒健胃；《本草蒙筌》记载，米醋能"散水气……消痈肿……治产后血晕"。木瓜生姜煲米醋多用于产后，可迅速恢复精力，增强子宫收缩，有利于恶露排出。

主料：木瓜约500g，生姜30g，米醋500g。

做法：用瓦煲煲好，分次服用。

（7）柏子仁炖猪心：柏子仁能养心安神，润肠通便，益智宁神；猪心"主虚悸气逆，妇人产后中风，聚血气惊恐"。用柏子仁炖猪心，有养心、安神、补血、润肠的功效，可用于失眠以及阴虚血少、产后血虚引起的便秘。

主料：柏子仁10~15g，猪心1个。

做法：将柏子仁放入猪心内，隔水炖熟服用。每3天炖服1次。

（8）乌豆塘虱鱼：乌豆可养血补虚，主滋养；塘虱鱼又名胡子鲶，可补血、滋肾、调中。乌豆塘虱鱼多用于病后体虚贫血或产后体虚，血虚头痛，头晕目眩，自汗盗汗，耳鸣乏倦以及血小板减少等症。

主料：乌豆60~90g，塘虱鱼2~4条。

做法：将鱼洗净，与乌豆一起用瓦锅文火炖熟服用。可加陈皮调理胃气。

（9）芎归屈头鸡：川芎行气开郁、祛风燥湿、活血止痛；当归能补血和血、调经止痛、润燥滑肠；屈头鸡又叫鸡仔蛋，即孵化不出的鸡胚胎，它对产后出血过多，或病后虚寒的证候有补益作用。芎归屈头鸡可用于治疗妇女产后出血过多，有较强的补益功效。

主料：屈头鸡 2~5 只，川芎 5g，当归 9g。

做法：屈头鸡去壳、去毛及内脏，洗净后与川芎、当归共煮。

8. 产后饮食营养举例

（1）每天进食量

①牛奶 250~300mL

②鸡蛋 3~4 个

③瘦肉（包括鸡、鸭、鱼、虾）150~200g

④豆制品 50~100g

⑤新鲜蔬菜 500~750g

⑥水果适量

⑦谷类 500~600g（粗、细粮搭配）

（2）每日食谱举例

食谱一

早餐：

  牛奶荷包蛋（牛奶 250mL，鸡蛋 2 个）

  馒头（面包或花卷）100g

  鱼松或芹菜豆腐干一小盘

加餐：

  鸡肉面条汤（鸡肉 50g，面条 50g）

午餐：

  爆炒肝片（猪肝 100g）

  清炒白菜（白菜 200g）

  苋菜肉片汤（瘦肉 80g，苋菜 100g）

  大米饭（200g）

加餐：

  红枣赤豆汤（赤豆 50g，红枣 20g，糖 50g）

晚餐：

  胡萝卜炒肉丝（瘦肉 50g，胡萝卜 100g）

  虾皮炒白菜（虾皮 10g，白菜 200g）

  海带炖猪肘汤（猪肘子 100g，干海带 20g）

  大米饭（200g）

加餐：

  荷包蛋（鸡蛋 3 个）

食谱二

早餐：

红枣小米粥（小米 100g，红枣 20g）

发糕（紫米面 100g）

茶叶蛋 2 个

加餐：

牛奶（250mL）

强化钙奶饼干（50g）

午餐：

糖醋排骨（排骨 300g）

芹菜炒豆腐丝（豆腐干 50g，芹菜 100g）

炖母鸡汤（300g）

豆沙包（200g）

小米粥（小米 50g）

晚餐：

熘肉片（瘦猪肉 100g）

虾皮小白菜（小白菜 200g，虾皮 10g）

花生猪蹄汤（猪蹄 150g，花生 25g）

加餐：

西红柿鸡蛋面条汤（面条 100g，西红柿 100g，鸡蛋 2 个）

（三）产后常见症状的饮食调理

1. 产褥期感冒

产妇在产褥期内出现发热、咽痛、头痛、鼻塞、流涕、乏力、全身酸痛等急性上呼吸道症状，称为产褥期感冒。该病的发生较为常见。

轻度感冒者，可多喝开水，注意休息、保暖，口服感冒清热冲剂或板蓝根冲剂等。感冒较重有高热者，除一般处理外，应尽快地控制体温，可用物理降温法，如额、颈部放置冰块等；亦可选择使用药物降温。

（1）宜清淡饮食。

（2）忌滋补之品。

（3）将桂枝、生姜、红糖各 10g 和大枣 3 个，一起加水 1500mL 煎煮，取汁 1000mL，频频饮服。适用于产后风寒感冒。

（4）金银花 15g、黄芩 6g，加水 3 碗，煎至 1 碗半，再加入薄荷 6g，煮沸 5 分钟后，去渣取汁，加入冰糖 15g 搅匀候凉，分 2 次饮用。每日 1 次，连用 3~5 日。适用于产妇风热感冒之头身疼痛，咽喉肿痛。

2. 产后发热

产褥期内，出现发热持续不退，或突然高热寒战，并伴有其他症状者，称为产后发热。

（1）饮食宜清淡、易消化，并富有营养，多饮汤水。

（2）产后感染发热，宜进清热解毒、清热生津类的食物，如茭白、番茄、西瓜、荸荠、赤豆、绿豆、马齿苋、罗汉果、苹果、藕粉、银花露、菊花脑等。血瘀发热，宜选食凉血凉血的食物，如生山楂、三七粉、黑木耳、藕粉、油菜、茄子、蕹菜、丝瓜等。血虚者宜选食补血之品，如蛋类、肉类、乳类、鱼类、肝类、菠菜、芹菜、苋菜、荠菜、豆类制品等。

（3）金银花30g，桑叶10g，菊花10g，芦根15g。水煎取汁代茶饮。适用于风热感冒之发热。

（4）先将金银花30g、芦根60g加水500mL，煮15分钟，后下薄荷10g煮沸3分钟，滤去渣，入红糖30g调匀即可。每日3～4次，温热饮，病愈即停。适用于产后发热较重的风热感冒。

（5）先将荆芥6g、防风3g、川芎3g、当归9g、白芍9g，地黄15g，加水煎，去渣取汁。另将粳米100g煮粥，待粥将熟时，放入药汁及适量红糖，稍煮即成。每日1～2次，温热食，病愈即停。适用于产后外感风寒、发热。

（6）将生姜15g洗净切片，置入锅中，加水2碗，煮沸后再煮5分钟，放入红糖30g再煮2分钟，即可趁热饮用。每日1剂，5～10日为1个疗程。适用于产后外感风寒发热。

3. 产后自汗盗汗（多汗）

妇女产褥期间汗出不止称为"产后自汗"，睡后汗出称"产后盗汗"。均为产后的常见病。

（1）饮食宜选营养丰富、补益气血、滋阴清热之品，如当归、党参、黄芪、阿胶、鸡汤、肉汤、鱼汤等。多吃新鲜蔬菜、水果。

（2）忌用温燥辛辣之品。

（3）将黑豆、浮小麦各30g洗净后加水煮熟，捞去黑豆、小麦，取汁与粳米100g、大枣5枚同煮成粥；或将浮小麦、黑豆、大枣、粳米同煮成粥。每日2～3次，温热食。适用于产后阴虚盗汗。

（4）将人参6g（或党参15g）、麦冬15g、五味子6g加水适量煎煮，取汁去渣，再加入粳米100g及适量水，共煮成粥，放入红糖适量调味即可。每日1剂，分2次温热食。适用于产后气阴两虚所致的盗汗。

（5）将鸡肉150g切块与黄芪30g放入砂锅内，加水适量，用文火炖约30分钟，加入调料顿服。每日服1次，连服3日。适用于产后气虚之自汗。

4. 产后咳嗽

产妇分娩之后咳嗽，称为产后咳嗽。咳嗽是呼吸系统疾病常见的症状，有内、外因之分。

（1）将核桃仁15g、杏仁（去皮、尖）9g，用水研汁。将汁与淘洗干净的粳米100g一并放入锅内，加水适量，同煮成粥。早、晚温热食。适用于初产之后咳嗽，胸膈痞闷，恶露不下，舌有瘀点。

（2）先将杏仁15g、核桃仁12g、生姜12g共捣烂，再加入适量红糖，放入锅内炖烂即可。每日1次，温服。适用于产后恶露上攻，咳嗽不止。

（3）将桔梗10g、前胡10g、山楂10g、枳壳10g、益母草15g、赤芍6g、天花粉6g、陈皮6g、延胡索6g、牡丹皮6g、甘草6g加水煎煮成粥，调入红糖适量即成。可在早餐温热食。适用于产后恶露上攻，肺气不宣，咳嗽胸闷。

5. 产后身痛

妇女在产褥期间，出现肢体、关节、腰、足跟酸楚麻木，甚至疼痛，中医称为产后身痛，又称"产后关节痛"。

（1）饮食宜清淡，易于消化，营养丰富。多喝汤水，采用流质、半流质饮食。也宜选食具活血通络作用的食物，如当归生姜羊肉汤、黄芪木瓜鸡（鸭）脚汤、胡椒炖猪蹄、牛膝猪筋汤、桑枝薏苡仁猪蹄汤等。

（2）若风寒病明显，忌食生冷食物。

（3）宜多食补益气血之品，例如乌鸡、黄芪、当归、猪血、花生、鲫鱼、桂圆肉、鸡蛋、牛奶、猪肝、羊肉、黑豆、红枣、黄鳝、鹌鹑等。

（4）将肉桂2~3g、桂枝10g加水煎，取浓汁，去渣；再用洗净的粳米50~100g煮粥。待将成时，加入桂枝和适量红糖，同煮成稀粥。可在每日早、晚温热食。适用于产后寒湿腰痛、风寒痛。

（5）五加皮15g清水稍泡，猪瘦肉150g洗净切块，同置瓦锅内，加水适量，隔水炖煮至肉酥烂即可。适用于产后风湿痹痛。

（6）生姜10g去皮，洗净，切片；当归头15g洗净，切片；羊肉250g洗净，切小块。把全部原料一起放入砂锅中，加清水适量，武火煮沸后，文火煮2小时，调味即可。适用于产后腹痛、身痛及小便频数之证属风寒者，症见产后小腹绵绵而痛，或肢体疼痛、四肢不温、小便频数或夜尿清长、面色青白、唇舌淡红。

6. 产后肢冷

产后肢冷即妇女产后四肢不温。

（1）鲜枸杞叶500g（洗净，切碎）、羊肾2只（洗净，去筋膜、臊腺，切碎）、粳米250g。加水适量，用小火煨烂成粥，调味食用。

（2）羊脊骨1具剁成数节，洗净；精羊肉500g洗净后，放入沸水锅内汆去血水，再倒出洗净，切成指条块；葱3根、姜适量拍破；淮山药50g、肉苁蓉20g、菟丝子10g装入纱布袋内，扎紧袋口。将羊肉、羊脊骨、纱布药袋与适量胡核桃仁放入砂锅内，加清水，用武火烧沸后，撇去浮沫，再放花椒、八角、黄酒适量，转用文火继续炖至肉烂骨酥，最后放胡椒粉、盐，搅匀即成。

（3）羊肉500g洗净，与生姜25g一起入锅，以小火清炖半日，取羊肉汤一碗，加去皮、洗净的生山药片100g，放入锅内煮烂后，再加牛奶半碗、食盐少许，待沸后即可食用。

7. 产后不寐

新产之后，产妇不易入睡，或整夜转侧，难以安睡，称为产后不寐。

（1）将人参 10g（或党参 30g）、麦冬 10g、红枣 10 枚、茯神 10g，水煎，取汁去渣，与洗净的糯米 100g 同煮为粥，调入红糖适量即可。每日 1~2 次，温热食。适用于产后心脾两虚所致之失眠、心悸、健忘等。

（2）先将生枣仁、熟枣仁各 15g 加适量水煎煮，取汁去渣，再加入百合 30g 煎煮至熟即可，放入红糖适量调味。可食百合，饮汤。适用于产后血虚所致之心烦失眠。

（3）将炒决明子 250g、菊花 20g、合欢花 20g、橘饼 20g、首乌 20g、五味子 20g、麦冬 60g、枸杞 60g、桂圆肉 60g、桑椹（黑者）120g，共为细末，开水冲泡。可代茶饮用。每次 15g，每日 2 次。适于产后肝郁所致失眠、头晕、目眩等。

（4）先将酸枣仁 10g、柏子仁 10g、红枣 5 枚放入锅内，加水煎煮，取汁去渣，同洗净的粳米 100g 煮粥，粥熟时加入红糖适量稍煮即可。空腹温热食。每日 1~2 次。适用于产后血虚所致之心悸、失眠、头晕、面色不华等。

（5）将桂圆肉 30g、鸡蛋 1 个同放入锅中，加水适量，共煮到蛋熟；然后取出鸡蛋去壳后放入锅中再煮 10 分钟，放入少许红糖调味即可。食蛋饮汤。每日 2 次。适用于产后心血不足所致的健忘、失眠、身体虚弱、思虑过度等。

8. 产后低钙发痉

产后低钙发痉是指女性在孕期因胎儿骨骼发育所需的钙过多而母体补充不足，而导致产后发生的痉挛。

正常女性在非怀孕期平均每天需要摄入钙约 800mg，而在怀孕期间每天必须摄入 1000~1500mg 的钙。

产后钙质更易大量丢失，易导致腰酸背痛、关节痛，更易出现牙齿松动、视力减弱。产后及时补钙能减少这些症状的出现。经常吃些动物的肝、胡萝卜、黄绿色蔬菜，能使眼睛明亮，因为这些食物中都富含维生素 A 和维生素 B_2。

孕中、后期为保证钙及维生素的摄入量，应该每天摄入 500mL 以上的牛奶或奶制品，不能耐受牛奶者，可改用酸奶。为了补钙，还必须经常吃些虾皮，有人认为多吃肉类可以补钙，这是错误认识，肉类食品中含钙微乎其微。

除此之外，平时尽量避免双下肢潮湿和受凉。注意休息，不要过度劳累，这样可以预防和减轻痉挛症状。

（1）黄豆 100g，猪排骨 500g，黑木耳 15g，米醋、酱油各 50mL，食盐、姜、葱、蒜、花椒、大料适量。常法煨煮。分 4~5 顿吃完，可连服 15 日。

（2）豆腐 2 块，鲫鱼 500g，香油 20mL，红糖 20g，米醋、酱油、食盐、花椒、大料、桂皮、黄酒、葱、姜、蒜、清汤适量。鲫鱼常法去鳞及内脏，加入豆腐及调料，入锅清蒸至鱼酥软，即可服食。

（3）将豆腐 100g 放入开水锅内烫一下，捞出沥水后切成 1cm 见方的小丁；虾皮 15g 洗干净，剁成细末。将炒锅置火上，放入猪油 15g，烧热后下入葱姜末 4g 和虾皮，爆出香味后倒入豆腐，翻炒一下加入酱油 25mL、白糖 1.5g、精盐 1g 及水 100mL，翻匀烧沸，转小火烧 2 分钟，用水淀粉 3g 勾薄芡，盛入盘内即成。

（4）将母鸡 1 只（约 1.5kg）洗净，将当归 15g、党参 15g（或人参 5g）、黄豆 100g、黑木耳 15g 放入鸡腹，置砂锅内，加入葱、生姜、黄酒、食盐、清水适量。将砂锅置于武火上烧沸，改用文火煨炖，直至鸡肉炖烂即成。

9. 产后腹痛

产后腹痛是指分娩后发生的小腹疼痛，又称儿枕痛。现代医学认为，产后腹痛是由于子宫收缩所引起，故称为"宫缩痛"。此类疼痛多见于经产妇，特别在急产后。一般多发生于产后 1~2 天，哺乳时明显，轻者产后 3~5 天消失。

（1）将益母草 30g 洗净，和鸡蛋 2 个加水同煮，蛋熟后去壳，放回锅中加红糖适量再煮 10 分钟。可吃蛋、喝汤，连服 1 周。适用于产后血瘀腹痛。

（2）将鲤鱼鳞 200g 洗净，加水适量，文火熬成胶冻状即可。每次 60g，每日 2 次。适用于产后之血瘀腹痛。

（3）瘦羊肉 500g 洗净切块，与生姜 30g、当归 25g、黄芪 40g，同炖至羊肉烂熟，放调味品适量即成。适用于血虚所致之产后腹痛。

10. 产后便秘

产后大便艰涩不畅，或数日不解，或大便干结疼痛，难以便出者，称为产后便秘。

产妇在进行食疗的同时，还应养成定时排便的习惯，此外，还要注意腹肌的锻炼，多吃富含粗纤维的蔬菜和水果。

（1）黑芝麻 30g，杏仁 15g，粳米 60g，白糖 30g。将黑芝麻、杏仁、粳米洗净后分别用水浸泡 12 小时；将杏仁捞出，去皮尖，然后将黑芝麻、粳米捞出，混合在一起碾成糊状；锅内放少许水，烧沸，加糖溶化后将芝麻杏仁米糊缓缓倒入，边倒边搅拌，煮熟后即可食用。适用于产后津伤、肠失濡润而致的便秘。

（2）火麻仁 10g，粳米 200g，白糖 30g。将火麻仁洗净，用干净纱布包裹待用；将粳米淘洗干净，放入锅内，加水（约 800mL）及火麻仁，置火上煮，待粳米开花即可取出火麻仁，至粥汁稠浓时离火，稍冷却即可食用。本粥对产后便秘效果较好。

（3）何首乌 30g，粳米 60g。何首乌洗净，切片；粳米淘洗干净。将何首乌与粳米共置锅中，加入清水 400mL 左右，置火上煮至粳米开花、汁黏即可离火食之。适用于津血亏虚、产后便秘者。

（4）海参 200g，黑木耳 50g，猪大肠 200g，葱 5g，酱油 10mL，料酒 20g。将海参用水发好，去肠肚切成条；木耳用水发好，洗净，切成条；猪大肠洗净，切 10cm 长的段；锅内放水烧沸，将海参、大肠分别焯一下；将大肠放入锅内加水煮至五分热，放海参、葱、姜、料酒、酱油，煮至海参、大肠酥烂后加木耳，再煮至木耳熟时即可。适用于产后阴血虚弱、虚火内灼、大便燥结者。

11. 产后泄泻

产妇大便溏泄或如水倾注，称为产后泄泻。本病多因脾虚湿侵或伤食所致，其主要病变在于脾胃与大小肠。

（1）选有健脾利湿作用之食物，如薏苡仁、白扁豆、香椿、大头菜、卷心菜、猪肚、牛奶、大枣、木瓜、玉米、山药等。

（2）水泻时可选食收涩之品，如石榴、乌梅、芡实、莲子、醋等。

（3）忌食黏腻、油炸、质硬的食物及生冷水果。

（4）先将金银花 15g 煎取药汁，去渣，将药汁中加入适量清水，和莲子 10g、粳米 50~100g 共煮粥，粥将成时加入白糖适量调味即可。每日 2 次。适用于产后湿热泄泻。

（5）将苍术 12g、茯苓 12g，厚朴 9g、法半夏 9g、白豆蔻 9g、藿香 9g、陈皮 6g、生姜 3 片、葱白 7 茎，加水煎煮，取汁去渣，再煮粳米 100g 成粥，调入药汁及红糖适量，稍煮即成。温热食。适用于产后寒湿泄。

（6）将车前子 15~30g 用布包好，与木棉花 30g 加水同煮，取汁去渣，放入粳米 100g 煮成稀粥。早、晚温热食。适用于产后湿热泄泻。

（7）将玫瑰花 4g，金银花 10g、绿茶 6g、甘草 6g、黄芩 6g，加水煎，取汁去渣，加入洗净的粳米 100g，同煮成粥，调入白糖适量即成。可早、晚餐温热食。适用于产后湿热泄泻。

（8）先将藿香 10g、苏叶 3g、白芷 3g、茯苓 3g、大腹皮 3g、白术 6g、半夏 6g、陈皮 6g、姜厚朴 6g、桔梗 6g、炙甘草 6g，共研细末，每次取 10g，用布包煎，取汁去渣，加粳米 100g 煮粥，待粥将成时，加入药汁再煮 1~2 沸即可。每日 2~3 次温热食。适用于产后外感寒湿泄泻。

12. 产后水肿

产后四肢水肿，又称产后四肢虚肿。

（1）将冬瓜皮 30g、茯苓皮 30g、黄芪 30g、生姜皮 10g、大枣 5 枚，加水 500mL，煮取 300mL，去渣，加红糖适量调匀即可。分 2 次服，1 日服完。适用于产后脾虚湿盛所致的水肿。

（2）将精牛肉 500g 洗净，切成 3cm 长、2cm 厚的块儿，放入砂锅内，加适量水、葱、姜、食盐，烧开后改用文火炖至六成熟时，加入鲜蚕豆或水发干蚕豆 250g，共炖至烂熟即可。可单食或佐餐，温热食。适用于产后脾虚湿盛之水肿。

（3）赤小豆 90g 淘洗干净，鲫鱼 250g 去鳞及内脏、洗净，同放瓷罐内，加水 500mL，武火隔水炖烂食。每日 1 次，吃鱼、赤小豆，饮汤。适用于产后脾虚水肿、面目及四肢水肿、食欲不振等。

13. 产后小便频数与不禁

产后小便次数增多，甚至日夜数十次，称为小便频数。产后小便淋漓，不能自止，或睡中自遗，不可约束，称为小便不禁。

产妇要注意预防排尿异常，产后在身体尚未复原之前，不宜过早地剧烈运动或用力过度或提重物。尽量避免感冒，一旦感冒应及早治疗，因感冒咳嗽可引起尿失禁。做缩肛锻炼，即做收缩肛门的动作，每日 30 次左右。做憋尿动作，即做关闭小便的动作每天 2 次，每次 10 分钟。

（1）产后多虚，宜进食富含营养、容易消化的食物，如蛋类、乳类、鱼类等。

（2）产后肾虚，宜多进补肾的食物，如桑椹、黑豆、胡桃肉、鸭肉、乌鸡、羊骨、羊奶、鹌鹑肉、虾等。

（3）及时补充水分，多喝汤水，如牛奶、豆浆、果汁、米汤、菜汤、肉汤、骨汤、肝汤、腰花汤、鱼汤等。不宜服麦乳精。

（4）鲜韭菜 60g（洗净，切断），粳米 100g。将粳米淘洗干净，加水如常法煮粥，入精盐少许。待粥将成时，加入韭菜，稍煮片刻，见米花汤稠即可食用。每日 2 ~ 3次。适用于肾虚型产后小便频数与不禁。

（5）鲜枸杞叶 500g（洗净，切碎），羊肾 2 只（洗净，去筋膜膜腺，切碎），粳米250g。加水适量，用小火煨烂成粥，调味食用。适用于肾虚型产后小便频数与不禁。

（6）将鲤鱼鳞 50g 用花生油适量炸酥，加姜、醋、食盐适量调味，蒸熟后食吃。适用于产伤所致的产后小便自遗。

（7）将黄芪 9g、人参 9g、当归 9g、白术 9g、白芍 9g、炙甘草 3g、生姜 3 片、大枣 5 个，与洗净的猪脬 1 具同放入砂锅内，加水适量煎煮，去渣取汁。每日 1 剂，温热食。适用于产伤所致的产后小便自遗，淋漓不断。

14. 产后尿潴留

产后发生排尿困难，点滴而下甚至闭塞不通，小腹胀急疼痛，称为产后尿潴留。本病多发生于初产妇及滞产者。产妇在产后 4 小时即应主动排尿，如果排尿很困难也应每 3 ~ 4 小时做一次排尿动作，这样，有利于锻炼膀胱逼尿肌和腹肌的收缩力。做排尿动作时听一些流水声可疏导排尿。每日做 3 ~ 4 次仰卧起坐，每次重复做 10 ~ 20 次，可加强血液循环，消除盆腔瘀血，改善膀胱和腹肌的功能。用热水袋敷小腹部，可刺激膀胱收缩并有利于局部血液循环。在有尿意而不能排出时，可用拇指按压关元穴，持续 1 分钟可排尿。此外，用针灸治疗效果也不错。

（1）枸杞叶 30g 用水洗净后，略泡；枸杞 20g 去杂质，泡发。将粳米 50g、枸杞叶加水 600mL，如常法煮粥，半熟时加入枸杞，熟后略加白糖调匀。可在早、晚各服 1次。适用于肾阴虚型产后尿潴留。

（2）将羊肾 1 对洗净，去白筋；粳米 100g 淘洗干净。将羊肾、粳米同入砂锅中，加水 3 碗，煮粥，粥成后加入食盐调味即可服食。每日 1 次，连用 5 ~ 7 日。适用于肾阳虚型产后尿潴留，症见产后小便乏力、腰酸痛、畏寒肢冷。

（3）将生黄芪 60g 切片，大鲤鱼 1 条去鳃及内脏，然后将黄芪、鲤鱼放入锅中，加水煮熟即可。吃肉，喝汤，一日分数次服完。适用于产后气虚所致的尿潴留。

（4）将黄芪 15g、升麻 5g、通草 5g、桂枝 5g、党参 12g、车前草 12g、益母草 12g、当归 12g、乌药 10g、泽泻 10g、焦谷芽 10g、白术 10g，加水煎，取汁，复煎 1 次。2次药液合并，分成 2 份，早、晚各取药汁 1 份，加入洗净的粳米 100g 煮粥，粥将成后调入红糖适量。可在早、晚空腹温热食。适用于肺脾气虚所致的产后尿潴留。

15. 产后恶露不止

恶露是胎儿娩出后，子宫内遗留的余血浊液，正常恶露应在产后 3 周排净，产后恶露持续 20 天以上仍淋漓不断者，称为恶露不止，亦称"恶露不尽"或"恶露不绝"。

（1）核桃仁 50g，粳米 100g，红糖少许。将核桃仁用温水泡一下，去皮，加水磨成浆；粳米淘洗干净。锅置火上，放入清水，下入粳米、桃仁浆，用武火煮沸后，改用文火煮至米熟烂后加入红糖，调味即成。适用于产后恶露不尽、瘀阻腹痛等证。

（2）鸡蛋2个，大枣10个，料酒10mL，醋10mL。将大枣洗净，去核；鸡蛋打入汤碗内，加入料酒、醋调匀，再放清水调匀，放入大枣。锅置火上，放入盛蛋液的汤碗，隔水炖20分钟撤火。适用于产后气虚、恶露不尽。

（3）人参6g，黄芪30g，母鸡1只（约重1250g），姜片5mL，料酒5g，精盐适量。将母鸡宰杀，用沸水烫过，去净毛，开膛除去内脏，用清水冲洗干净，切成小块；人参、黄芪洗净，分别切成小薄片。锅置火上，加适量清水，用武火烧沸，放入鸡肉块，烧沸后撇去浮沫，放入参片、黄芪片、姜片、料酒，盖严，煮至鸡肉烂熟，放入精盐调味，继续煮片刻即可离火，可食肉喝汤。对产后气虚、血失固摄之恶露不尽者，有一定疗效。

（4）鸡蛋2个，当归15g，川芎12g，炮姜3g，田七粉1g，益母草30g，料酒、精盐、葱各适量。将当归、川芎、炮姜、益母草、田七粉放入纱布袋内，扎紧袋口；鸡蛋用清水洗净；葱洗净后切段。将药袋放入大砂锅内，加水，用武火煮30分钟；再将鸡蛋放入煮熟，取出后剥壳，将蛋和蛋壳再放入砂锅内，放入料酒、精盐、葱段，改中火再煮20分钟，捞出葱段、蛋壳不要，吃蛋、饮汤。适用于瘀血内阻所致的产后恶露不绝。

（5）当归10g，桃仁10g，川芎6g，黑姜10g，甘草3g，粳米10g，红糖适量。将当归、桃仁、川芎、黑姜、甘草包入纱布中，用清水煎熬后，去纱布，留汁待用；将粳米放入锅中，加入适量水，待粥将成时，加入药汁，用红糖调味即可。温服，每日1剂。适用于产后因瘀血所致的恶露不止。

16. 产后乳汁自出

产妇乳汁不经婴儿吮吸而自然流出者，称为乳汁自出。

一般情况下，乳汁自出为正常生理反应，但如果乳汁自双侧乳头或一侧乳头滴沥而出，渗湿衣衫，但乳房松软不胀或稍感膨胀，乳汁往往不足以喂养婴儿的，便为病态。病态的乳汁自出也称为"漏乳""乳汁自涌"，产妇常常伴有一些其他症状。

（1）宜清淡饮食：滋补汤水应适当减少。

（2）多进食营养丰富、容易消化的食物，如瘦肉、鱼类、肝类、新鲜蔬菜。若脾气虚，可用党参、黄芪、山药、白术、茯苓、甘草等；若肝经郁热，可用黄芩、栀子、柴胡、夏枯草、秦皮等。

（3）忌食辛辣燥烈及酒类食品。

（4）可选芡实、莲子、乌梅、浮小麦等具有固涩作用的食物。

（5）猪肝100g洗净、切片，加入盐、姜丝、生粉适量拌匀。将水煮沸后，加入猪肝、豆豉20g共煮汤，汤沸5分钟即可，调味即可食用。隔2~3日服1次。适用于各型产后乳汁自出。

（6）将党参12g、黄芪12g、炒白术12g、山药12g、煅龙骨12g、煅牡蛎12g、茯苓9g、五味子9g、香附9g、干姜9g、制半夏9g、陈皮9g、肉桂9g、甘草5g、大枣3

枚，加水煎煮，复煎 1 次。再将 2 次药汁混合后，每次取药汁的一半量，加入洗净的粳米 100g 煮粥，粥成时加入适量红糖调味。每日 2 次，空腹温热食。适用于产后气虚所致乳汁自出。

（7）芡实 50g、莲子肉 30g 加水先煮，半熟时加入山药 100g、冰糖适量，文火熬煮成羹。适用于脾气虚型产后乳汁自出。

二、产后饮食禁忌及误区

（一）饮食禁忌

1. 产后不宜多吃红糖：产妇分娩后，元气大损，体质虚弱，吃些红糖是有益的，可补气益血。但如果多吃久吃，反而有害。例如大量服用半个月至 1 个月以上，阴道排出的血液多为鲜红血液，会使产妇处在一个慢性失血的过程中，造成失血性贫血；并且影响子宫复旧，不利于产妇的康复。另外，过多食用红糖对牙齿也会有损坏。因此建议，产妇食用红糖的时间最好不超过产后半个月。

2. 产后 3 个月内不宜吃味精：产妇产后 3 个月摄入过量味精会导致婴儿体内缺锌，从而产生一系列不良后果——婴儿味觉差、厌食，而且还可发生智力减退、生长发育迟缓以及性晚熟等。

3. 产后不宜多吃巧克力：巧克力中含有的可可碱，能通过母乳在婴儿体内蓄积，如食用过多，会使婴儿消化不良、睡眠不稳、哭闹不停。

产妇经常吃巧克力，还会影响自己的食欲，虽然身体发胖，但却缺乏必需的营养素，对产妇的身体健康和婴儿的生长发育都不利。

4. 产后不宜喝麦乳精：产后如果喝麦乳精，会导致乳腺分泌的乳汁减少，不利于婴儿的喂养，甚至引起婴儿营养不良。所以产妇不宜服用麦乳精，可用奶粉、鸡蛋、鱼肉等食品补充营养。

5. 产后不宜立即服人参：人参虽然是滋补佳品，但产后不宜立即服用人参。首先，会使产妇兴奋、难以安睡，影响精力和体力的尽快恢复，导致产妇不能尽快恢复健康；其次，摄入人参可能影响产妇受损血管的正常愈合，甚至会造成流血不止，给产妇带来更大的麻烦。服用人参的时间应在产后 3 周左右，每次约 3g。

6. 产妇的饮食忌辛辣、生冷、坚硬之物：在产褥期，产妇一定要忌食辛辣温燥和过于生冷的食物。辛辣温燥之品可使产妇上火，引起口舌生疮、便秘或痔疮发作，并通过乳汁影响到胎儿。所以产妇在产后 1 个月内应禁食辣椒、胡椒、茴香、大蒜、韭菜、酒等。

生冷、坚硬的食物易伤脾胃，影响消化功能。生冷之物不易消化吸收，导致瘀血滞留，可引起产后疼痛、产后恶露不止等；食坚硬之物，还易使牙齿松动疼痛。

所以产妇在产后 1 个月内饮食应以清淡易消化为主，食物品种应多样化。

7. 产后忌滋补过度，也不宜马上节食：产妇滋补过度，容易导致肥胖，而肥胖往往容易导致冠心病、高血压、糖尿病；滋补过度，会使产妇奶水中的脂肪量增高，造成婴儿肥胖或导致婴儿出现脂肪泄——长期慢性腹泻，这都会影响婴儿的健康成长。

有些产妇为了尽快恢复体形，产后马上节食，这也是要不得的。产妇产后不仅不可立即节食减肥，而且应该多吃一些富含营养的食物，这样才能保证哺乳和自身身体的需要。若想节食减肥，应过了哺乳期再开始。

（二）饮食误区

1. 产妇坐月子期间需忌口

民间流传着产妇坐月子期间要忌口的说法，如忌生冷、忌食青菜、忌吃水果等，这种说法是不全面也不科学的。产妇不仅要恢复身体健康，还要供给婴儿乳汁，这一切都需要产妇在坐月子期间注意进食营养丰富的多样食物。

按照较科学的饮食要求，产妇不要忌口，应多吃各种食物，摄入全面的营养素。产后几天内，可不吃或少吃些生、冷、硬和刺激性食物，以防消化功能紊乱或引起肠道疾病。为了促进生殖器官和体力的恢复，保证乳汁分泌量的充足，应多吃些营养丰富的食物，新鲜蔬菜、水果都应适当多食。奶水不足者，还要多吃一些汤汁类食物，如鱼汤、鸡汤、猪蹄汤、鸡蛋汤等。

2. 产后服用人参要谨慎

有的产妇后急于服用人参，想补一补身体。其实产妇急于用人参补身体是有害无益的。

（1）人参含有多种有效成分：如作用于中枢神经及心脏血管的"人参皂苷"、降低血糖的"人参宁"以及作用于内分泌系统的配糖体等，这些成分能对人体产生广泛的兴奋作用，其中对人体中枢神经的兴奋作用，能导致服用者出现失眠、烦躁、心神不安等不良反应。而刚生完孩子的产妇，精力和体力消耗很大，十分需要卧床休息，如果此时服用人参，反而因兴奋难以安睡，影响精力的恢复。

（2）人参是补元气的药物：人参服用过多可促进血液循环、加速血液流动，这对刚刚生完孩子的产妇十分不利。因为在女性生孩子的过程中，内外生殖器的血管多有损伤，服用人参，有可能影响受损血管的自行愈合，造成流血不止，甚至大出血。

因此，女性在生完孩子7天之内，不要服用人参，分娩7天以后，产妇的伤口已经愈合，此时吃一点人参，有助于产妇的体力恢复。但也不可吃得过多，人参性属热，会导致产妇和婴儿上火。产妇应食用多种多样的食物，补充营养才是最好的办法。

3. 产后需滋补

女性在分娩后，适当进行营养滋补是有益的，这样既可补充产妇的营养，有利于身体的恢复，同时也可以有充足的奶水哺育婴儿。但是，如果滋补过量却是无益有害的。滋补过量的产妇，常常是鸡蛋成筐，水果成箱，天天不离鸡，顿顿喝肉汤。这种大补特补的做法，不但浪费了钱物，而且有损产妇的身体健康。这是因为：

（1）滋补过量容易导致过胖：产后女性过胖会使体内糖和脂肪代谢失调，引发各种疾病。调查表明，肥胖者冠心病的发生率是正常人的2～5倍，糖尿病的发生率可高出5倍。因此，过胖对女性以后的健康影响极大。

（2）产妇营养太丰富，必然会使奶水中的脂肪含量增多，如果婴儿胃肠能够吸收，也易造成婴儿肥胖，并易患扁平足一类的疾病；若婴儿消化能力较差，不能充分吸收，就会出现脂肪泻，还会造成营养不良。

产妇滋补应注意以下几个方面：一般说来，分娩后 1~3 天，应吃容易消化、比较清淡的饭菜，如煮烂的米粥、面条、新鲜瘦肉炒青菜、鲜鱼、鲜蛋类食物，以利于消化和补充营养。产妇分娩 3 天后，就可以吃普通的饭菜了，可以比正常人的饮食好一些，多吃一点儿肉、青菜和油类，以利于健康和产乳，但不要饮酒和吃辛辣食物，如辣椒、芥末、生姜等。此外，还要注意饮食卫生，以免患胃肠传染病。

4. 产妇不吃盐

在民间流传着一种说法，说乳母要忌食盐，因为乳母吃盐婴儿会得尿布疹。如果产妇吃的许多食物中都不放盐，反而容易使产妇食欲不振，营养缺乏。

盐吃多了不好，这是人们都知道的，但也不能不吃盐或吃盐过少。盐中含钠，而钠是人体必需的物质，如果人体缺钠就会出现低血压、头昏眼花、恶心、呕吐、无食欲、乏力等，所以人体内应保持一定量的钠。如果限制乳母食盐的摄入，影响了体内电解质的平衡，不但会影响乳母的食欲，而且也会造成婴儿体内缺钠，对身体发育不利。

的确，乳母食盐过多会产生诸多不利，如加重肾脏负担、使血压升高等。所以，乳母不应过量食盐，也不能忌食盐。

5. 产妇急于节食

女性生育后，体重会增加不少。因此，很多人为了恢复生育前苗条的体型，产后便立刻节食，这样做很伤身体。哺乳的产妇更不能节食，产后所增加的体重，主要为哺乳做准备。适量控制热量的摄入再加上运动，就可恢复健美的身材了。

6. 产后不吃蔬菜、水果

在我国一些地方，流行着一种传统的错误认识，即产后不能吃蔬菜、水果，甚至还有不让吃酸的或咸的食品说法，把产妇的饮食限制得很单调，这对母子健康和发育生长不利。

由于母体分娩时体力大量消耗和大量失血，子宫内有较大的创伤面，加上生殖器官要逐渐复原及哺乳婴儿，产后应尽可能地多吃些容易消化、富含营养、水分充足的食物，多种维生素是产妇组织修复和分泌乳汁必不可少的原料之一，纤维素有促进肠蠕动的作用，可以防止便秘，而蔬菜和水果中的维生素、纤维素含量均很丰富。因此，产后不吃蔬菜和水果的习俗是错误的，毫无科学根据，而是应当适当多吃些新鲜蔬菜和水果。

7. 鸡蛋蛋白质含量高，吃得越多越好

鸡蛋的营养价值是很好，含蛋白质 12.8%，而且鸡蛋的蛋白质生物效价高，吸收率达 95%，是较好的蛋白质来源。但是，再好的食物也要适量，而且鸡蛋的脂肪和胆固醇含量都较高，脂肪占 10%，胆固醇约 300mg/个，吃得太多会导致脂肪和胆固醇含量过剩，难以消化，从而易致胆囊炎。另外，鸡蛋的铁含量虽然较高，但由于卵磷脂

阻碍了铁的吸收，所以铁的吸收很少，如果其他肉类进食过少易致缺铁性贫血，特别是产妇分娩时都有出血，如产后不及时补铁就更容易患贫血。产后要恢复身体和哺育婴儿，需要的热能和营养素都较多，特别是蛋白质的质和量。乳母的蛋白质营养状况对乳汁分泌能力的影响很大，如果膳食中蛋白质的质和量不理想，可使乳汁分泌量减少，并影响到乳汁中氨基酸的组成，所以摄入足量、优质的蛋白质是非常重要的。我国营养学会建议，乳母应每天增加 20～25g 的蛋白质，相当于约 3 个鸡蛋（60g 大）或 150g 瘦肉类。蛋白质的来源应该多样化，特别是一些含铁、锌等微量营养素的肉类如牛肉、肝、鸡肉、海产品等，不应该偏好某种食物或迷信一些不科学的习俗而限制了营养素的摄取，导致不良后果。

另外，应注意鸡蛋的食用方法。有人喜欢吃生鸡蛋，误以为这样可以滋补身体，其实适得其反。生鸡蛋的蛋清中，含有抗生素蛋白和抗胰蛋白酶。前者与生物素在肠道内结合成难以消化吸收的化合物，从而引起人体缺乏生物素。抗胰蛋白酶能抑制胰蛋白酶的活力，妨碍蛋白质的消化吸收。当鸡蛋煮熟后，这两种物质受热被破坏，同时蛋白质结构变得松散，更易于人体消化吸收。故鸡蛋应熟吃，不可生吃。

8. 乳母食量要加倍

为了满足泌乳的能量消耗和提供乳汁本身的能量，乳母对热能的需要量及营养素比平时有所增加。每产生 100mL 乳汁约需要 85kcal 热量。哺乳前 6 个月泌乳量平均每日为 800mL，则需热能约 680kcal/日。我国营养学会推荐乳母膳食热能供给量为每日增加 800kcal。对于孕期有一定脂肪储存的乳母实际需增加的热能比推荐量要低，因为乳母在孕期储存的脂肪在哺乳期可被消耗提供热能。以哺乳期 6 个月、储存脂肪为 4kg 计，则储存脂肪每日可提供热能约 200kcal，因此每日增加 600kcal 即可。增加 600kcal 相当于增加米 100g + 瘦肉类、鱼、蛋 100g + 牛奶 200mL。可见，食物的量比平时有所增加，但不需加倍。并且，摄入过量食物除了导致肥胖外，还会加重身体的负担，存积过多的脂肪，导致肥胖和冠心病的发生。体重过重还限制了体育锻炼，使免疫力下降。

9. 乳母要多喝母鸡汤才会多乳汁

母鸡一直被认为营养价值高，能增强体质、增强食欲、促进乳汁分泌，是产妇必备的营养食品。但科学证明，多吃母鸡不但不能增乳，反而会出现回奶现象。由于产后血液中激素浓度大大降低，这时催乳素就会发挥催乳作用，促进乳汁形成，而母鸡体中含大量的雌激素，因此产后大量食用母鸡会加大产妇体中雌激素的含量，致使催乳素功能减弱甚至消失，导致回奶。另外母鸡体内脂肪含量高，经过长时间熬制的母鸡汤里脂肪含量也很高，产妇喝了易发胖，也会使乳汁中脂肪含量过高而使婴儿发生消化不良、腹泻。而公鸡体内所含的雄激素有对抗雌激素的作用，因此会使乳汁增多，这对婴儿的身体健康起着潜在的促进作用。且公鸡所含脂肪较母鸡少，不易导致发胖，婴儿也不会因为乳汁中脂肪含量多而引起消化不良、腹泻。所以，产后反而是多食公鸡才会对母婴有益。另外，不错的选择是花生汤、鱼汤、羊肉汤、子鸡汤和排骨汤，既可增加乳汁分泌，营养又丰富，是产后必备的食品。

10. 坐月子期间应多吃少动，以免伤身

有一位产妇剖宫产后 2 个月去妇产科检查，恶露还没排尽，身体胖了很多，自诉经常小腹坠胀、有隐痛，检查发现子宫恢复不好，盆腔有感染。询问下才知道她坐月子期间听老人的话要多吃少动，怕伤了身体落下病根，所以除了喂奶和吃饭，其他时间几乎都躺在床上休息，没想到却养出病来了。

这位产妇的情况现在很常见。现在条件好了，很多家里都会请月嫂，一家人围着产妇和孩子转，所以坐月子的产妇有条件，也以为应该多吃少动，但这样做往往不利于身体恢复。分娩消耗了大量的体力，生殖器官也受到一定的损伤，产妇需要充分的休息和充足的营养才能很好恢复，所以月子期间应该多吃些营养丰富、滋补而又易于消化吸收的食物，安排好作息，尽量多休息。但要注意劳逸结合，如果光吃不动，有很多弊端，如不利于子宫复原、不利于胃肠蠕动、过多的能量转化为脂肪导致肥胖等。现提倡早下床活动，适当进行产后锻炼。

实践证明产妇积极进行产后锻炼十分必要，有利于产妇身体各方面的恢复，体现在以下几个方面。

（1）生殖系统：锻炼可加强子宫、阴道收缩，促进子宫体回缩复原，促进子宫内膜修复和恶露排出，恢复阴道张力，加速伤口愈合，并可预防子宫后倾和子宫脱垂等产后疾病。

（2）泌尿系统：可消除膀胱黏膜水肿，促进恢复膀胱功能，利于产后排尿，减少产后尿潴留，并防治膀胱膨出，还可提高耻骨尾骨肌群张力，减少尿失禁，并通过恢复扩张的肾盂和输尿管来防止泌尿系统感染。

（3）消化系统：可提高胃肠肌张力和蠕动，促进胃肠功能恢复，增强营养物的摄取和吸收，减少产后便秘，预防直肠膨出（即脱肛），减少痔疮的发生和发作。

（4）循环系统：可提高产妇的心肺功能，恢复正常的血液动力状态，恢复体力，还可减少产后下肢静脉炎和血栓的生成。

（5）体形和体态方面：锻炼可使全身肌肉、皮肤恢复原来的张力和弹力，促进腹壁收缩，可把脂肪转换成能量散发出去，减少过多的脂肪积聚，并通过调整内分泌及能量代谢，防止新脂肪的堆积，从而重塑体形，还可促进骨质增强，防止产后骨质软化、疏松，预防产后腰背痛。产妇于分娩后 6~8 小时即可坐起，第 2 天就可以下地活动。还可根据各自的体力状况做产褥期保健操，这对产妇体力和身体各部分功能的恢复大有好处。

一般来说，分娩第 2 天可开始做缩肛练习，每日 3~4 次，每次 3~5 分钟。以后可根据体力状况逐渐增加腹式呼吸、直腿抬高、抬臀等腹部运动。10~14 天后可以做胸膝卧位、仰卧起坐等动作，以增强腹肌的张力。

产褥期适量的活动锻炼，还可消耗体内多余的热能，防止产后发胖。锻炼要注意适度和坚持，不可过量，可分阶段进行，具体的方法可参考一些相关书籍。

产后多吃少动是不科学的，产妇应该适当地多吃，在原来饮食量的基础上增加150g 动物性食品和 100g 主食即足够；应积极进行适当的产后锻炼，并练习康复操和塑形操。

11. 多喝牛奶就可使母乳更有营养

不少新妈妈们认为，只要多喝牛奶，就能提高母乳的质量，甚至为此逼着自己一天喝上 1000mL 的牛奶，实在是没有必要。

乳汁形成的物质基础是母体的营养，包括哺乳期母体的食物摄入、动用母体的储备或分解母体的组织（如脂肪组织分解）。人乳汁中各种脂肪酸的比例随乳母膳食脂肪酸的摄入状况而改变；水溶性和脂肪性维生素的含量依赖母体的供给量和体内的储备，当乳母膳食较长时间供给不足时，将导致乳汁中维生素的含量下降。

可以看一看牛奶和人乳在这几方面的区别：在脂肪总的含量上，两者接近，但人乳中的多不饱和脂肪酸高，尤以亚油酸比牛奶高；人乳中的维生素 A、维生素 E 及维生素 C 一般都比牛奶高，而且维生素 E 往往与多不饱和脂肪酸同时出现。仅从这两方面就可以看到"只要多喝牛奶，就可以补母奶"的观点是不正确的。再从母体本身的营养来说，即使一天喝 2000mL 牛奶，也很难满足机体对热能、糖类（碳水化合物）、蛋白质、铁等营养素的需要，尤其是维生素 C 和膳食纤维。

牛奶作为一种营养价值比较高的食物，越来越为大家所重视，也越来越受到欢迎。但它所含的营养成分对于人类来讲，并不是均衡、全面的，不能满足人们的需求，尤其是乳母。所以除了多喝牛奶（每天 500～800mL），还要注意摄入适量谷类、肉类、鱼类、果蔬等，只有这样，才能使母乳保质保量，才能"补母奶"。

第三节　产褥期疾病药食宜忌

一、产褥感染

【概述】

产褥感染是指在分娩和产褥期，生殖道受病原体侵袭而引起局部和全身的感染。产褥感染是常见的产褥期并发症，其发病率为 6% 左右，对产妇构成严重威胁。产褥感染、产后出血、妊娠合并心脏病、重度妊娠高血压综合征仍是导致孕产妇死亡的四大原因。

1. 病因

（1）诱因：分娩降低或破坏了女性生殖道的防御功能和自净作用，增加了病原体侵入生殖道的机会。若产妇体质虚弱、营养不良、孕期贫血、妊娠晚期性生活、胎膜早破、羊膜腔感染、慢性疾病、产科手术操作、产程延长、产前产后出血过多等，机体抵抗力下降，均可成为产褥感染的诱因。

（2）病原体种类：孕期及产褥期生殖道内有大量需氧菌、厌氧菌、真菌、衣原体及支原体等寄生，以厌氧菌为主，许多非致病菌在特定环境下可以致病。

①需氧性链球菌：是外源性产褥感染的主要致病菌。β-溶血性链球菌致病性最

强，能产生外毒素与溶组织酶，引起严重感染，病变迅速扩散，严重者可致败血症。其临床特点为发热早，体温超过38℃，有寒战、心率快、腹胀、子宫复旧不良、子宫旁或附件区触痛，甚至并发败血症。

②厌氧性链球菌：存在于正常阴道中，以消化链球菌和消化球菌最常见。当产道损伤、胎盘残留、局部组织坏死缺氧时，细菌迅速繁殖，与大肠埃希菌混合感染，放出异常恶臭气味。

③大肠埃希菌属：大肠埃希菌与其相关的革兰阴性杆菌、变形杆菌是外源性感染的主要致病菌，是菌血症和感染性休克最常见的病原菌。它寄生在阴道、会阴、尿道口周围，在不同环境中对抗生素的敏感性有很大差异，需行药物敏感试验。

④葡萄球菌：主要致病菌是金黄色葡萄球菌和表皮葡萄球菌。金黄色葡萄球菌多为外源性感染，容易引起伤口严重感染。表皮葡萄球菌存在于阴道菌群中，引起的感染较轻。

⑤厌氧类杆菌属：为一组厌氧的革兰氏阴性杆菌，有加速血液凝固的特点，可引起感染邻近部位的血栓性静脉炎。

（3）感染来源：分娩后产道创伤、创面被病原体感染，来源有以下两种。

①内源性感染：正常孕妇生殖道或其他部位寄生的病原体多数情况下并不致病，当抵抗力降低等感染诱因出现时才可感染致病。

②外源性感染：被污染的衣物、用具、各种手术器材、物品等均可造成感染。

近年研究表明，内源性感染更重要，因孕妇生殖道病原体不仅可以导致产褥感染，而且还能通过胎盘、胎膜、羊水间接感染胎儿，导致流产、早产、胎儿发育不良、胎膜早破、死胎等。

2. 临床表现

（1）急性外阴、阴道、宫颈炎：分娩时会阴部损伤或手术产导致感染，表现为局部灼热、疼痛、下坠，局部伤口红肿、发硬，伤口裂开，脓液流出。阴道裂伤及挫伤感染表现为黏膜充血、溃疡、脓性分泌物增多，日后导致阴道壁粘连，甚至闭锁。宫颈裂伤感染向深部蔓延，可达宫旁组织，引起盆腔结缔组织炎。

（2）急性子宫内膜炎、子宫肌炎：病原体经胎盘剥离面侵入，扩散到子宫蜕膜层称子宫内膜炎，侵及子宫肌层称子宫肌炎。两者常伴发，表现为发热、恶露增多并有臭味、下腹疼痛及压痛、白细胞增高。

（3）急性盆腔结缔组织炎、急性输卵管炎：病原体沿宫旁淋巴和血行达宫旁组织，出现急性炎性反应而形成炎性包块，同时波及输卵管系膜、管壁，产妇表现为寒战、高热、下腹痛，严重者侵及整个盆腔，形成"冰冻骨盆"。淋病奈氏菌沿生殖道黏膜上行感染，达输卵管与盆腹腔，形成脓肿后，高热不退。

（4）急性盆腔腹膜炎及弥漫性腹膜炎：炎症继续发展，扩散至子宫浆膜，形成盆腔腹膜炎；继而发展成弥漫性腹膜炎，出现全身中毒症状，如高热、恶心、呕吐、腹胀，检查时下腹部有明显压痛、反跳痛，腹膜面分泌大量渗出液，纤维蛋白覆盖引起肠粘连，也可在直肠子宫陷凹形成局限性脓肿。若脓肿波及肠管与膀胱则可出现腹泻、里急后重与排尿困难。急性期治疗不彻底可发展成慢性盆腔炎而导致不孕。

（5）血栓静脉炎

①盆腔内栓塞静脉炎：常侵及子宫静脉、卵巢静脉、髂内静脉、髂总静脉及阴道静脉，厌氧性细菌为常见病原体。病变单侧居多，产后 1~2 周多见，表现为寒战、高热并反复发作，持续数周，局部检查不易与盆腔结缔组织炎鉴别。

②下肢血栓静脉炎：病变多在股静脉、腘静脉及大隐静脉。表现为弛张热，下肢持续性疼痛，局部静脉压痛或触及硬索状，血液回流受阻，引起下肢水肿、皮肤发白，习称"股白肿"。病变轻时无明显阳性体征，彩色超声多普勒检查可协助诊断。下肢血栓静脉炎多继发于盆腔静脉炎。

（6）脓毒血症及败血症：感染血栓脱落进入血液循环可引起脓毒血症，若细菌大量进入血液循环并繁殖形成败血症，表现为持续高热、寒战、全身明显中毒症状，可危及生命。

3. 辅助检查

如 B 型超声、彩色超声多普勒、CT、磁共振等检测手段，能够对感染形成的炎性包块、脓肿及静脉血栓做出定位和定性诊断。检测血清 C 反应蛋白 >8mg/L，有助于早期诊断感染。

【饮食宜忌】

1. 饮食宜进

（1）饮食原则

①宜进食易消化、富有营养的食物：由于产后胃肠张力及蠕动均较弱，特别是产褥感染伴有高热时，产妇的胃肠功能更差，此时产妇宜进食易消化、富有营养的流质或半流质饮食，如牛奶、米汤、藕粉、鸡蛋汤、菜汁、水果汁、面条、馄饨、蒸蛋羹等。

②宜进食富含优质蛋白质的食物：蛋白质是人体的重要组成成分，也是修复组织的重要材料，产后及产褥感染时蛋白质摄入不足，则会使机体抵抗力降低，不利于感染的控制，同时也不利于子宫损伤组织的修复。因此，产后及产褥感染的妇女在恢复期应进食足够的富含优质蛋白质的食物，如鸡肉、鱼类、猪瘦肉、鸡蛋、牛奶、豆类及其制品等。

③宜进食富含维生素及无机盐的食物：谷类、豆类、新鲜蔬菜、水果及蛋黄中含有丰富的维生素 E、维生素 C、B 族维生素及微量元素锌、锡、铜等，有利于炎症的控制，故产后感染的患者宜多进食富含维生素及无机盐的食物。

④宜进食高热能饮食：摄入足量的糖类和脂肪，以供给人体足够的热能，这样就能减少蛋白质为提供热能而分解，有利于炎症的控制，故产褥感染恢复期的患者可食用甜薯、芋头、土豆、苹果、马蹄粉、怀山药粉、藕粉等。

（2）饮食搭配

①绿豆与蒲公英：蒲公英能清热解毒、利尿散结，若与清热解毒的绿豆同食，其

功效大增，可清热解毒、利尿消肿。适用于治疗产褥感染等多种炎症、小便不利、大便秘结等。

②苦菜与绿豆：苦菜有清热解毒、凉血的作用，若与清热解毒的绿豆同食，其功效大增。适用于治疗产褥感染等多种炎症。

（3）药膳食疗方

①金银花30g，鱼腥草30g，益母草15g，芦根30g，粳米50g，红糖适量。将中药浸泡1小时后加水煎煮，去渣取汁，加入洗净的粳米，熬成粥，加红糖即可。每日1剂，温热服食。可清热解毒，凉血化瘀。

②连翘15g，生地黄15g，赤芍、葛根、枳壳、甘草各10g，核桃仁15g，红花12g，金银花15g，益母草15g，石膏30g，粳米100g，红糖25g。将中药用凉水浸泡1小时后，煎熬2次，将2次的药汁混合在一起，每次取半量放入洗净的粳米中煮成粥，再加入红糖即可。每日1剂，分2次食用。可清热解毒，凉血化瘀。

2. 饮食禁忌

（1）油腻食物：由于产后胃肠张力及蠕动均较弱，加之产褥感染伴发热，产妇的消化功能更差，因此过于油腻的食物，如肥肉、板油、油炸花生等应尽量少食，以免引起消化不良。

（2）辛辣燥热之物：产后大量失血、出汗，加之组织间液较多地进入血液循环，故机体阴津明显不足，而辣椒、胡椒、咖喱、芥末、茴香、炒瓜子、炒花生、大蒜、韭菜、油条、大饼、花椒等辛辣燥热的食物及各种经过油中煎炸、火中烤炙、炒干的食物，均会伤津耗液，加重口干、便秘、痔疮等病情，而且多食则生痰致火，散气耗血，加重炎症症状。

（3）生冷寒凉之物：产后孕妇的脾胃功能尚未完全恢复，过于寒凉的食物会损伤脾阳，影响消化，不利于恢复健康。中医历来有"产前宜清，产后宜温""胎前多实，产后多虚"的古训。产后身体百节空虚，恶露容易瘀阻不净，故药食均应偏于温润，不可一味寒凉。柿子、梨、西瓜、冬瓜、黄瓜、苦瓜、百合、蚌肉、田螺、螃蟹、蛏子、鳖等寒性食物均应忌之。同时，各种冷饮、冰镇饮料、生拌萝卜、拌海蜇、拌凉粉、小葱拌豆腐等低温食物亦应忌之。

（4）坚硬粗糙及酸性食物：产后身体各部位都比较虚弱，需要有一个恢复的过程，在此期间身体极易受到损伤。比如，坚硬粗糙及酸性食物就会损伤牙齿，使产妇日后留下牙齿易于酸痛的遗患。此外，坚硬粗糙的食物不利于消化，影响疾病康复。比较坚硬的食物有干炒花生、瓜子、小核桃、香榧子、松子、蚕豆、黄豆、栗子、腰果等；较为粗糙的食物有芹菜、竹笋、毛笋、冬笋、韭菜、咸菜、蕹菜等；酸性食物有酸醋、鲜山楂、柠檬、橘子、橙子、杨梅、柚子、李子、桑椹、芒果、石榴、酸枣、青梅、乌梅、杨桃、青橄榄、葡萄等。此外，具有较强的韧性、难以咀嚼的食物，如牛肉、牛筋、牛肉干、海蜇皮、螺蛳、墨鱼等应尽量避免食用。

（5）酒类及热性食物：酒类不利于子宫内膜的修复，而且酒类及牛肉、羊肉等热性食物也易激发炎症，加重炎症充血，不利于炎症的恢复。

【药物宜忌】

1. 西医治疗

（1）一般治疗

①高热患者给予物理降温，头部放置冰袋并用温水擦身。

②保持外阴清洁，每日用 1∶1000 苯扎溴铵溶液擦洗 2 次。勤换内裤，垫清洁卫生护垫，便后擦洗。

③伤口未化脓者可行局部红外线照射或热敷。

④伤口化脓者应及时拆除缝线，以利排脓，并用 1∶5000 呋喃西林溶液冲洗。

⑤便秘者若 3 日无大便时，给予开塞露塞肛或肥皂水灌肠。

⑥注意患者全身情况，保持营养充足、水及电解质平衡。有中毒性休克出现时治疗休克。

（2）应用抗生素：青霉素每日 800 万 U，分 2 次肌内注射或静脉滴注；也可用新霉素、氯唑西林、氨苄西林、羧苄西林、头孢菌素、庆大霉素或阿米卡星等。有条件者，做细菌培养及药物敏感试验。

（3）使用宫缩药：如麦角流浸膏、益母草膏、产妇康或缩宫素等。

（4）其他：有脓肿形成时可切开引流。

2. 中医治疗

（1）中医辨证论治：本病属感染邪毒直中胞宫，与瘀血相结，甚或热毒内陷，损伤营阴，热扰神明，出现神昏惊厥等危候，故治疗以清热解毒、凉血化瘀为主。热入营血者，应清热解毒、泄热护阴，加用养阴凉血之品；热陷心包，甚或亡阳者，急宜清心、凉血、开窍或回阳救逆。

①感染邪毒

主症：产后高热寒战，小腹疼痛，拒按，恶露量多或量少，色紫暗如败酱，有臭味，病变局部红肿热痛，甚或脓肿形成，心烦口渴，大便秘结，小便黄赤，舌红，苔黄或腻，脉滑数。

治则：清热解毒，凉血化瘀。

方药：蒲公英 20g，金银花 20g，紫花地丁 10g，野菊花 20g，天葵子 10g，蒲黄 10g，五灵脂 10g，益母草 20g，牡丹皮 10g，赤芍 10g，鱼腥草 15。

加减：汗多、烦渴不解者，此为热在气分、热伤津液之象，加生石膏 20g、天花粉 20g、芦根 15g，以清热生津；小便涩痛者，加竹叶、泽泻各 10g；大便秘结者，加生大黄 6g、芒硝 10g，以清热泻下；若下肢肿胀、疼痛者，加桃仁 10g、当归 10g、川芎 10g，以活血化瘀。

用法：每日 1 剂，水煎服。

②热入营血

主症：高热不退，心烦汗出，斑疹隐隐，舌红绛，苔黄燥，脉弦细而数。

治则：清营解毒，泻热护阴。

方药：水牛角 20g，生地黄 15g，玄参 12g，竹叶 6g，麦冬 12g，丹参 20g，黄连 3g，金银花 10g，连翘 10g，紫花地丁 15g，七叶一枝花 20g。

加减：口渴喜饮者，加沙参、麦冬各 12g；纳呆食少者，加陈皮 10g、莱菔子 10g、焦山楂 15g、焦神曲 15g、焦麦芽 15g。

用法：每日 1 剂，水煎服。

③热入心包

主症：高热不退，神昏谵语，甚至昏迷，面色苍白，四肢厥冷，脉细数无力。

治则：清心开窍。

方药：水牛角 20g，生地黄 15g，牡丹皮 15g，赤芍 10g。

加减：若上述症状进一步发展到热深厥脱，出现冷汗淋漓、四肢厥冷、脉微欲绝等亡阳证候，则急宜回阳救逆，方用独参汤、生脉饮或参附汤。

独参汤：人参 15～20g，大补元气，固脱生津安神。

生脉饮：人参 10g、麦冬 30g、五味子 15g，益气养阴。

参附汤：人参 15～30g、熟附子 10g，大补元气，回阳救逆。

用法：每日 1 剂，水煎服。

固脱法与开窍法可合并应用，以扶正祛邪、开闭固脱。固脱法是用于病情危急之际的一种应急措施，用药务必及时快速，但适可而止，一旦阳回脱止，即应根据具体症候辨证论治。

（2）验方

①紫花地丁、败酱草、鸭跖草各 30g。每日 1 剂，水煎服。

②益母草 15g，麦冬、桔梗、连翘、当归、桃仁、红花、泽兰、紫草各 9g，川芎 6g。虚者，加人参 9g。每日 1 剂，水煎服。

3. 药物禁忌

（1）头孢菌素类

①头孢菌素类不宜与强利尿药如利尿酸、速尿合用：合用会增加对肾脏的毒性，故一般不宜合用。如必须合用时，应减少本品的剂量。

②头孢克洛忌与食物同服：头孢克洛与食物同服，血药峰浓度仅为空腹服用时的 50%～75%，故宜空腹给药。

③用头孢菌素类期间禁酒：头孢菌素类抗生素（如头孢甲肟、头孢匹胺、头孢哌酮等）在应用期间及停药 1 周内应禁忌饮酒，以免产生或增强毒副反应。

④头孢菌素类不宜与多粘菌素 E 合用：头孢菌素类与多粘菌素 E 合用，有可能增加对肾脏的毒性，并降低头孢菌素类的抗菌作用，故联合给药时必须谨慎。如果必须合用时，应反复检查肾功能。

⑤头孢菌素类不宜与保泰松合用：保泰松能增强本品对肾脏的毒性，故一般不合用。

⑥头孢菌素类忌与四环素合用：合用能降低本品的抗菌作用，故一般不合用。

⑦头孢菌素类慎与氨基甙类抗生素合用：因头孢菌素类药均有一定的肾毒性，与

氨基甙类抗生素合用，在抗菌作用增强的同时肾毒性显著增强，甚至发生可逆性肾功能衰竭，故二者合用应慎重。必须联用时，应分开给药。

⑧头孢菌素忌以果汁服用：果汁中的果酸容易导致药物提前分解或溶化，不利于药物在肠内的吸收，而大大降低药效。

（2）红霉素

①服红霉素忌过食酸性食物：红霉素用药期间不可过食酸菜、醋、咸肉、鸡肉、鱼肉与山楂、杨梅等酸性食物，否则会发生酸碱中和而降低药效。

②服红霉素忌过食海味食物：在应用红霉素期间，不宜过食螺、蚌、蟹、甲鱼、海带等海味食品，因为这些食品中富含的钙、镁、铁、磷等金属离子会和红霉素结合，容易形成一种难溶解又难吸收的物质，降低药物疗效。

③红霉素忌与普鲁本辛同服：红霉素与普鲁本辛同服，前者抗菌疗效降低。因普鲁本辛为抗胆碱药，具有松弛胃肠道平滑肌的作用，能延长胃排空时间，而红霉素在胃酸影响下易被破坏失效，两药合用延长红霉素在胃中的停留时间，故易使其疗效降低或失效。若需合用可在红霉素疗程结束后再服普鲁本辛，或服红霉素 2 小时后再服普鲁本辛，也可同时加服碳酸氢钠或胃舒平等碱性药物以中和胃酸。

④红霉素不宜与月桂醇硫酸钠合用：原因在于后者能促进红霉素在肠道中的吸收，增加对肝细胞的穿透力，使红霉素对肝脏的毒性增加，结果易导致黄疸及转氨酶升高。

⑤红霉素不宜与维生素 C、阿司匹林合用：维生素 C、阿司匹林均为酸性药物，而红霉素在在酸性条件下呈解离型，不易吸收，而且排泄快，在胃肠道中不稳定，易被破坏，使红霉素疗效降低。

⑥红霉素不宜与氯丙嗪、保泰松、苯巴比妥等合用：因为这些药物对肝脏都有毒性作用，会加重肝脏毒性，故肝功能不全者忌用。

⑦红霉素不宜与氯霉素、林可霉素合用：此三种药物都与细菌核糖蛋白体的 50S 亚单位结合，彼此影响疗效。另外，氯霉素在弱酸或中性条件下其活性增强，而红霉素在碱性条件下活性较强，二者合用亦可产生拮抗作用。

⑧红霉素禁与乳酶生合用：红霉素可抑制乳酸杆菌的活性，使乳酶生药效降低，同时也耗损了红霉素的有效浓度。

⑨红霉素不宜与含鞣质的中成药合用：因含鞣质的中成药如四季青片、虎杖浸膏片、感冒宁、复方千日红片、肠风槐角丸、肠连丸、紫金粉、舒痔丸、七厘散等可使红霉素失去活性，降低疗效。

⑩红霉素忌与含有机酸的中药同服：因红霉素在碱性条件下抗菌作用才能得以发挥，而含有机酸的中药（如山楂、五味子、山楂丸、五味子丸等）口服后可酸化胃液，提高酸度，使红霉素的单键水解而失去抗菌作用。

⑪红霉素不宜与四环素合用：因二者合用会增加红霉素对肝脏的毒副作用。

⑫红霉素不宜以果汁服用：红霉素在酸性液体的作用下易被迅速水解，有时甚至与酸性液体反应生成有害物质。

（3）四环素类药

①服四环素类药忌同时吃含金属阳离子化合物的食品：服用四环素类药（四环素、强力霉素、金霉素）期间若同时吃富含钙、镁、铝、铁等金属阳离子化合物的食品（如豆制品、熟制卤肉、咸鱼、海蜇、海带等），易形成不溶性络合物，妨碍药物的吸收，降低药效。

②四环素类药忌过食碱性食物：四环素类与碱性食物（菠菜、胡萝卜、黄瓜、苏打饼干、茶叶等）同服，可使胃液的盐酸被中和，从而使胃液 pH 值升高，四环素的溶解性降低，进入小肠的吸收率下降，故服四环素期间应避免过食碱性食物。

③服四环素类药忌饮茶：饮茶有许多益处，但茶叶中含有鞣酸、咖啡因及茶碱等成分，四环素类药与茶水同服可减低药效。

④服四环素类药忌喝牛奶：牛奶中含有大量的钙，可阻碍四环素类药的吸收，故二者不宜同服，更不能用牛奶送服。

⑤四环素类药忌与碳酸氢钠合用：四环素类药与制酸药碳酸氢钠合用，可使胃液的盐酸被中和，从而使胃液 pH 值升高，四环素类药的溶解性降低，进入小肠的吸收率下降，因而两药不宜合用。

⑥四环素类药不宜与铁剂如硫酸亚铁合用：硫酸亚铁与四环素类药在消化道易形成难溶的螯合物，影响四环素类药的吸收，使血药浓度下降 40%～50%。如需用铁剂，两药应间隔 3 小时以上服用，可避免相互影响。此外，亦可停用四环素类药后再服硫酸亚铁，或改用其他抗生素或磺胺类药物。

⑦四环素类药不宜与含钙、镁、铝、铋、锰、锌等金属离子的药物同服：含有金属离子的药物如氢氧化铝凝胶、氧化镁、碳酸钙、三硅酸镁、次碳酸铋、次硝酸铋等会在消化道与四环素类药结合成难于溶解的络合物，使四环素类药作用减弱。故临床上如需联用，两药服药时间应间隔 2 小时。

⑧四环素类药不宜与对肝脏有损害的药物并用：四环素类药与无味红霉素、异烟肼、氯丙嗪、氯磺丙脲、保泰松、苯妥英钠、苯茚二酮、甲基睾丸素、辛可芬、氯噻嗪等对肝脏有损害的药物并用，可使本品对肝脏的毒性增加。

⑨四环素不宜与牛黄解毒片合用：牛黄解毒片含有石膏，其中的钙离子能与四环素形成络合物，使疗效降低。

⑩四环素不宜与氨茶碱并用：氨茶碱为碱性，可使四环素疗效降低。

⑪四环素不宜与潘生丁合用：潘生丁除扩张冠状血管外，还具有对抗二磷酸腺苷（ADP）、降低血小板黏聚、抑制血栓形成的作用，四环素为广谱抗生素，能抑制肠内正常菌群的生长，使肠内细菌合成维生素 K 的数量减少，而维生素 K 的减少会影响凝血酶原的合成，延长凝血时间，故两药较长期合用将会增加出血倾向。如必需联用时，应定期检查凝血酶原时间，大于 14 秒时应停药。

⑫四环素类药禁与消胆胺合用：消胆胺为阴离子交换树脂，其受静电吸附所形成的复合物会干扰四环素类药在肠道的吸收，从而减弱四环素的疗效。

⑬四环素类药不宜与含有硼砂的中成药合用：这些中成药有痧气散、红灵散、行

军散、通窍散等。因硼砂为碱性，可使四环素类药吸收减少，疗效降低，故不宜合用。

⑭四环素类药不宜与药用炭、硅炭银合用：因为药用炭、硅炭银（含药用炭、白陶土、氯化银）具有吸附作用，与本品合用可使四环素类药的疗效降低。

⑮四环素类药不宜与含钙、镁、铁等金属离子的中药同服：这些药物有防风丸、解肌宁嗽丸、橘红丸、鹭鸶涎丸、清眩丸、追风丸、明目上清丸、牛黄上清丸、清胃黄连丸、胃痛宁、舒胃片、白金丸、女金丹等。因为它们含有的金属离子会与四环素类药形成螯合物，不易被肠道吸收，减弱四环素类药的疗效。

⑯四环素不宜与复合维生素 B 合用：二者合用将使四环素的作用降低，甚至失效，故二者不宜合用。

（4）两性霉素 B

①两性霉素 B 忌与有肾毒性的药物合用：两性霉素 B 与氨基苷类、多黏菌素、万古霉素及抗肿瘤药对肾脏有毒性的药物合用，可增加本品对肾脏的损害。

②两性霉素 B 慎与咪康唑合用：因二者的抗菌作用拮抗，合用可彼此降低疗效。

（5）咪康唑、氟康唑慎与香豆素类抗凝血药合用：咪康唑、氟康唑与香豆素类抗凝血药（如华法令、双香豆素等）合用，可增强后者的抗凝血作用，易引起出血，故合用时后者应适当减量。

（6）双香豆素

①不宜饮酒及含醇饮料：乙醇可使肝药酶代谢的竞争性受抑制，而使抗凝血药新抗凝、双香豆素等作用加强，导致用药后发生意外而加重病情。

②不宜食用酱类：酱豆菌能在肠道中合成维生素 K，从而降低抗凝血药物的抗凝血作用。

③不宜食用含维生素 K 多的食物：维生素 K 有明显的抗凝作用，能降低抗凝血药物的治疗作用，故服用抗凝血药物时，不宜食用含维生素 K 多的食物，如西红柿、菠菜、菜花、卷心菜、莴笋、动物肝脏、绿茶等。

④与利福平相克：利福平能促进凝血因子合成，并能促进抗凝血药物代谢，双香豆素与利福平合用后，可降低双香豆素的抗凝血作用。

⑤与碳酸氢钠相克：碳酸氢钠有碱化尿液的作用，可减少双香豆素的重吸收，促进排泄，使其疗效减弱，故不宜合用。若发生双香豆素中毒时，可用碳酸氢钠解救。

⑥与消胆胺相克：消胆胺属阴离子型交换树脂，因静电吸附作用可与双香豆素形成复合物，从而减少其吸收，使其作用降低。

⑦与肝素相克：双香豆素与肝素有药理性拮抗作用，故不宜合用。

⑧与镇静催眠药相克：镇静催眠药（如巴比妥类、导眠通、水合氯醛等）有酶促作用，能诱导肝微粒体中的药物代谢酶，使新抗凝、双香豆素代谢加快，血药浓度降低，半衰期缩短，从而使其作用减弱。

⑨与灰黄霉素相克：灰黄霉素为酶促药物，能促进口服抗凝血药物（如新抗凝、双香豆素等）的代谢，使其血药浓度降低，抗凝血作用减弱。

⑩与维生素 K 相克：维生素 K 可抵消抗凝作用，减低抗凝血药物（如双香豆素、

新抗凝等）的疗效。

（7）有回奶作用的中药：中药麦芽及中医古方回奶方（由麦芽、枳壳组成）等均有回奶作用，产后需哺乳者应忌用。

（8）麦角制剂：因为麦角制剂（如麦角新碱、麦角流浸膏）能抑制垂体泌乳素的分泌，可影响乳汁的分泌，产后哺乳者应忌用。

（9）对婴儿有毒副作用的抗生素：有些抗生素可进入乳汁，对婴儿具有毒副作用，如氨基糖苷类对婴儿有耳毒性和肾毒性、四环素类可产生牙齿着色及牙釉质发育不良、喹诺酮类可影响软骨发育等。因此，哺乳期患者应避免应用这些药物，或应用这些药物期间暂停哺乳。

二、产褥中暑

【概述】

产褥中暑是指产妇在产褥期因高温、高湿、通风不良等环境，使体内余热不能及时散发引起中枢性体温调节功能障碍的急性热病。受旧的风俗习惯的影响，产妇分娩后怕"受风"而要求关门闭窗，产妇常常深居室内，包头盖被，穿长袖衣、长裤，紧扎袖口、裤脚，使居室和身体小环境处在高温、高湿状态，严重影响产妇出汗散热，导致体温调节中枢功能衰竭而出现高热、意识丧失和呼吸循环功能衰竭。

1. 病因

产妇在产后体内潴留的水分需要排出，因此有显著的多尿现象，出汗也特别多。当外界气温超过35℃时，机体靠汗液蒸发散热，而汗液蒸发需要空气流通才能实现。但是，由于居室高温包头、盖被、穿衣过多，当人体处于超过散热机制能力的极度热负荷时，因体内热积蓄过度而引起高热，发生中暑。

2. 临床表现

中暑的诊断可根据在高温环境中生活时出现体温升高、肌肉痉挛和（或）晕厥，并应排除其他疾病后方可诊断。患者在全身乏力、出汗、头晕、头痛、恶心等早期症状的基础上，出现高热、无汗、神志障碍，体温达到40℃～42℃甚至更高。可有皮肤干燥、灼热、谵妄、昏迷、抽搐、呼吸急促、心动过速、瞳孔缩小、脑膜刺激征等表现，严重者出现休克、心力衰竭等。

【饮食宜忌】

1. 饮食宜进

（1）饮食原则

①宜进食易消化、富有营养的食物：产妇在中暑之后常常很虚弱，消化功能也较差，在恢复过程中应进食较为清淡、容易消化且富含营养的食物，补充必要的水分、盐、热能、维生素、蛋白质等，并佐以鱼、肉、蛋、奶等，以保证人体所必需的营养成分。

②宜进食具有清热解暑作用的食物：西瓜不仅水分多，营养也很丰富，含有蛋白

质、糖、钙、磷、铁和多种维生素，还含有人体必需的氨基酸，在中暑康复过程中宜多食用，既可补充水分、消暑解渴，又能供给人体的必需的营养成分。此外，冬瓜汤、绿豆汤、西红柿、青菜等具有清热解暑的功能，宜多进食。

（2）饮食搭配

①绿豆芽与金针菇：绿豆芽有解热毒、利三焦、清暑热、通经脉的功效，与金针菇搭配，具有清热解暑的功效。适用于防治产褥中暑和肠炎。

②粳米与绿豆：绿豆能清热解暑、利尿消肿、润喉止渴，与粳米煮粥，适于产褥中暑患者食用。

③草莓与牛奶：草莓能清热解毒、生津润燥，与营养丰富的牛奶搭配，有清凉解暑、养心安神之功效，适于产褥中暑患者食用。

④草莓与冰糖：草莓能清热解毒、生津止渴，若与具有同样功效的冰糖搭配食用，对口渴烦躁、产褥中暑有一定的治疗作用。

⑤甘蔗与菊花：甘蔗有滋阴润燥、清热解毒、助脾和中、生津止渴等功效，与菊花搭配食用，可辅助治疗产褥中暑口渴。

⑥西瓜皮与冰糖：西瓜皮有清解暑、利尿等功效，若与冰糖搭配，对产褥中暑、水肿等有一定的辅助治疗作用。

（3）药膳食疗方

①石膏绿豆粥：将鲜竹叶 30 片、鲜芦根 100g 洗净后，与石膏 30g 共水煎，取汁与绿豆 30g、粳米 100g 共煮为粥，调入砂糖适量即成。可在早、晚温热食。可清暑泄热、益气生津。适用于产后中暑，暑灼阳明，症见高热心烦、头痛、面红气粗、口渴汗多、苔黄燥、脉洪数等。

②三鲜苦瓜汤：将嫩苦瓜 500g 去两头，洗净，剖开，挖去瓤，切成 5cm 厚的片；罐头冬笋 150g 切成 2mm 厚的片；水发冬菇 100g 去蒂，切成薄片。锅中加清水适量，置旺火上烧开，下苦瓜片氽一下，沥去水；将汤锅洗净置旺火上，倒入菜油 50mL 烧至七成熟时，放苦瓜微炒，加入清水 1000mL，开时下冬笋片、冬菇片同煮至熟软，加入食盐 3g 调味起锅。可佐餐食。可清热消暑、利尿祛湿、明目解毒。适用于产后中暑，症见烦热口渴、小便不畅。对夏天皮肤生痱子等，也有食疗作用。

③消暑益气粥：将西洋参 5g（或太子参 15g）、西瓜翠衣 30g、荷梗 1 只、黄连 3g、甘草 3g、石斛 9g、麦冬 9g、竹叶 9g、知母 6g，加水煎煮，取汁去渣，再加入洗净的粳米 100g 煮成稀粥。可在早、晚空腹食。可清暑益气、养阴生津。适用于产后中暑，暑邪伤阴，症见身热多汗、口渴心烦、体倦少气、舌红少津、脉虚数。

④参术蒿薷粥：将人参 3g，白术 9g，青蒿 9g，香薷 6g，加水煎煮，取汁去渣，放洗净的粳米 50g 煮粥。温热服食。可解暑退热、扶正祛邪。适用于产后中暑，症见烦热口渴、无汗等。

⑤生脉粥：将人参 3g、麦冬 9g、五味子 6g，洗净，水煎，取汁去渣，加入粳米 50g 煮成稀粥。可温热服食，每日 1 剂。可益气敛汗、养阴生津。适用于产后中暑，暑邪伤阴，症见身热已退、汗出水止、喘渴欲脱、脉洪大等。

⑥生脉保元粥：将太子参 15g、黄芪 15g、炒白芍 15g、麦冬 10g、五味子 10g、甘草 10g，加水煎煮，取汁去渣，入洗净的粳米 100g 煮成稀粥，粥成后加入适量白糖调味。可在早、晚空腹温热食。可益阴敛阳、补血益气。适用于产后中暑、气阴虚脱者。若暑邪热入营血、热陷心包，其治疗法则及食疗选方同"产褥感染"。

⑦五味解暑饮：将鲜芦根 60g、鲜麦冬 60g、雪梨 10 个、荸荠 90g（去皮）、鲜藕 90g（去节）共切碎，以洗净的纱布绞挤，取汁。每日依个人情况而定，不拘量，可冷饮或温服。可清热解暑、养阴生津。适用于产后中暑，症见身热多汗、口渴心烦等。

2. 饮食禁忌

（1）大量饮水：中暑患者应采用少量多次的饮水方法，每次饮水量以不超过 300mL 为宜，切忌狂饮。因为大量饮水不仅会冲淡胃液而影响消化功能，还会引起反射性排汗亢进，尤其是在过量饮用热水时，更会大汗淋漓，会导致体内水分和盐分进一步大量流失，严重时可促使热痉挛的发生，如此便是得不偿失。

（2）油腻荤腥之物：中暑患者应少吃脂肪类油腻荤腥之物，以适应胃肠的消化能力。若过食油腻荤腥之物，会增加消化系统的负担。大量血液滞留于胃肠，输送到大脑的血液便相对减少，人体便感到困倦，容易引起消化不良。

（3）辛辣之品：夏天阳浮于外，阴液不足，辛辣燥热的食物，如胡椒、辣椒等，最好少吃或不吃，以免产生助热劫阴之弊。

（4）生冷之品：产褥中暑的患者大多脾胃虚弱，大量进食生冷之品会进一步损伤脾胃阳气，加重病情。西瓜类食物一次不宜吃得太多，以免妨碍消化，而引起腹痛、腹泻。

【药物宜忌】

1. 西医治疗

（1）一般急救：发现自己和其他人有先兆中暑和轻症中暑表现时，首先要做的是迅速撤离引起中暑的高温环境，选择阴凉通风的地方休息，并多饮用一些含盐分的清凉饮料。可以在额部、颞部涂清凉油、风油精等，或服用人丹、十滴水、藿香正气水等中药。如果出现血压降低、虚脱时应立即平卧，及时静脉滴注 0.9% 生理盐水。对于重症中暑者除了立即将中暑者从高温环境中转移至阴凉通风处外，还应该迅速将其送至医院，同时采取综合措施进行救治。若远离医院，应将患者撤离高温环境，用湿床单或湿衣服包裹患者并给强力风扇，以增加蒸发散热。在等待转运期间，可将患者浸泡于冷水中也是一种好办法。若患者出现发抖，应减缓冷却过程，因为发抖可增加核心体温（警告：应每 10 分钟测 1 次体温，不允许体温降至 38.3℃ 以下，以免继续降温而导致低体温）；在医院里，应连续监测核心体温以保证其稳定性。避免使用兴奋剂和镇静剂，包括吗啡；若抽搐不能控制，可静脉注射地西泮 3～5mg 和巴比妥钠 0.1g，应经常测定电解质以指导静脉补液。严重中暑后，应卧床休息数日，数周内体温仍可有波动。

（2）热痉挛和热衰竭：应迅速转移到阴凉通风处休息或静卧。口服凉盐水、清凉含盐饮料。有周围循环衰竭者应静脉补给生理盐水、葡萄糖溶液和氯化钾。一般患者经治疗后 30 分钟到数小时内即可恢复。

①物理降温：为了使患者高温迅速降低，可将患者浸浴在 4℃水中，并按摩四肢皮肤，使皮肤血管扩张和加速血液循环，促进散热。在物理降温过程中必须随时观察和记录肛温，待肛温降至 38.5℃时，应即停止降温，将患者转移到室温在 25℃以下的环境中继续密切观察。如体温有回升，可再浸入 4℃水中或用凉水擦浴、淋浴，或在头部、腋窝、腹股沟处放置冰袋，并用电扇吹风，加速散热，防止体温回升。体弱和有心血管疾病的患者常不能耐受 4℃浸浴，有些患者昏迷不深，浸入 4℃水中可能发生肌肉抖动，反而增加产热和加重心脏负担，可应用其他物理降温方法。

②药物降温：氯丙嗪的药理作用有调节体温中枢功能、扩张血管、松弛肌肉和降低氧消耗的作用，是协助物理降温的常用药物。剂量：25~50mg 加入 500mL 补液中，静脉滴注 1~2 小时。用药过程中要观察血压，血压下降时应减慢滴速或停药，低血压时应肌内注射重酒石酸间羟胺（阿拉明）5~10mg/次，每 30~60 分钟 1 次；盐酸去氧肾上腺素（新福林）2~5mg/次，1~2 小时后可重复 1 次或其他 α 受体兴奋剂。

③对症治疗：保持患者呼吸道通畅，并给予吸氧。补液滴注速度不宜过快，用量要适宜，以避免加重心脏负担，促发心力衰竭。纠正水、电解质紊乱和酸中毒。心力衰竭用快速效应的洋地黄制剂。疑有脑水肿患者应给甘露醇脱水，有急性肾衰竭患者可进行血液透析。发生弥散性血管内凝血时应用肝素 5~10U/（kg·h），需要时加用抗纤维蛋白溶解药物。肾上腺皮质激素如地塞米松 5mg 在热射病患者的应用尚有不同看法，一般认为肾上腺皮质激素对高温引起机体的应激和组织反应以及防治脑水肿、肺水肿均有一定的效果，但剂量不宜过大，用药时间不宜过长，以避免发生继发感染。

2. 药物禁忌

（1）吩噻嗪类药物

①氯丙嗪忌与咖啡类饮料同服：咖啡中的咖啡因与氯丙嗪可产生药理性拮抗作用，若同时服用，氯丙嗪的疗效将降低。

②服吩噻嗪类忌饮酒：酒中所含的乙醇和吩噻嗪类药物（如氯丙嗪、奋乃静、氟奋乃静、氟奋乃静癸酸酯等）对中枢神经有相加抑制作用；另外，吩噻嗪类药物还有抑制肝内乙醇脱氢酶活性而阻碍乙醇降解的作用，同时可加强并延长乙醇的中枢抑制和扩张血管等作用。

③氯丙嗪忌与麻黄碱、咖啡因、氨茶碱、丙咪嗪同服：合用可产生拮抗作用，属于药理性的配伍禁忌。

④氯丙嗪忌与胍乙啶合用：合用后氯丙嗪阻碍胍乙啶进入肾上腺素能神经末梢，使胍乙啶作用减弱。

⑤氯丙嗪忌与胰岛素合用：合用后易引起黄疸及肝功能异常。

⑥氯丙嗪忌与戊四氮、印防己毒素合用：氯丙嗪可降低惊厥阈，与中枢兴奋药戊四氮、印防己见毒素合用易发生惊厥。

⑦氯丙嗪忌与安乃近合用：二者合用可使退热作用加强，引起体温严重下降，故

一般不宜合用。

⑧氯丙嗪慎与心得安合用：心得安与氯丙嗪并用，可使 α、β 受体同时阻断，降压作用增强，大剂量时可产生严重低血压。

⑨氯丙嗪不宜长期与四环素合用：二者合用易增强对肝脏的毒性，故不宜长期合用。

⑩吩噻嗪类忌与有抗胆碱作用的中药同时服用：因吩噻嗪类药物（如氯丙嗪、奋乃静、氟奋乃静、氟奋乃静癸酸酯等）亦有抗胆碱作用，如再服用有此作用的中药（如华山参片、天仙子、洋金花等），有相互增强的作用，可加重患者口干、视物模糊、尿闭等症状。

⑪吩噻嗪类药不宜与阿托品合用：吩噻嗪类药氯丙嗪、奋乃静等有抗胆碱样的作用，与阿托品合用可增强口干、视物模糊、尿闭等症状，甚至可诱发青光眼。

⑫吩噻嗪类药不宜与痢特灵并用：因为痢特灵与吩噻嗪类药（如氯丙嗪、奋乃静、氟奋乃静等）合用，可使后者镇静催眠作用及不良反应增强。

⑬吩噻嗪类药、替米哌隆、泰尔登忌与肾上腺素同用：吩噻嗪类药（如氯丙嗪、奋乃静）以及替米哌隆、泰尔登可使肾上腺素的作用逆转而引起严重的低血压症。

⑭佐替平、恶唑仑、吩噻嗪类不宜与中枢抑制剂合用：中枢抑制剂（如麻醉药乙醚、氟烷、镇静催眠药巴比妥类等）可增强佐替平、恶唑仑、吩噻嗪类药（如氯丙嗪）的不良反应，故应避免合用。

⑮氯丙嗪、二盐酸氯哌噻吨忌与驱虫剂同服：氯丙嗪、二盐酸氯哌噻吨与驱虫剂（如哌嗪等）同时服用可增加锥体外系反应（如肌张力增高、肌肉震颤）。

（2）抗组胺药

①不宜过食酸化尿液的食物：服用异丙嗪、苯海拉明等抗组胺药期间若过食酸化尿液的食物（如肉、鱼、蛋、乳制品等），由于离子型重吸收减少，排泄增加，可使疗效降低。

②不宜饮酒和含酒精性饮料：酒精能增加异丙嗪、苯海拉明等抗组胺药的镇静作用，也增加其不良反应。

③与阿托品、三环类抗抑郁药相克：因为抗组胺药（如异丙嗪、苯海拉明）能加强阿托品和三环类抗抑郁药（如丙米嗪等）的抗胆碱作用及其不良反应，故二者合用时应慎重，确需合用时应注意减量。

④与成瘾性镇痛药相克：抗组胺药（如异丙嗪等）能加强成瘾性镇痛药（如吗啡、哌替啶等）的呼吸抑制作用。

⑤与单胺氧化酶抑制药相克：单胺氧化酶抑制药（如呋喃唑酮、帕吉林、苯乙肼等）可加重抗组胺药的不良反应。

⑥与酸化尿液的药物相克：抗组胺药（苯海拉明等）与酸化尿液的药物（如氯化铵、枸橼酸等）合用，由于离子型重吸收减少，排泄增加，可使其疗效降低。

⑦与防己碱相克：有实验证明，抗组胺药（如异丙嗪、苯海拉明）与防己碱合用虽可产生协同镇痛作用，但有蓄积现象，可加重不良反应。

⑧与活性炭、白陶土相克：活性炭、陶土具有吸附作用，与抗组胺药合用会妨碍抗组胺药的吸收，降低其疗效。

⑨与平肝息风中成药相克：平肝息风中成药，如天麻片、止痉散、五虎追风散等，具有降血压、抗癫痫、抗惊厥、镇静作用，若与抗组胺药物合用，可产生药理性拮抗而降低治疗效果。

⑩与肝素相克：大剂量的抗组胺药（如异丙嗪、苯海拉明）能降低肝素的抗凝血作用。

⑪与中枢抑制药相克：抗组胺药（如异丙嗪、苯海拉明）能加强中枢抑制药（如地西泮、巴比妥类等）的作用，同时也易加重不良反应，故二者需要合用时应减少用量。

（3）甘露醇

①与箭毒相克：甘露醇与箭毒合用可增加神经肌肉阻滞作用。

②与氨基糖苷类抗生素相克：甘露醇与氨基糖苷类抗生素（如链霉素、庆大霉素等）合用可增加耳毒性。

③与两性霉素 B 相克：甘露醇与两性霉素 B 合用易引起肾损害。

（4）中暑之后，暑热未清，虽有虚证，不能单纯用补药，应结合清暑退热药同用，如消暑益气汤。纯补药物，如生脉饮，必须待暑热全退之后才可使用。若使用过早，会使暑热不易消退，甚至使已经逐渐消退的暑热复燃。

三、产后出血

【概述】

胎儿娩出后 24 小时内出血量超过 500mL 者，称为产后出血。产后出血是分娩期严重并发症，居我国目前孕产妇死亡原因的首位，其发生率占分娩总数的 2%～3%。产后出血的预后随失血量、失血速度及产妇体质不同而异。若短时间内大量失血可迅速发生失血性休克，严重者可危及产妇生命；休克时间过长可引起脑垂体缺血坏死，继发严重的腺垂体功能减退——希恩综合征。

1. 病因

（1）胎盘胎膜组织残留，多发生于产后 10 天左右，当残留的胎盘组织坏死脱落时，暴露基底部血管，引起大量流血。

（2）胎盘附着部位复旧不全，影响产后内膜的修复，使血栓脱落，血窦重新开放，引起大量流血。

（3）会阴切开缝合术后切口感染裂开，剖宫产术后子宫切口裂开或愈合不良，血管重新开放，引起大量流血。

（4）急性化脓性子宫内膜炎，使内膜不能修复，血栓脱落，血窦开放引起出血。

2. 临床表现

（1）阴道流血的时间：因病因不同而异。副胎盘残留或部分胎盘残留时，阴道流血通常发生在产后 10 天左右。子宫胎盘部位复旧不全时，阴道流血在产后 2~3 周。胎盘息肉所致的阴道流血，可在产后数周甚至在产后数月时始发生。剖宫产子宫下段横切口裂开所致的阴道流血，多发生在剖宫产术后 2~4 周。

（2）阴道流血量：因病因而表现不同。胎盘残留常致多次反复阴道少量流血。子宫胎盘附着部位复旧不全多为突然多量流血且持续不断。胎盘息肉的阴道流血特点则是间歇流血或持续不断流血，后者更常见。子宫切口裂开的阴道流血多是突然、大量，可在短时间内处于失血性休克状态。

（3）阴道流血量过多可造成严重贫血，重症可致失血性休克，如血压下降、冷汗淋漓、脉搏细弱，或意识丧失，严重者有生命危险。由于产妇抵抗力降低，极易并发感染、发热及恶露增多，伴有臭味。

（4）妇科检查：子宫复旧不良，子宫大而软，宫口松弛，有时在宫颈口处可触到残留组织。若并发感染，子宫有压痛。对有子宫下段剖宫产史的产妇，检查时可用阴道内的手指轻触切口部位有无裂口，可以协助确诊。

3. 辅助检查

（1）血常规检查：血红细胞计数及血红蛋白值，有助于确定贫血的程度。血白细胞总数及分类，有助于感染的诊断。

（2）宫腔分泌物涂片检查：有条件行宫腔分泌物培养并行药物敏感试验，有助于确定病原微生物的种类及选用有效的抗生素。

（3）尿妊娠试验：有助于诊断胎盘残留及除外绒毛膜癌。

（4）B 超检查：能提高晚期产后出血病因诊断的准确性。观察子宫整体形态、大小，宫腔内有无残留物，以及剖宫产子宫下段横切口愈合状况等，有助于确定有无胎盘残留和子宫切口裂开。如为剖宫产，可了解子宫切口有无愈合不良，如感染严重、切口裂开出血，可观察到切口处凹凸不平，肌壁内可见不规则、圆形或椭圆形液性暗区或低回声区。

（5）诊断性刮宫：阴道分娩者，在抗生素应用后应做诊断性刮宫；病理检查时，可找到妊娠晚期的绒毛，或可见不同复旧状态的血管。而剖宫产者，因胎盘在直视下娩出，很少会发生胎盘残留，应慎用诊刮术，但若 B 超检查结果疑有胎盘残留，在准备剖腹手术的情况下进行诊刮术还是必要的。

（6）剖腹探查：怀疑子宫壁切口裂开者，应急行剖腹探查术，以明确诊断，进行抢救治疗。

【饮食宜忌】

1. 饮食宜进

（1）饮食原则

①宜低脂肪、易消化的清淡饮食：由于产后出血者需卧床休息，胃肠道消化功能较差，高脂肪食物易加重胃肠道负担，不易消化、吸收。因此，宜选择清淡爽口、易消化、富含营养的食物，如新鲜蔬菜、水果、米汤、稀粥、豆浆等。

②宜进食富含维生素的食物：产后出血者宜进食富含维生素的食物，如新鲜蔬菜、水果及蛋黄等。同时还应注意进食多纤维蔬菜，如韭菜、芹菜、白菜、红薯等，以防止便秘，诱发或加重病情。

③宜进食止血类食物：如花生衣、木耳、荠菜、金针菜、百合、莲蓬、藕汁等具有止血功效，产后出血者可食用。

④宜进食高蛋白质的食物：参见"前置胎盘"相关内容。

⑤宜进食富含铁质及维生素 B_{12} 的食物：参见"前置胎盘"相关内容。

（2）饮食搭配

①百合与鸡肉：鸡肉与百合搭配，有补血养血、开胃增食等功效，对产后出血过多、身体虚弱、乳汁不足有一定的疗效。

②菠菜与猪血：菠菜中含有丰富的维生素 C、胡萝卜素，有养血止血、敛阴润燥的功效；而猪血中含有丰富的蛋白质和铁质，具有生血的功能。菠菜配猪血，有养血、止血、敛阴、润燥的功效。适于产后出血、贫血及血虚肠燥等患者食用。

③荠菜与马齿苋：现代医学证明，荠菜中的荠菜酸有止血作用，荠菜和马齿苋制成荠菜马齿苋汤，可增强清热凉血、止血及兴奋子宫的作用，对产后出血、妇女崩漏、月经过多、产后恶露有疗效。

④芦笋与黄花菜：芦笋与黄花菜同食，有养血、止血、除烦等功效，对产后出血、功能失调性子宫出血及各种贫血有辅助治疗作用。

（3）药膳食疗方

①芪参炖鸡：党参 30g，黄芪 30g，山药 25g，红枣 20 枚，母鸡 1 只。鸡去内脏洗净，与其他药同放炖盅内，加黄酒至药面，隔水炖熟后，分数次食用，连服 3~5 剂。具有补气生血的作用，适用于气虚者。

②阿胶五味子糊：阿胶 10g，五味子 10g，粳米粉 30g。先将五味子水磨，加入阿胶、粳米粉，煮成糊状，服食。每日 1 次，连服数日。具有补血止血的作用，适用于产后出血、阴血虚脱者。

2. 饮食禁忌

（1）暴饮暴食：由于子宫出血量多，大脑皮质兴奋性降低，胃肠功能紊乱，消化能力也随之降低，若暴饮暴食，就会造成消化不良，引起腹痛、腹胀等。

（2）辛辣刺激及热性食物：产后大量失血、出汗，加之组织间液较多地进入血液循环，故机体阴津明显不足，而辣椒、胡椒、咖喱、芥末、茴香、浓茶等辛辣刺激性食物，以及羊肉、狗肉、鹿肉、公鸡肉等热性食物，食后均易伤津耗阴，加重子宫出血。

（3）生冷寒凉之物：由于子宫出血量多，大脑皮质兴奋性降低，全身各个器官的抵抗力均下降，若遇寒冷刺激，如各种冷饮、冰镇饮料、生拌萝卜、拌海蜇、拌凉粉、小葱拌豆腐等低温食物，以及柿子、梨、西瓜、冬瓜、黄瓜、苦瓜、丝瓜、绿豆、白萝卜、百合、蚌肉、田螺、螃蟹、蛏子、鳖等寒性食物，就会引起瘀血内阻，导致腹痛、腹胀，甚至会诱发全身性疾病，不利于恢复健康。

（4）酒类：由于酒类不利于子宫内膜的修复，反而具有活血作用，饮后可扩张血管，加重出血。

（5）大麦及其制品：大麦芽、麦乳精、麦芽糖有回奶的作用，故产后出血需哺乳者不宜食用。

（6）食盐：过咸的食物有回奶作用，孕妇的口味宜偏淡。

（7）红糖：红糖中含有多种营养素，食用红糖有助于产妇虚弱的身体得到补养。同时，有利于子宫收缩、复原及排出恶露。但因红糖具有活血化瘀的功能而加重子宫出血，故产后出血者不宜过多食用。

（8）生姜；生姜辛散助热，温通血脉，可使炎热内盛、迫血妄行而加重出血。

【药物宜忌】

1. 西医治疗

（1）一般治疗

①对长期反复出血或大量失血者，因机体处于贫血状态，可少量多次输新鲜血，或补充铁剂等。出血量不多时，可先给予子宫收缩药促使子宫收缩，抗生素控制感染。

②对急性失血发生休克者，立即建立输液通道，补充液体应以扩容、升压及改善微循环状态为主，可给予血液或代用品，如血代、琥珀明胶（血定安）、生理盐水、葡萄糖及右旋糖酐40（低分子右旋糖酐），再根据血压、出血量，决定是否输血及输血量等。

（2）药物治疗

①宫缩药：根据产妇子宫大小、质地等复旧情况，加用宫缩药。近年来报道，可使用米索前列醇促进子宫收缩、止血。可经口服、阴道、肛门、宫颈等给药。

②抗生素：晚期产后出血多有感染的存在，应予大剂量抗生素治疗，常用广谱抗生素及甲硝唑。

③止血药：局部止血药的使用可取得良好效果，如刮宫后可将溶解的凝血酶注入宫腔，保留12小时左右，止血效果明显。

④部分胎盘植入：B超检查如胎盘植入处血供丰富、侵入子宫肌层较深、血 β-HCG定量测定提示胎盘绒毛仍存活者，不宜即时行刮宫术，以防大量出血和子宫穿孔，可先行药物保守治疗：甲氨蝶呤（MTX）50mg，静脉滴注，8小时1次，用药1天。此后，用MTX 50mg，隔日1次，用7天。米非司酮25～50mg，口服每日1次，用2～4周。结晶天花粉2.4mg，宫腔灌注；宫颈注射丙酸睾酮200mg。使植入的胎盘发生变性坏死，脱落而排出。

（3）手术治疗

①清宫：如产妇出血多，应在补充血容量，纠正休克，使用宫缩药和抗生素，在做好子宫切除准备的条件下行清宫手术，以清除宫腔内残留的胎盘蜕膜组织，达到止血的目的，即使是感染所引起的出血，也可清除感染的内膜。刮出物全部送病理检查，以进一步明确病因。

②剖宫产术后子宫切口裂开的处理

a. 保守治疗：对出血量少、无休克者可应用子宫收缩药、抗生素以及雌激素口服，促进子宫内膜增生，促进子宫切口愈合。但保守治疗的时间不宜过长，更不宜采用宫腔纱布填塞。

b. 手术治疗：包括手术治疗及血管介入治疗。

2. 中医治疗

（1）中医辨证论治

①气虚

主症：产后阴道大量出血，血色鲜红或淡红，质稀或有血块，伴有面色苍白，少气懒言，体倦乏力，头晕眼花，心悸气短，小腹沉坠，舌质淡，苔白，脉虚弱无力。

治法：益气养血，固冲止血。

方药：补中益气汤加减。人参20g，黄芪20g，当归15g，陈皮15g，熟地黄15g，升麻10g，柴胡10g，白术10g，鹿角胶10g（烊化），艾叶炭10g，炙甘草10g。

加减：若出血量大、出血不止、大汗淋漓、脉微欲绝者，加独参汤或炙附子10g、炮姜炭10g；若心烦口渴、潮热者，加沙参10g、麦冬10g、五味子12g。

用法：每日1剂，水煎服。

②血瘀

主症：产后突然大量阴道出血，或恶露不绝，时有血量增多，血色暗红或紫黑，夹有血块或胎物，面色晦暗无华，小腹疼痛或胀痛拒按，舌质紫暗，有瘀点或瘀斑，脉弦涩。

治法：活血化瘀，固冲止血。

方药：生化汤合失笑散加减。当归15g，川芎15g，桃仁15g，赤芍15g，炮姜10g，炙甘草10g，蒲黄10g，五灵脂10g，生地黄10g。

加减：若心悸气短乏力，加黄芪10g、人参10g；腹痛甚，加延胡索10g、香附10g；四肢不温，小腹冷痛，得热则舒，加炮姜炭25g、小茴香10g、肉桂10g。

用法：每日1剂，水煎服。

③血热

主症：产后阴道突然出血，血色鲜红、质稠，伴有烦躁易怒，头晕，胸胁胀满，心烦潮热，或小便黄少，舌质红，苔薄黄或少苔，脉细数。

治法：舒肝滋阴，清热止血。

方药：保阴煎加减。生地炭15g，熟地黄10g，赤芍10g，山药20g，续断10g，牡丹皮10g，柴胡10g，墨旱莲10g，栀子6g，甘草6g。

加减：若胸胁胀痛，加郁金10g、川楝子10g、延胡索10g、菊花10g；心烦口渴，加麦冬10g、沙参10g。

用法：每日1剂，水煎服。

④感染邪毒

主症：恶露量多，色紫暗或浑浊如败酱，臭秽，多伴发热，恶寒，下腹疼痛拒按，口渴引饮，烦躁，尿少色黄，大便干结，舌红，苔黄或黄腻，脉数有力。

治法：清热解毒，凉血止血。

方药：五味消毒饮合失笑散加减。金银花20g，野菊花20g，紫花地丁10g，天葵子10g，蒲公英20g，赤芍10g，丹皮10g，蒲黄10g，五灵脂10g。

加减：出血不止，加墨旱莲10g、乌贼骨10g、荆芥炭10g；便秘，加大黄10g。

用法：每日1剂，水煎服。

⑤血虚气脱

主症：产后出血过多，突然眩晕，心悸烦闷不适，甚则昏不知人，面色苍白，眼闭口干，手撒肢凉，冷汗淋漓，舌质淡，苔薄白，脉微欲绝或浮大而虚。

治法：益气固脱。

方药：独参汤。人参30~60g。

加减：若神昏肢冷汗出，急宜回阳救逆，方用参附汤：人参30g，附子15g。失眠多梦，加夜交藤12g、柏子仁12g；面浮肢肿，加防己12g、泽泻12g、大腹皮12g。

用法：每日1剂，水煎服。

（2）验方

①益母草30g，红糖适量。水煎服，每日2次。适用于血瘀型。

②参三七末，每次1.5g，每日2次，温开水冲服。可活血祛瘀止血，适用于血瘀型。

③人参粉，失血时吞服人参粉1.5~2g，具有益气固脱的功效。

④血竭末0.5g，冲服，每日3次。适用于血瘀型。

3. 药物禁忌

（1）卡巴克络、维生素K_3

①不宜饮酒类：酒精可以抑制凝血因子，对抗止血药物，使药物的止血作用大大减小。

②不宜食用兔肉：兔肉含卵磷脂较多，卵磷脂有较强的抑制血小板黏附和聚集、防止凝血的作用，应用卡巴克络、维生素K_3时食用兔肉，可使卡巴克络、维生素K_3的止血作用减弱。

③不宜食用山楂：卡巴克络、维生素K_3为止血药，山楂为活血药，且山楂中所含的维生素C可使卡巴克络、维生素K_3被分解破坏。故应用卡巴克络、维生素K_3时不宜食用山楂，以免减弱卡巴克络、维生素K_3的疗效。

④不宜食用黑木耳：卡巴克络、维生素K_3具有促凝血作用，而黑木耳中有妨碍血液凝固的成分，可使卡巴克络、维生素K_3的凝血作用减弱，甚至完全丧失。

⑤不宜食用富含维生素C的食物：富含维生素C的食物，如白菜、卷心菜、芥菜、香菜、萝卜等蔬菜及水果中含有丰富的抗坏血酸成分，可降低卡巴克络、维生素K_3等止血药的疗效。

⑥维生素K_3忌与维生素E合用：维生素E的主要氧化产物生育醌具有抗维生素K_3的作用，能降低维生素K_3的疗效。

⑦维生素 K_3 不宜与消胆胺同服：维生素 K_3 与消胆胺并用时，维生素 K_3 的吸收减少，故长期用消胆胺时，应补充维生素 K_3，而口服维生素 K_3 时亦不宜用消胆胺。

⑧维生素 K_3 慎与四环素合用：维生素 K_3 与四环素合用，可使维生素 K_3 的抗凝效价被降低。

⑨维生素 K_3 不宜与链霉素合用：因链霉素能增强抗凝血剂的抗凝血作用，故本品不宜与链霉素合用。

⑩不宜与抗组织胺、抗胆碱药合用：因抗组织胺药（苯海拉明、扑尔敏、异丙嗪）和抗胆碱药（阿托品、东莨菪碱等）能扩张小血管，减弱安络血对毛细血管断端的收缩作用，故二者一般不宜合用。若需联用，彼此用药时间需间隔 48 小时，或将卡巴克络的用量由一次 1mL 增到 2mL（10mg）。

（2）酚磺乙胺

①与右旋糖酐相克：右旋糖酐可抑制血小板聚集，拮抗酚磺乙胺的凝血作用。

②与氨基乙酸相克：酚磺乙胺和氨基乙酸均属于止血药物，若混合应用易引起一系列中毒反应，如鼻塞、结膜充血、皮疹、低血压、呕吐等。

（3）具有活血祛瘀作用的中草药和中成药：具有活血祛瘀作用的中草药，如蒲黄、川芎、丹参、月季花、泽兰、大黄、王不留行、益母草、毛冬青、血竭、牛膝、红花、桃仁、苏木、姜黄、穿山甲、三棱、水蛭、虻虫、乳香、没药、五灵脂、郁金等；以及含有上述某种成分的中成药，如益母草膏、当归片、妇科通经丸、痛经丸、通经甘露丸、人参再造丸、活血止痛片、麝香保心丸、骨刺片、大活络丹、小活络丹等均易诱发或加重出血。

（4）破气药物：气虚患者应禁用具有破气作用的中药，如枳实、陈皮、青皮、厚朴、大腹皮等。因为服用后会加重气虚，进一步损伤固摄经血的作用，加重子宫出血。

（5）温里补阳药物：血热患者应禁用温里补阳药，如红参、附子、肉桂、鹿茸、补骨脂及右归丸、金匮肾气丸、人参鹿茸丸等。因为服用后会加重血热，不利于身体的康复。

四、产后缺乳

【概述】

产后缺乳是指产妇分娩 3 日后，乳汁稀少或全无分泌的一种病证，亦称乳汁不足、乳汁不足、乳汁不行，也可发生在整个哺乳期内，是产后常见病。

1. 病因

乳汁的分泌与乳腺的发育、胎盘的功能及身体健康状况等有密切关系。垂体功能低下或孕期胎盘功能不全时，由于促性腺激素、促肾上腺皮质激素、生长激素及雌激素、孕激素分泌不足，有碍乳腺的发育，影响产后乳汁分泌。此外，乳汁的产生还与产妇营养、睡眠、情绪、健康状况等密切相关。若发生营养不良、精神恐惧或抑郁，可直接影响丘脑下部，致使垂体前叶促乳激素分泌减少，因而乳汁不分泌或分泌量减少。因此，缺乳发生的主要机制与乳腺发育不良、营养障碍、产时失血过多、情志不畅等有关。

2. 临床表现

产妇在哺乳期中，乳汁甚少，不足以喂养婴儿或全无乳汁。

3. 辅助检查

可行乳房 B 超、红外线检查及女性激素测定，以排除先天性乳腺发育不良或乳房手术、乳络受损所致者。

【饮食宜忌】

1. 饮食宜进

（1）饮食原则

①宜进食富含维生素 E 的食物：用维生素 E 治疗产后缺乳，可取得满意疗效。据相关研究认为，维生素 E 能使末梢神经兴奋，乳腺血管扩张，使乳房血液供应充足，从而促使乳汁分泌增加。维生素 E 广泛存在于植物油、水果、蔬菜中，因此产后缺乳的患者宜多进食富含维生素 E 的新鲜蔬菜和水果。民间喜用花生仁炖墨鱼或花生仁炖猪蹄催奶，乃因花生仁中含有丰富的维生素 E。

②宜进食富含优质蛋白质、糖类和维生素的食物：蛋白质是人体的重要组成部分，也是修复组织、泌乳的重要材料，故产后缺乳的产妇宜多进食富含优质蛋白的食物，如鲤鱼、鲢鱼、鲫鱼、河虾、海参、牛奶、瘦肉、猪肝、鸡蛋、豆制品等。食物品种应丰富多样，以确保产妇所需的各种营养，且能补中有消不致积滞、消中有补不致匮乏，经常更换可增进食欲。所食食物宜做成汤、羹、粥之类，保证乳汁对水分的需要，以增加乳汁量。

③宜进食具有通乳、催乳作用的食物：这类食物主要有芝麻、茭白、猪蹄、冬瓜、丝瓜、豆腐、赤豆、虾、鲫鱼、鲤鱼、瘦肉、牛奶、花生、南瓜子、龙眼肉、核桃、大枣、鸡蛋、金针菇等。

④宜进食具有疏肝理气、活血通络作用的食物：这些食物包括刀豆、佛手、麦芽、桂花、鸡血、鹅血、萝卜、柿饼、大头菜等。

（2）饮食搭配

①莴苣与香干：莴苣与香干搭配，有理气宽胸、强壮筋骨、通乳通便的功效，适于产后缺乳的患者食用。

②茭白与猪蹄：茭白与猪蹄加水炖汤食用，有催乳作用，适于产后缺乳的患者食用。

③黄豆与猪蹄、金针菜：黄豆与猪蹄、金针菜搭配食用，具有补虚通乳的功效，适于营养不良、久病体虚及产后缺乳的患者食用。

④木瓜与带鱼：木瓜具有催奶作用，若与带鱼搭配食用，具有补虚通乳的功效，适于营养不良、久病体虚及产后缺乳的患者食用。

⑤番木瓜与猪蹄：番木瓜有健脾胃、助消化、除燥润肺、健身通乳等功效，若与

猪蹄搭配煮食，对产后缺乳有辅助治疗作用。

⑥花生与粳米、冰糖；花生与粳米、冰糖搭配食用，能健脾开胃、润肺止咳、养血通乳，对消化不良、咳嗽、产后乳汁分泌不足等有一定的辅助治疗作用。

（3）药膳食疗方

①猪蹄 1~2 个，通草 3~5g，漏芦 10~15g，佛手 12g，粳米 100g，葱白 2 茎。先将猪蹄去毛、洗净，通草、漏芦、佛手水煎取汁去渣；然后将猪蹄汤和药汁同粳米煮粥，待粥将熟时，放入葱白稍煮即可。每日 2 次，温热食。

②白术、白芍、当归、麦冬、柴胡各 9g，熟地黄 12g，通草 3g，远志、甘草各 6g，粳米 100g，红糖适量。将白术、白芍、当归、麦冬、柴胡、熟地黄、通草、远志、甘草加水煎煮，取汁去渣，放入洗净的粳米和红糖煮成稀粥即成。每日 1 剂，早晚空腹时服食。

③鲜鲤鱼 500g，粳米 50g。鲤鱼去鳞及脏杂，与淘洗干净的粳米共煮粥，不放食盐，粥成即可，温热服食。

④猪排骨 500g，通草 6g。加水适量，煮排骨 2 小时，1 次喝完汤。每日 1 剂，连用 3~5 日。

⑤通草猪蹄汤：猪蹄 4 只，去毛、洗净，与漏芦（去芦头）6g、通草 15g 共放入锅中，加水适量，大火煮沸后改小火慢炖，至猪蹄烂熟，去药渣加调味品，即可食猪蹄饮汤。可健脾养血、行血通乳。适用于产后肝郁气滞之缺乳，症见产后乳汁稀少、色淡，乳房柔软不胀。

⑥通肝生乳汤：白术、白芍、当归、麦冬、柴胡各 9g，熟地黄 12g，通草 3g，远志、甘草各 6g。加水煎煮，取汁去渣，放入洗净的粳米 100g 和红糖同适量煮成稀粥即成。每日 1 剂，早、晚空腹食。可疏肝解郁、通络下乳。适用于产后肝郁气滞所致之乳汁稀少（或全无）、两乳胀满作痛等。

⑦荷叶小米粥：将干荷叶 20g（鲜品 50g）洗净装入纱布袋中，扎紧袋口，与淘洗干净的小米 60g 同入锅中，加适量水，大火煮沸，改用小火煮成稠粥，取出药袋即成。早、晚分食。可理气清暑、开胃催乳。适用于肝郁气滞型产后缺乳，尤其适宜夏季食用。

⑧豆腐丝瓜猪蹄汤：将猪蹄 1 只去毛，洗净，劈成两半，煮烂；将豆腐 2 块切成小块，丝瓜 150g 切丝，香菇 20g 切丝，章鱼干 50g 洗净泡发，佛手 9g 切片洗净，一并放入猪蹄锅内，加入食盐、生姜适量再煮 20 分钟，捞出佛手不用。可佐餐食，连服 7 日。可通经下乳。适用于产后瘀滞，乳汁不下。

⑨木瓜通草粥：将木瓜 10g、通草 6g 洗净，入锅，加适量水，煎煮 30 分钟，去渣取汁，加入淘洗干净的粳米 50g，大火煮沸，改用小火煨煮成稠粥即成。早、晚分食。可理气通经下乳。适用于肝郁气滞型产后缺乳。

⑩双花通乳汤：将玫瑰花 3g，茉莉花 3g 分别拣去杂质，洗净，盛入碗内，备用；将王不留行 10g 拣去杂质，漂洗干净，放入双层纱布袋中，扎紧袋口，入砂锅，加足量水，大火煮沸，改用中火煎煮 20 分钟，取出药袋，倒入洗净的玫瑰花、茉莉花，拌

匀，用小火煨煮 10 分钟即成。上、下午分服，或当茶频饮。可疏肝解郁、理气下乳。适用于肝郁气滞型产后缺乳。

⑪鲫鱼通草粥：将鲫鱼 1 条（重约 300g）去磷、鳃及内脏，洗净，切成小块；将通草 10g 拣去杂质，洗净，剪成小段；将粳米 100g 洗净；锅加适量水，置于大火上煮沸，放入鲫鱼块、通草段，煮成浓汤，去渣，再加粳米一同煮成粥，放入精盐、麻油适量调味即成。早、晚分食。可补益气血、通经增乳。适用于气血虚弱型产后缺乳。

⑫鲢鱼汤：将鲢鱼 1 条去鳃及鱼杂，洗净，放入锅中与冬瓜子 30g 同煮汤。吃鱼，喝汤，连吃 3 剂，可见效。可补气血，通乳汁。适用于产后气血虚弱所致的乳汁不足。

⑬番薯叶炖五花肉：将鲜番薯叶 250g 洗净切碎，猪五花肉 200g 切长方块共入砂锅内，加葱、姜、水适量，先武火烧沸，改文火炖至肉烂即成，食时加适量盐。分顿食用，连用 3 ~ 5 日。可益气，生血，增乳。适用于妇女产后乳汁缺少之证属气血虚弱者。

⑭傅氏通乳母：将猪蹄 2 只去毛洗净，将木通 10g、人参 10g、黄芪 30g、当归 12g、麦冬 15g、桔梗 6g，分别洗净并用干净纱布包裹，置砂锅内与猪蹄同炖至烂熟，然后去药包不用，加食盐适量调味，食肉、饮汤，佐餐食。可益气补血。适用于产后气血虚弱所致的乳汁不足。

⑮章鱼煲猪蹄：将猪蹄 2 只去毛洗净、切块，与章鱼 120g 共放入瓦煲，加水适量，煲至烂熟，食盐调味，分次服食，可佐餐，一般服 2 ~ 3 次见效。

⑯甜酒煮鸡蛋：将甜酒酿 100g 放入锅中，加清水 1 小碗，煮沸约 10 分钟；鸡蛋 1 个去壳，放至酒酿内，煮至刚熟，再加入红糖 15g，煮至糖溶解即可。一次食用。可益气活血通乳。适用于气血虚弱型乳汁不足，症见产后乳汁量少、乳汁清稀、乳房柔软无胀感。

⑰红枣小米粥：将小米 150g 淘洗干净，红枣 10 枚去核；把小米、红枣放入锅内，加水 1000mL，把炖锅置武火上烧沸，再用文火炖煮 40 分钟，加入红糖 30g，搅拌即成。可在每日早、晚当早餐、夜宵食用。可补气补血，通乳汁。适用于气血虚弱，产后乳汁少。

⑱三豆增乳甜浆：以豆浆 1000mL 煮豌豆 200g、赤小豆 50g，豆熟烂后加红糖适量调味即可。以上为 1 日量，分次吃豆饮汤，连服 3 日。可宽中健脾通乳。适用于脾胃虚、气血生化不足之缺乳。

⑲鲶鱼鸡蛋羹：鲶鱼 1 条（约 500g），去鱼鳍及肠杂，洗净，切块；鸡蛋 2 只打破去壳，搅匀；芫荽 30g、生姜 4 片洗净切丝；马蹄粉少许，以少许清水搅成糊状；把鲶鱼、生姜放入锅中炖煮 1 ~ 1.5 小时，加入蛋液、湿马蹄粉糊，边搅动边煮，蛋熟后加芫荽，调味即可。可补脾和胃，养血催乳，适用于产后乳汁不足，症见产后体虚、乳汁不足或乳汁稀少而清、神疲乏力、面色萎黄、饮食减少、咽干口渴。

2. 饮食宜忌

（1）麦乳精：麦乳精的主要成分是麦芽糖，麦芽糖是从大麦芽中提取出来的，而大麦芽能抑制乳汁分泌，引起缺乳。因此，对营养不良造成产后缺乳的产妇来说，不能把麦乳精当作营养补品大量饮用。

（2）食盐：参见"产后出血"相关内容。

（3）烧焦成炭的食物：我国民间流传着"煳锅饭回奶"之说。煳锅饭属炭类，有止血的作用，影响乳汁流通，故产后缺乳的患者应禁食。

（4）生冷、寒凉的食物：如茄子、黄瓜、冷饮、凉菜等可影响脾胃的消化吸收，使乳汁来源减少，产后缺乳者应禁食。

（5）花椒：花椒有回奶的作用，产妇食用后可导致乳汁减少或断乳，故产妇不宜食用。

（6）鹿肉：鹿肉对气虚血少不盈血脉的产后无乳或缺乳有治疗作用，气滞血瘀所致者应当行气化瘀不应补气，故气滞血瘀之产后无乳者不宜食用鹿肉，否则会加重病情。

（7）饮酒：酒中含有酒精，可进入乳汁中，大量饮酒可使婴儿沉睡、深呼吸、触觉迟钝等。因此，乳母为了婴儿健康必须戒酒。此外，乳母亦应忌食刺激性食物，如辣椒、大蒜、芥末、浓茶、咖啡等。

【药物宜忌】

1. 西医治疗

经上述食疗方，缺乳状况仍无改善，可在医生指导下使用催乳药，如催乳素每周100～200单位，皮下或肌内注射。

2. 中医治疗

（1）中医辨证论治：中医学认为，缺乳的发生主要与乳汁化生不足或乳络不畅有关，有虚有实。虚者系脾胃虚弱，气血不足，乳汁乏源；实者乃肝气郁结，痰气壅阻，乳腺不通所致。本病应根据乳汁清稀黏稠、乳房有无胀痛，结合舌脉及其他症状以辨其虚实。治疗应以调理气血、通络下乳为主。

①气血虚弱

主症：产后乳汁少，甚或全无，乳汁稀薄，乳房柔软无胀感，面色少华，倦怠乏力，舌淡，苔薄白，脉细弱。

治则：补气养血，佐以通乳。

方药：人参30g，当归15g，麦冬15g，木通15g，桔梗15g，猪蹄1～2个。

加减：若纳呆便溏，加茯苓20g、山药20g、白术15g，以健脾渗湿；头晕目眩、心悸怔忡者，加阿胶15g、熟地黄15g、大枣10枚、制何首乌20g，以补血养心。

用法：每日1剂，水煎服。

②肝郁气滞

主症：产后乳汁分泌少，甚或全无，乳房胀硬、疼痛，乳汁稠，伴胸胁胀满，情志抑郁，食欲缺乏，舌质正常，苔薄黄，脉弦或弦滑。

治则：疏肝解郁，通络下乳。

方药：当归30g，白芍15g，生地黄15g，柴胡9g，青皮9g，天花粉15g，漏芦

15g，通草 15g，桔梗 15g，白芷 15g，穿山甲 15g，王不留行 20g，甘草 3g。

加减：若纳呆便溏，加茯苓 20g、山药 20g、白术 15g，以健脾渗湿；头晕目眩、心悸怔忡者，加阿胶 15g、熟地黄 15g、大枣 10 枚、制何首乌 20g，以补血养心。

用法：每日 1 剂，水煎服。

（2）能治疗产后缺乳的药物有：党参、炒白术、当归身、王不留行、川芎、通草、陈皮、地黄、木香等。

3. 药物禁忌

（1）白术

①不宜食用雀肉、青鱼：《本草纲目》曰："苍术、白术忌雀肉、青鱼。"雀肉甘温，功能壮阳补肾；青鱼甘平，主治脚气湿痹。从性味功能而言，似无抵触之处，但古籍屡有所载，如《日华本草》曰"服术人忌青鱼"，《饮膳正要》"有术勿食……雀肉、青鱼等物"，故应注意。

②不宜食用桃、李：《饮膳正要》曰："有术勿食桃、李。"桃子味甘酸、性温，多食令人生火。吴瑞曰："服术人忌食之。"李子味甘酸、性温，多食令人腹胀发虚热。寇宗奭曰："服术人忌食李。"从食物药性看，桃、李皆可生热，苍术、白术皆为苦温燥湿之品，故在药方中用白术时不宜食桃、李，否则湿热加燥易干扰药效，产生不良反应。

③不宜食用芫荽、大蒜：《饮膳正要》曰："有术勿食……胡荽、蒜。"术类性温，功用在于燥热健脾，而芫荽、大蒜又皆辛温香窜之品，使之趋于燥烈，故应禁食之。

（2）地黄：《本草纲目》曰：地黄"忌葱、蒜、萝卜、诸血。"动物的血均含复杂的有机成分，如其与地黄中的一些生物活性相遇，则易发生不良的生化反应。萝卜中含多种酶类，地黄中含梓醇，若与酶相遇则发生分解而失效。葱、蒜中皆含蒜辣素，且葱、蒜气味辛辣，其性燥热，能耗津动火、伤阴化燥，正与地黄功用相反，故药中有地黄时，应禁食葱、蒜、辣椒等物。

（3）有回奶作用的中药：中药麦芽及中医古方回奶方（由麦芽、枳壳组成）等均有回奶作用。

（4）麦角制剂：麦角制剂（如麦角新碱、麦角流浸膏）能抑制垂体泌乳素的分泌，可影响乳汁的分泌。

（5）白术与肾上腺素相克：由于肾上腺素与白术有拮抗作用，故二者不宜合用。

五、产褥期抑郁症

【概述】

产褥期抑郁症是指产妇在分娩后出现抑郁症状，是产褥期精神综合征中最常见的一种类型。通常在产后 2 周出现症状。

1. 病因

产褥期抑郁症的发病与分娩情况、产后母乳分泌、环境的急剧变化、家庭社会事件、心理压力等许多因素有关，尤其是以往有精神病病史、产后焦虑、缺乏社会支持及关爱、生活压力大、居住环境不良，以及对"母亲角色"适应不良者发病率较高。

2. 临床表现

一般在产后出现情绪低落、精神抑郁、伤心落泪、悲观厌世、失眠多梦、易激怒、恐怖、焦虑、沮丧和对自身及婴儿健康状况的担忧，常失去照顾自己及婴儿的能力，有时会陷入错乱或嗜睡状态。一般在产后 2 周后开始出现症状，产后 4~6 周逐渐明显，平均持续 6~8 周，甚则长达数年。若不及时诊治，产妇可出现自杀倾向或伤害婴儿，影响夫妻关系或整个家庭，应当重视，尽早发现，尽快治疗。

4. 辅助检查

血常规检查可见血红蛋白低于正常或各项指标检查均正常。

【饮食宜忌】

1. 饮食宜进

（1）饮食原则：重视围生期及产褥期的心理保健及心理护理。了解患者的心理状态和个性特征，做好思想工作。宜食富含营养、清淡、易消化的食物。

（2）饮食搭配

①金橘与萝卜：金橘有理气解郁、化痰开胃等功效；萝卜有顺气消食、止咳化痰、散瘀解毒、利尿补虚的功效。二者搭配食用，具有疏肝理气、解郁消胀的作用。

②枸杞、龙眼肉、大枣与黑芝麻：龙眼肉生津润燥、补心养血；枸杞滋补肝肾、益精明目；大枣健脾和胃、益气养血；黑芝麻滋养肝肾、益血乌发、明目壮骨、延年益寿。这几味加水适量煎煮成粥食用，具有养血、益阴、柔肝的作用。

（3）药膳食疗方

①枳实、竹茹、法半夏各 9g，陈皮 6g，茯苓、黄芩各 12g，生姜 3 片，大枣 5 枚，粳米 100g，红糖适量。将枳实、竹茹、法半夏、陈皮、茯苓、黄芩、生姜、大枣加水煎煮，取汁去渣，放入洗净的粳米煮粥，粥熟后放入红糖即可。每日早晚温热食。

②当归 12g，生地黄、核桃仁各 15g，红花、枳壳、赤芍、柴胡、桔梗、牛膝各 10g，甘草 5g，粳米 100g，白糖适量。将当归、生地黄、核桃仁、红花、枳壳、赤芍、柴胡、桔梗、牛膝、甘草加水煎煮，取汁去渣，加入洗净的粳米煮粥，粥将成后调入白糖。每日早晚温热食。

③浮小麦 30g，百合、生龙齿、生地黄各 15g。加水适量煎煮，取汁去渣。每日 1 剂，分 2 次服。

④人参 10g 用温水泡软切片，与桂圆肉 15g、大枣 10 枚一并放入鸡（宰杀后去毛及内脏，洗净）腹内；再将鸡放入砂锅内，清水淹没过鸡体，放入酒、姜、葱适量，武火烧开后，改文火清炖，待鸡熟烂后，加食盐少许即成。每日 2 次，食鸡肉，饮汤。

⑤将人参 10g（或党参 30g）、麦冬 10g、茯神 10g、远志 10g、红枣 10 枚共水煎，取汁去渣，与洗净的糯米 50~100g 同煮为粥，调入红糖适量即可。每日 1~2 次，温热

食。

⑥将黄芪12g、党参12g、白术12g、柏子仁12g、茯神12g、益智仁12g、生地黄12g、川芎6g、陈皮6g、炙甘草6g、五味子3g，加水煎煮，取汁去渣，加入桂圆肉9g、莲子（去心）9g、粳米100g同煮成粥，调入红糖适量。可在每日早、晚温热食。

2. 饮食禁忌

（1）酒：酒中的乙醇等有害物质，可随血液循环进入大脑，刺激脑细胞，导致大脑功能减退，加重本病症状。

（2）辛辣食物：中医学将本病归于"郁证"范畴，多因七情不遂、所愿不得而致病，与肝脏密切相关，肝气郁结，久则郁而化火。而辛辣食物（如姜、葱、蒜、辣椒等）性温燥，可加重本病。

（3）饮食失衡：据资料表明，氨基酸类食物可振奋人的精神。大脑必须利用氨基酸来制造某种神经传递素以传递信号，才能使思维正常进行。如色氨酸是大脑制造神经传递素的重要物质，色氨酸太少就会造成大脑神经传递素的下降，易出现抑郁症状。酸奶、香蕉、牛肉和鸡肉中含有丰富的色氨酸，所以平时饮食应注意多摄取这类食物。另外，钙可使人保持愉快情绪，有抑郁症状的患者也应多吃含钙的食物（如牛奶、黄豆、鱼、芹菜等）。

【药物宜忌】

1. 西医治疗

（1）心理治疗：通过心理咨询，了解患者心理状态和个性特征，解除致病的心理因素；关心、照顾产妇，建立良好、融洽的家庭环境氛围，给予足够的社会支持和重视；指导其养成良好的睡眠习惯；配合使用其他心理治疗方法。

（2）药物治疗：应用抗抑郁药物，主要是选择5-羟色胺再吸收抑制药、三环类抗抑郁药。这些药物不进入乳汁中，可用于产褥期抑郁症。

①5-羟色胺再吸收抑制药：氟西汀（百忧解），以每日20mg为开始剂量，逐渐增至每日80mg，口服；帕罗西汀，以每日20mg为开始剂量，逐渐增至每日50mg，口服；舍曲林，以每日50mg开始剂量，逐渐增至每日200mg，口服。

②三环类抗抑郁药：阿米替林，以每日50mg为开始剂量，逐渐增至每日150mg，口服。

2. 中医治疗

（1）中医辨证论治：中医学认为，本病的主要病机是血不养心，补明失守。辨证时应重视产后多虚多瘀及气血变化的特点，根据产后全身症状及舌脉，辨明虚实及在气在血，分而治之。一般而言，产后情绪低落，抑郁焦虑，悲伤欲哭，不能自制，心神不宁，失眠多梦，气短懒言，舌淡，脉细者，多属虚；产后抑郁寡欢，默默不语，失眠多梦，神志恍惚，舌暗有瘀斑，苔薄，脉弦或涩，多属实。

①心脾两虚证

主症：产后焦虑，忧郁，心神不宁，悲伤欲哭，情绪低落，失眠多梦，健忘，精神萎靡，伴神疲乏力，面色萎黄，纳小便溏，脘闷腹胀，舌淡，苔薄白，脉细弱。

治则：健脾益气，养心安神。

方药：人参 30g，白术 15g，黄芪 20g，茯神 20g，当归 15g，远志 9g，木香 10g，生姜 10g，龙眼肉 15g，酸枣仁 15g，炙甘草 3g，大枣 15g。

用法：每日 1 剂，水煎服。

②瘀血内阻证

主症：产后抑郁寡欢，默默不语，失语多梦，神志恍惚，恶露淋漓日久，色紫暗有块，面色晦暗，心前区憋闷刺痛，舌暗有瘀斑，苔白，脉弦或涩。

治则：活血逐瘀，镇静安神。

方药：当归 15g，肉桂 6g，没药 10g，琥珀 3g，赤芍 15g，白芍 15g，细辛 3g，麝香 1.5g。

用法：每日 1 剂，水煎服。

③肝气郁结证

主症：产后心神抑郁，心神不宁，夜不入寐，或噩梦纷纭，惊恐易醒，恶露量或多或少，色紫暗有块，胸闷纳呆，善太息，苔薄，脉弦。

治则：疏肝解郁，镇静安神。

用法：每日 1 剂，水煎服。

（2）中成药

①归脾丸：每次 6g，每日 3 次，口服。适用于心脾两虚型产后抑郁。

②逍遥丸：每次 6g，每日 3 次，口服。适用于肝气郁结型产后抑郁。

3. 药物禁忌

（1）服丙咪嗪忌过食酸化尿液的食物：在服用丙咪嗪期间过食咸肉、鱼、蛋、乳制品（如酸牛奶）、酸菜等酸化尿液的食物，易使丙咪嗪重吸收减少，作用减弱。

（2）服异唑肼、吗氯贝胺不宜食含酪胺的食物：因酪胺是增压剂，能从组织中释放出去甲肾上腺素。含酪胺的食物（如青鱼等）若与本品同服，可能会发生严重高血压、心律失常。

（3）利他林不可用牛奶冲服：牛奶会妨碍利他林吸收。

（4）服盐酸奥沙氟生、托洛沙酮不宜饮酒及含酒精饮料：酒及含酒精的饮料与盐酸奥沙氟生、托洛沙酮同服，可使中枢神经抑制作用增强，不良反应增加。

（5）异唑肼、利他林、苯丙胺禁与单胺氧化酶抑制剂并用：单胺氧化酶抑制剂（如痢特灵、优降宁）可阻断儿茶酚胺酶的代谢，合用可使脑内儿茶酚胺聚积，中枢神经兴奋性增高，引起激动不安及高血压危象等不良反应。

（6）异唑肼、利他林不宜与吩噻嗪类药合用：异唑肼、利他林能拮抗吩噻嗪类药（如氯丙嗪、三氟拉嗪、奋乃静等）的中枢神经抑制作用，合用可能降低疗效，甚至加重病情。

（7）异唑肼、利他林忌与抗抑郁药合用：抗抑郁药（如丙咪嗪、阿米替林、米塞林等）与异唑肼、利他林合用，可引起严重的不良反应。

（8）利他林忌与双香豆素合用：利他林可使双香豆素代谢减慢，毒性增强，故应避免合用。

（9）利他林忌与安定剂、抗惊厥药物合用：利他林与安定剂（如地西泮、氯氮䓬）、抗惊厥药物（如水合氯醛）有明显的药理拮抗作用，因此不宜合用。

（10）利他林、异唑肼忌与平肝息风中成药合用：平肝息风中成药（如天麻片、止痉散、五虎追风散等）具有降压、抗癫痫、抗惊厥和镇静作用，与中枢兴奋药利他林、异唑肼等并用可产生药理性拮抗而降低治疗效果。

（11）苯丙胺忌与维生素C同用：因维生素C可减弱苯丙胺的作用。

（12）苯乙肼、吗氯贝胺忌与拟肾上腺素药合用：拟肾上腺素药（如麻黄素、苯丙胺、间羟胺等）能促使内源性去甲肾上腺素释放，而本品可延缓其释放出的去甲肾上腺素灭活，因而使血中去甲肾上腺素含量升高，可出现高血压危象。

（13）苯乙肼忌与多巴胺合用：二者使用易引起高血压危象。

（14）苯乙肼不宜与中枢神经抑制剂同用：苯乙肼与中枢神经系统抑制剂（如哌替啶、吗啡、乙醇、异氟烷、安氟醚等）合用，易增加不良反应。

（15）万拉法新、百忧解、麦普替林、米塞林、盐酸奥沙氟生、托洛沙酮忌与单胺氧化酶抑制剂合用：万拉法新等药物与单胺氧化酶抑制剂（如优降宁、痢特灵、异烟肼等）合用，有可能出现高热、僵硬、肌痉挛、自主系统不稳定，以及精神状态改变如极度烦躁，甚至谵妄或昏迷等毒副反应。

（16）万拉法新忌与奎尼丁合用：奎尼丁可升高万拉法新的血清浓度，增加其毒性。

（17）百忧解慎与地西泮、华法令、降血糖药合用：百忧解与地西泮合用可使本品的半衰期延长，药效及不良反应均增加：与华法令合用可使华法令作用增强，易引起出血倾向；与降血糖药（如甲磺吡脲、优降糖等）合用会造成低血糖，停药后血糖又会过高。故百忧解与以上药物合用时必须慎重，必要时应调整用药剂量。

（18）百忧解忌与色氨酸、洋地黄毒苷合用：百忧解与色氨酸合用，可出现或增强易激动、坐立不安、胃肠不适等不良反应，与洋地黄毒苷合用可增加洋地黄毒苷的毒性，故均当禁忌。

（19）麦普替林慎与肾上腺素、胍乙啶合用：麦普替林可加强肾上腺素的心血管效应，可降低或抵消肾上腺素能神经元抑制剂胍乙啶的降压作用，故应慎重合用。

（20）米塞林不宜与巴比妥类药合用：米塞林除具有抗抑郁作用外，尚有明显的镇静作用，若与巴比妥类药（如苯巴比妥、戊巴比妥等）合用，可增加不良反应。

（21）盐酸奥沙氟生不宜与三环类抗抑郁药及苯丙胺合用：盐酸奥沙氟生与三环类抗抑郁药（如丙咪嗪、阿米替林等）及苯丙胺合用，易增加不良反应。

（22）忌用易引起抑郁症状的药物：体内去甲肾上腺素等单胺物质的下降，可诱发抑郁症状，而一些抗精神分裂症的药物（如氯丙嗪）可阻断多巴胺受体，减少去甲肾上腺素，从而诱发情绪低落。另外，一些精神科以外的药物若长期服用，也可加重患者的忧郁情绪，本病患者应减少用量或停用。这些药物有降压药（如利血平、甲基多巴、胍乙啶等）、抗癌药（如长春新碱、长春花碱等）、抗结核药（如硫异烟胺等）、抗震颤麻痹药（如多巴胺、金刚烷胺等）。

（23）忌用温燥类中药：中药如干姜、乌头、附子等性温燥，可助体内郁火，加重患者焦虑、烦躁的情绪，故应忌用。

第四章　哺乳期药食宜忌

第一节　哺乳期饮食特点

一、哺乳期营养供给原则

乳母的膳食调配主要为恢复身体健康，保证产褥期中所需营养素的补充，特别是长达 1 年左右哺乳期中所需各种营养素的供应。可根据营养需求，在怀孕前所使用食谱的基础上进行调整。产褥期（产后 6～8 周）产妇身体特别虚弱，如同怀孕初期妊娠反应一样，是产妇比较艰难的时期，在膳食调配方面应注意选择优质食品，如多吃些鸡蛋、红糖、芝麻、小米粥等。小米能供给较多的蛋氨酸、胡萝卜素、维生素 B_2，红糖、芝麻中钙、铁较多。有的地区喜用鸡汤、肉汤、排骨汤、鱼汤、羊汤或羊骨汤来催奶，因汤中有脂肪及含氮浸出物，可补充动物蛋白。对乳母膳食的调配要保持连续性，不要在月子中吃得很好，过了月子又转入常食。对乳母来说，婴儿的进乳量越大，母体所需的营养素就越多，否则会影响乳汁的质量。

乳母在哺乳期由于营养素增加，膳食量必然增加，如胃纳差时可采取加餐的办法，一日四餐或五餐。乳母在哺乳期可能出现泌乳困难、供乳不足，此种现象如果不是营养不足所致，可采用药物和食物催乳的办法，如吃鲫鱼汤或猪蹄汤等。

1. 热能

乳母在哺乳期基础代谢升高 10%～20%，相当于每日需要增加热能 250～300kcal。合成 1L 乳汁约需供给热能 900kcal，乳母每日分泌 850mL 乳汁，需供给热能 800kcal，故每日应增补热能 1050～1200kcal。

2. 蛋白质

蛋白质是乳汁的主要成分之一，乳母在正常情况下每日泌乳 850～1200mL，需要蛋白质 10～15g。膳食中的蛋白质仅有 70%～80% 能转变为乳汁蛋白质，故乳母供给量标准比同等劳动强度者每天增加蛋白质 25g，并应摄入一定量的动物蛋白，以供给合成乳汁之用。泌乳所需的营养与胎儿所需的营养素有个同样的特点，即成分的恒定性。如果食物供给不足时，就要动用母体组织蛋白来维持这种恒定性。

3. 脂肪

乳汁中的脂肪是体脂、乳糜微粒和乳腺合成脂肪的混合物。在乳母热能平衡时，乳汁中脂肪酸组成与膳食脂肪酸组成类似。婴儿中枢神经发育与脂溶性维生素的吸收都需要脂类参加，故母乳膳食中必须有适量脂肪，且不能低于 1g/kg。

4. 维生素

维生素 A 可以少量通过乳腺进入乳汁中，故可多供给含维生素 A 的食物。乳母维生素 A 供给量为每日 1.2mg 视黄醇当量。水溶性维生素大多数能自由通过乳腺。我国营养学会建议乳母每日摄取维生素 D13μg、维生素 E17μg、维生素 B_{12}3.1μg、泛酸 10mg、叶酸 500μg、胆碱 530μg、生物素 38μg。

5. 水

乳汁分泌量与水的摄入量密切相关，水可直接影响泌乳量，乳母应多吃流质食物，如肉汤、骨头汤、各种粥，既能补充水分，又补充其他营养素。

6. 矿物质

（1）钙：有一些报告认为乳母钙的摄入与乳汁中钙的含量无相关，这并不奇怪，因为钙在体内有保持恒定的机制来维持血钙的正常水平。有的报告则认为两者有弱相关，但与血钙含量无相关。这可能是由于乳汁中的钙是通过乳母蛋白质摄入增多引起血清蛋白质结合钙升高的结果，因为乳钙与蛋白质摄入相关。发展中国家乳母营养状况差并不影响乳钙的水平，虽然他们所摄入的钙较低。

（2）镁：乳母镁的摄入量并不影响乳镁的含量。和钙相似，血镁水平是被控制在一定范围。但是若投以大剂量的镁，则可使乳镁含量升高。例如为治病服大剂量镁以后，血镁升高伴着乳镁也升高，而当停药以后，血镁与乳镁都随之下降。

（3）磷：在这方面的研究较少，现在所看到的报告认为，乳母膳食摄入的磷与乳磷含量无相关。

（4）钾与钠：乳母钠的摄入量也不影响乳钠的含量，给母亲以低钠膳食并不影响乳汁中钾与钠的水平，当短期给以高钠膳食也不影响乳钾或乳钠的含量

（5）碘和氟：乳母碘的摄入量是否影响乳碘的含量则有相反的结果，这可能是由于碘来源的不同所引起的。例如有人报告乳母服碘盐后，乳碘含量升高，而另有报告从海产品中摄入碘则不引起乳碘的升高。但是医药用碘可使乳碘含量升高。虽然氟能促进婴儿牙齿的发育与预防龋齿是众所周知的事实，但是母亲摄入氟对乳氟影响的研究则较少。有人报告水氟含量高的地区，乳汁中氟的含量（11μg/L）高于水氟含量低地区的乳氟含量（7μg/L）。当服用药物剂量氟以后，可使血氟水平升高。有人报告大剂量服氟后 2 小时血氟浓度达到高峰，乳氟含量也有所增加，但不及血氟的程度。

7. 微量元素

（1）铁：许多研究都不能证实乳母铁的摄入量与乳汁铁含量有相关，虽然发达国家妇女在孕期及哺乳期多补充铁剂，而发展中国家妇女多有缺铁。有人报告，印度患贫血妇女的乳铁含量较高，同时乳汁中乳铁蛋白含量也高。这可能是由于代偿机制的作用。因此，膳食铁似乎不直接影响乳铁的含量。

（2）锌：乳母膳食锌的摄入量是否对乳锌含量有影响则有不同的意见，有人认为没有影响，但是有人报告，乳母膳食锌含量为 11mg/d，每日补充锌 14mg，可以增加乳锌的含量。我们的研究也证实，膳食锌摄入高的妇女，其乳锌含量比摄入低的乳锌含量高。补锌之所以有不同的结果，很可能是由于乳母锌营养状况的不同，当乳母锌营

养状况差时，补锌可以得到阳性的结果。

（3）铜：乳母膳食铜摄入量并不影响乳汁中铜的含量。有人报告口服避孕药的乳母，虽然血铜升高了，但乳铜含量并不升高，甚至有人注射铜制剂后也未见乳铜的增加，但在这方面的研究较少。

（4）锰：有关膳食锰与乳锰关系的研究甚少，可能是由于测定方法的难度大，因为乳锰含量低（4~8μg/L）的缘故。有人报告乳母膳食锰的摄入量与乳锰含量有关，但是我们很难对这些结果给以正确的评价，因为我们对锰在体内的吸收、血中恒定情况等尚不太清楚。

（5）硒：我们对硒在体内代谢的知识有限，只知硒在组织与体液中是以蛋白质结合的形式存在，例如硒半胱氨酸和硒蛋氨酸等。土壤中硒的含量有着地区的差别，因而所生长的植物性食物与肉类硒的含量也有很大的不同。早年的研究就发现地区硒的不同可以反映到母乳硒含量的高低，当然这是由于乳母摄入食物中硒含量不同的结果。后来的报告证实乳硒的改变与血硒的改变同步。众所周知，芬兰是低硒国家，当芬兰妇女每日补硒100μg（用含硒酵母），乳硒含量由9~11μg/L升高至13~14μg/L。用酵母的结果比用亚硒酸钠的结果更为明显。由此可见，有机硒比无机硒更容易被人体所吸收。

二、乳母营养与乳汁的关系

乳母营养状况的好坏似乎对泌乳量无多大影响，只有在热量摄入低于一定限度时才能减少泌乳量。一般说来，乳脂例如脂肪酸和磷脂类可受乳母膳食的影响，但是胆固醇则不会。脂溶性维生素在乳汁中的含量则受到乳母膳食的影响。乳汁中水溶性维生素的含量则由于体内该维生素转运机制的不同，有的受乳母膳食的影响，有的则不受影响。乳汁中的乳糖、矿物质和微量元素以及电解质，一般不受乳母膳食含量的影响，而有些则例外，例如硒、锌等，其机制需要进一步的研究。根据天津医学院的报告，把33名营养素摄入量不同的乳母分为三组，测得她们哺乳前乳样中的营养素（见表4-1）。结果A组摄入的热量与蛋白质显著高于B组及C组，其乳汁中蛋白质含量亦显著高于B组及C组，脂肪含量显著高于C组。A组摄入的碳水化合物，虽然显著高于B组及C组，但其乳汁中的乳糖含量并无显著差别。乳母摄入钙的不同对乳汁中钙含量的影响不明显。

表4-1 乳母营养素摄入量与乳汁中营养素含量（M±SE）

组别		热能（kcal）	蛋白质（g）	脂肪（g）	碳水化合物或乳糖（g）	钙（mg）
		奶量充足乳母（产后42~56天）				
A组	每日摄入量	2837±102	113.0±5.23	78.0±6.16	644.0±32.3	641.0±131.1
	乳汁含量（100mL）	56	1.45±0.05	2.31±0.47	7.45±0.15	28.0±3.12

续表

组别		热能 （kcal）	蛋白质 （g）	脂肪 （g）	碳水化合物 或乳糖 （g）	钙 （mg）
		奶量充足乳母（产后 2~6 月）				
B组	每日摄入量	2348 ± 103	74.0 ± 2.88	71.4 ± 1.20	388.0 ± 21.3	436.0 ± 62.9
	乳汁含量（100mL）	49	1.05 ± 0.05	1.77 ± 0.24	7.22 ± 0.13	29.0 ± 0.90
		奶量不足乳母（产后 2~6 月）				
C组	每日摄入 量	2222 ± 130	68.0 ± 4.59	61.0 ± 6.24	350.0 ± 26.3	521.0 ± 70.9
	乳汁含量（100mL）	45	1.15 ± 0.06	1.22 ± 0.13	7.31 ± 0.25	31.0 ± 0.86

总的来说，乳母的营养可以影响乳汁中营养素的含量，从而影响婴幼儿的生长发育与健康。为了保证乳汁的质量，乳母的营养素摄入量要增加。

三、乳母的营养应合理均衡

1. 全日乳汁中营养素含量

按中国预防医学科学院营养与食品卫生研究所编著的食物成分表中所载的人乳成分，以及全日泌乳量为850mL计算所得的营养素含量，见表4-2。

表4-2 人乳营养素含量及全日乳汁中营养素含量

	热量 （kcal）	蛋白质 （g）	脂肪 （g）	糖 （g）	VitA （μg）	VitB$_1$ （mg）	VitB$_2$ （mg）	VitB$_3$ （mg）	VitC （mg）	钙 （mg）	铁 （mg）	锌 （mg）	铜 （mg）	镁 （mg）
人乳营养素含量/100mL	6.5	1.3	3.4	7.4	11	0.01	0.05	0.2	5	30	0.1	0.28	0.03	32
全日乳汁中营养素含量/850mL	552.5	11.05	28.9	62.9	93.5	0.085	0.425	1.7	42.5	255	0.85	2.38	0.255	272

2. 乳母合理的膳食

乳母由于分泌乳汁、喂养婴儿，所消耗的热量与各种营养素较多，因此要合理调配膳食以保证婴儿与乳母都能得到足够的营养。哺乳期应参考供给量标准，增加各种营养素的供给量，尤其是蛋白质、钙、锌、铁、碘及B族维生素。

乳母一日食单

粮食	400g
豆制品	100g
蛋	50g
牛奶或豆浆	200mL

肉、鱼、虾、鸡	200～250g
蔬菜	600g
水果	50g
烹调用油	25mL

附：乳母一日食谱举例

早餐：

　　甜豆浆1碗（豆浆200mL，白糖10g）

　　油条1根（面粉50g）

　　烧饼1个（面粉50g）

　　鸡蛋1个（鸡蛋50g）

午餐：

　　肉末烧豆腐（猪肉25g，豆腐100g，葱10g）

　　猪肉炒白菜（猪肉25g，白菜300g）

　　鲫鱼汤（鲫鱼150g，葱10g，姜2g）

　　馒头3两（标准粉150g）

晚餐：

　　牛肉烧海带胡萝卜（牛肉50g，海带10g，胡萝卜100g）

　　虾米炒菠菜粉丝（虾米10g，菠菜200g，粉丝10g）

　　丸子汤（猪肉25g，葱10g）

　　米饭3两（大米150g）

全日烹调用油	25mL
淀粉	10g
水果	50g

以上食谱可供给热量2807kcal、蛋白质127g、脂肪71g、碳水化合物414g、视黄醇当量1859μg、维生素E 25.4mg。维生素B_1 1.9mg、维生素B_2 1.2mg、维生素B_3 22mg，维生素C 143mg、钙875mg、镁484mg、铁49.6mg、锌17.8mg、铜3.1mg、硒75.5mg。除了维生素B_2与钙仍然偏低，需要额外补充以外，其他营养素基本上符合或稍高于供给量标准。三大营养素上总热量百分比为：蛋白质18.2%，脂肪22.8%，碳水化合物59.0%，该百分比也是很合理的。

四、影响母乳喂养的其他因素

除了乳母本人精神、心理上准备不足和认识不正确能影响母乳喂养以外，其他因素如乳头疼痛、肿胀、淤奶、乳腺炎等也可直接影响母乳喂养。乳头疼痛是哺乳母亲最常遇到的问题，通常出现在刚开始喂奶的几天，或每次喂奶前乳汁流出之前。有许多原因可引起乳头疼痛，最常见的是喂奶时含乳头不正确。如果婴儿只吸住乳头而不含住部分乳晕，则乳汁流出不畅，婴儿一用力吸时就可引起乳头疼痛。另一个常见的原因是将婴儿从乳头移开的方法不正确，例如当婴儿正在吸奶时突然将其拉开，婴儿仍用力吸拉乳头而引起疼痛。有时因喂奶间隔时间太长，婴儿太饿而用力吸奶也会引起疼痛。喂奶前后没有做到保持奶头清洁干燥，也会引起乳头破裂。因此，每次喂奶后应该用清水把乳头洗净，用清洁的布或纸轻擦，或使其自然干燥才好。乳头肿胀也是哺乳母亲常遇到的问题。哺乳期乳房增大，由于血管增多，血流量增加和乳汁的压力，使乳房变得更加敏感，容易触痛。经常喂奶或用手将乳汁挤出，可以减轻乳头肿胀。如果在挤奶之前，先用热毛巾敷一下，可以减轻触痛。有时由于前部乳汁的淤积或阻塞乳腺导管，也可引起淤奶而发生红肿与变硬。当发生淤奶时乳母应充分休息，热敷乳房，并轻轻按摩使瘀肿逐渐消退。淤奶通常是乳腺炎的一个危险信号，乳腺炎有乳房疼痛、红肿、发热时，应及时加以诊治。

婴儿出生后应尽早开奶，通过母婴同室实现尽早开奶，勤吸奶，能促进乳汁分泌并增强母亲对母乳喂养的信心。采取合适的喂奶姿势可使母亲精神得到放松，此时吸吮反射将十分有效。所有新生儿都具有吸吮能力，但有的婴儿在初次吸奶时需要多一点儿帮助，例如用乳头擦婴儿的颊部来引导，等婴儿�’起嘴巴时则应及时把乳头放入口中。为了减少乳房疼痛，开始喂奶时可以每次几分钟，然后逐渐增加喂奶时间，使母亲逐步适应。两侧乳房交替喂奶是非常重要的，这可使双侧乳房有规律排空，而产生足够的奶量。

另有一些可以影响母乳喂养的因素，例如乳母自己认为乳汁不足而放弃母乳喂养，其实有许多乳母只要坚持母乳喂养，其奶量就会增多的。家庭成员的鼓励与支持也极为重要，有许多乳母因得不到有力的鼓励与支持而放弃母乳喂养。因此，母乳喂养应得到社会的支持，去除乳母生理与心理上影响母乳喂养的所有因素，以实现母子身心健康与婴幼儿茁壮成长。

第二节 哺乳期用药特点

当前大力推广母乳喂养，鼓励适当延长哺乳期的时间，了解药物进入乳汁的影响因素及哺乳期用药的原则，对于保证安全哺乳是非常必要的。

一、乳汁的形成和药物转运

乳房在妊娠期达到了充分的发育与成熟，分娩后通过神经反射，在催乳素的作用下，乳腺开始泌乳。乳汁中含有蛋白质、脂肪、乳糖、维生素及无机盐等各种营养成分，均由乳腺细胞合成。其中，水分由乳腺细胞中乳糖浓度及乳腺远端的渗透作用调节，使乳汁与母体血浆保持等渗状态。

二、药物进入乳汁的途径及影响因素

哺乳妇女用药后，药物在母血中达到并维持一定浓度。药物随血液通过乳房内毛细血管内皮、间质液、细胞基底膜和腺泡细胞膜，才能进入乳腺细胞，最后随乳汁排出。药物是怎样进入乳腺细胞的，迄今尚不十分清楚，导致药物透过细胞膜有以下数

种可能性：①非离子化型药物的扩散机制是，假定此类药物为脂溶性的，因脂质是细胞膜的主要成分，故低分子量高脂溶性的非离子化型药物（如乙醇、四环素、安替比林）可迅速透入乳汁。多数药物是以简单扩散的方式向乳汁转运。②一些离子化型的不溶性药物是通过细胞上小孔扩散（易化扩散），其扩散速度受血浆（pH 7.4）和乳汁（pH 6.9）pH 值的控制，碱性比酸性离子更易向乳汁扩散，其速度可能不及上述第一种机制。③借助蛋白载体转运透过细胞膜，或是通过主动转运。④也有可能由毛细管进入间质空隙，再进入细胞间隙，最后直接进入乳汁中。

哺乳期妇女除治疗必需外不要随便服药。因治疗需要用药者一般也不需要中断哺乳，可在哺乳后服药并尽可能推迟下一次哺乳时间，即延长服药至哺乳的间隔时间，减低乳汁中的药物浓度。以抗生素为例，以说明抗生素在乳汁中的浓度：①乳汁药物浓度≥母体血清药物浓度50%者：磺胺药、甲氧苄啶、异烟肼、红霉素、克林霉素、氯霉素、四环素、阿米卡星、庆大霉素、卡那霉素、链霉素、妥布霉素、氨苄西林、羧苄西林。②乳汁药物浓度＜母体血清药物浓度25%者：阿洛西林、氨曲南、头孢唑啉、头孢甲肟、头孢哌酮、头孢噻肟、头孢西丁、头孢三嗪、头孢呋辛、美洛西林、萘啶酸、呋喃妥因、甲硝唑、苯唑西林、青霉素。

三、哺乳期妇女用药原则

1. 分子量在200以下的药物，乳母摄入后可入乳，因此非必须时哺乳期妇女不宜应用，必须用药时应停止哺乳。

2. 乳汁中的药量很少超过母体摄入量的1%～2%，一般不会给乳儿带来危害。因此，就大多数药物而言，乳母用药不必停止哺乳。但为尽量减少药物对乳儿的影响，乳母可在哺乳后立即服药，并尽可能推迟下次哺乳的时间。

3. 异烟肼、磺胺药、高脂溶性药物及口服避孕药，对乳儿具有潜在危害性，哺乳期妇女慎用。抗肿瘤药物、放射性同位素、氯霉素等少数药物，对乳儿有明显毒性，故哺乳期妇女禁用，或用药期停止哺乳。

四、哺乳期妇女慎用药物

1. 抗生素

①四环素：乳汁中的浓度高于血药浓度5倍，影响婴儿骨和牙齿生长。可引起牙齿黄色素沉着和釉质发育不全而造成龋齿；并可抑制婴儿骨骼生长，使前囟隆起。

②氯霉素：乳汁中的浓度为血药浓度50%左右，乳儿特别是新生儿的肝脏解毒功能尚未健全，用药易发生中毒，引起"灰婴综合征"，并可破坏和抑制骨髓造血功能，使白细胞减少。

③红霉素：乳汁中的浓度比血药浓度高约4～5倍，可引起婴儿恶心、呕吐、腹泻，并可严重损害肝功能。

④链霉素、庆大霉素、卡那霉素：可使婴儿前庭功能损害，引起眩晕、耳鸣，甚至引起耳聋。

⑤呋喃妥因：可使缺乏葡萄糖6－磷酸脱氢酶的婴儿发生溶血性贫血。

⑥异烟肼：其代谢物进入乳汁，可引起婴儿肝中毒，以及贫血、白细胞减少、便秘、食欲不振、恶心和呕吐等。

⑦磺胺药：复方新诺明、磺胺嘧啶等进入乳汁的量较少，但因婴儿肝脏解毒和药物代谢能力低下，可能导致有害影响，如黄疸、溶血性贫血，以及恶心、呕吐、白细胞减少、血小板减少及过敏反应等，对肝、肾功能也有一定影响。

⑧其他：乳母应用喹诺酮类、金刚烷胺、锑剂、甲硝唑、氯林可霉素或无环鸟苷时，最好停止授乳。

2. 驱肠虫药

甲苯哒唑可能抑制泌乳。曾报道一乳母口服甲苯哒唑100mg，每日2次，连续用药3日，1周后泌乳完全停止，且再未恢复，原因不明。

3. 抗肿瘤药和免疫抑制剂

可经乳汁进入乳儿体内，引起骨髓抑制、粒细胞减少等。普遍认为，乳母接受抗肿瘤药物治疗时应停止哺乳。

4. 抗凝血药

哺乳期妇女应用是安全的。华法林可少量入乳，对乳儿无影响。

5. 心血管药物及利尿药

①普萘洛尔、美托洛尔、拉贝洛尔、阿替洛尔等均可入乳，但是其药量不足以在乳儿体内产生病理作用。

②钙通道阻滞剂、硝苯地平、尼群地平等临床研究尚不充分，用药时最好停止哺乳。

③抗心律失常药：有些药物可在乳儿体内接近达到治疗浓度，乳母应慎用。

6. 麦角生物碱

可抑制催乳素的分泌和释放，乳儿可出现麦角样毒性反应。

7. 镇静催眠药

①地西泮：可使乳儿发生倦怠、嗜睡及高胆红素血症，因乳儿药物排泄速度较慢，作用可持续1周左右。

②巴比妥类：在乳儿的肝脏和脑内浓度较高。长期用药后突然停药，乳儿可出现停药症状，表现为烦躁不安、啼哭及抖动，以及出现全身瘀斑、嗜睡、虚脱，或发生高铁血红蛋白血症。

③溴化物：可进入乳汁，使乳儿出现嗜睡状态，偶有皮疹发生。

8. 抗癫痫药

①苯妥英钠：可致高铁血红蛋白血症、缺氧、鼻炎、以及口唇发绀。

②扑痫酮：可使乳儿倦怠、嗜睡。

9. 镇痛药及解热镇痛药

①吗啡：可通过乳汁排出，引起乳儿呼吸抑制。

②保泰松：易使乳儿形成特异性过敏体质。

③水杨酸类：可阻止血小板聚集，使乳儿发生出血倾向和黄疸。

10. 激素类药

①糖皮质激素：可抑制乳儿生长发育。

②口服避孕药（雌激素）：可使男婴乳房发育，使女婴阴道上皮增生、早熟。

③性激素：可抑制乳母乳汁分泌。

11. 抗甲状腺药

①甲硫氧嘧啶：可经乳汁分泌，抑制乳儿甲状腺功能。

②硫脲嘧啶：可致乳儿甲状腺功能和粒细胞减少症。

③甲亢平：可引起乳儿结节性甲状腺肿及呆小症。

④放射性碘：可抑制乳儿的甲状腺发育。

12. 降糖药

①甲苯磺丁脲：可致乳儿低血糖。

②胰岛素：乳母应用胰岛素时可以哺乳，但剂量应降至妊娠期用量的75%。

13. 其他药物

①阿托品：大量应用时可通过乳汁排泄，引起乳儿中毒，表现为瞳孔散大、高热、皮肤干燥、烦躁不安，并抑制乳母的乳汁分泌。

②氨茶碱：服用后约有10%进入乳汁，可引起乳儿烦躁不安，对心脏亦有一定影响。

③利血平：可使乳儿鼻塞、鼻黏膜充血、呼吸道分泌物增多、低温和食欲不振，乳母应避免应用。

五、乳母用药对乳儿的不良影响

通过乳汁对乳儿造成严重危害的药物，表4-3中只有抗甲状腺药。给乳母的药物都应严格加以审查，因为常有以下两种可能发生：药物以有效型进入乳汁并直接作用于乳儿；药物干扰乳汁分泌。

表4-3 用于乳母对婴儿有不良影响的药物

药物	对婴儿的不良影响
乙醇	新生儿困倦
抗微生物药	
氨苄青霉素	患念珠菌病。预防可口服制霉菌素
青霉素 G	青霉素的乳汁转运量太少而不产生抗微生物作用，也极少刺激婴儿产生抗体和引起青霉素过敏
氯霉素	呕吐，吮乳困难
复方新诺明	叶酸缺乏性贫血（检验血红蛋白）
双嘧啶	叶酸缺乏性贫血（检验血红蛋白）
庆大霉素	耳毒性
卡那霉素	耳毒性
萘啶酸	溶血性贫血（罕见）

续表

药物	对婴儿的不良影响
链霉素（大剂量）	耳毒性
磺胺类	若胆红素与血浆蛋白结合不充分，可发生新生儿黄疸。缺乏葡萄糖 – 6 – 磷酸脱氢酶的婴儿可发生溶血性贫血
四环素	可使婴儿牙齿变色
抗凝血药	
苯茚二酮	出血、血肿。改用华法林或补给维生素 K
抗抑郁药	
锂	婴儿无力，血清锂浓度为母乳的 1/3 ~ 1/2
抗癫痫药	
巴比妥类	新生儿困倦
苯妥英钠	高铁血红蛋白血症（罕见）
扑痫酮	新生儿困倦
抗甲状腺药	
甲亢平	结节性甲状腺肿，呆小症
碘化物	结节性甲状腺肿
硫脲嘧啶	结节性甲状腺肿，粒细胞缺乏症（罕见）
阿司匹林	阻止新生儿血小板聚集，引起出血倾向
阿托品	可引起新生儿阿托品中毒（瞳孔散大、皮肤干燥、高热、兴奋不安）
降血糖药	
甲苯磺丁脲	低血糖
降压药	
心得安	β 交感神经阻断作用，血糖降低
轻泻药	
芦荟	泻下
美鼠李皮	泻下
二羟蒽醌	泻下
番泻叶	泻下
雌激素和含雌激素的制剂	
口服避孕药	男婴乳房女性化，女婴阴道上皮增生、月经早发
放射性化学药	
放射性碘（^{131}I）	抑制婴儿甲状腺发育，使婴儿发生甲状腺癌的危险性增加
镇静药	
巴比妥类	困倦
溴化物	困倦，皮疹
安定药	
氯丙嗪	困倦，溢乳
地西泮	嗜睡，困倦，高胆红素血症
维生素 D 类	
骨化醇（大剂量）	高钙血症
二氢速甾醇	高钙血症

在哺乳期，乳母所用的药物几乎都能在乳汁中找到某些踪迹。硫脲嘧啶主动转运至乳汁，其乳汁浓度可大于母体血浆的浓度。乳母必须用甲亢平做抗甲状腺治疗期间应当停止哺乳。乳母用药治疗时，要选择最适宜的药物，例如，用肝素或华法林而不用苯茚二酮，同时注意监护乳儿，做到既保证适当的治疗又不妨碍哺乳。大分子药物如肝素或胰岛素，以及极性化合物如神经节阻断药和肌肉松弛药一般不进入乳汁。

类固醇药物、孕激素或磺胺类可影响胆红素与血浆蛋白结合而使婴儿黄疸加重，应避免使用。溴麦角环肽、多巴胺和维生素 B_6 抑制催乳素的分泌；乙醇、烟碱和摄入过多液体都会抑制垂体后释放催产素；雌激素和雄激素可直接作用于乳腺干扰乳汁的分泌；利尿药通过干扰液体的转运，而影响泌乳。

第三节　哺乳期常见病药食宜忌

一、急性乳腺炎

【概述】

急性乳腺炎是由细菌感染所致的急性乳腺炎症，常在短期内形成脓肿，多由金黄色葡萄球菌或链球菌沿淋巴管入侵所致。多见于产后 2~6 周哺乳妇女，尤其是初产妇。病菌一般从乳头破口或皲裂处侵入，也可直接侵入引起感染。本病虽然有特效治疗，但发病后痛苦，乳腺组织破坏引起乳房变形，影响喂奶。因此，对本病的预防重于治疗。

1. 病因

（1）乳汁淤积：由于乳头发育不良（过小或内陷），阻碍哺乳；乳汁过多或婴儿吸乳汁较少，不能使乳汁完全排空，乳管不通，影响排乳。

（2）细菌侵入：乳头破裂、乳晕周围皮肤感染而引起；婴儿口腔感染，使细菌进入乳腺而感染。

2. 临床表现

（1）有乳头创伤或乳头发育不良史，开始有发冷，而后高热、寒战、头痛、乳房胀痛或搏动性疼痛。

（2）早期乳房肿胀，局部硬结，进而红、肿、热、压痛，形成脓肿则有波动感，感染表浅者可自行破溃，患侧腋窝淋巴结肿大、压痛。

（3）急性乳腺炎并发症

①脓毒血症和菌血症：病程进入急性化脓性乳腺炎阶段，患者可并发脓毒血症和菌血症。此时患者持续高热、面色潮红、谵妄，可出现转移性脓肿。

②乳房瘘管：脓肿形成期，脓肿可向内或向外破溃，形成皮肤破口和乳腺瘘管。如处理不当可形成长期不愈的脓瘘或乳瘘，临床可见从瘘管排出乳汁及脓液。

3. 辅助检查

（1）血常规检验：白细胞总数升高，中性粒细胞亦可增高；病程长者，可出现血红蛋白降低。

（2）B 超检查：乳房有边界不清的包块，化脓后可见液性暗区。

【饮食宜忌】

1. 饮食宜进

（1）饮食原则

①宜进食富有营养、易消化的清淡食物：由于产后胃肠张力及蠕动均较弱，特别是急性乳腺炎伴有高热时，产妇的胃肠功能更差，此时产妇宜进食富有营养、易消化的清淡饮食，如牛奶、米汤、藕粉、鸡蛋汤、菜汁、水果汁、面条、馄饨、蒸蛋羹等。

②宜进食富含优质高蛋白质的食物：蛋白质是人体的重要组成成分，也是修复组织、产生抗体的重要材料，如果蛋白质摄入不足，则会使机体抵抗力降低，不利于感染的控制，同时也不利于子宫损伤组织的修复。因此，急性乳腺炎患者应进食足够的富含优质蛋白质的食物，如鸡肉、猪瘦肉、鸡蛋、牛奶、豆类及其制品等。

③宜进食富含维生素及无机盐的食物：谷类、豆类、新鲜蔬菜、水果及蛋黄中含有丰富的维生素 E、维生素 A、维生素 C、B 族维生素及微量元素锌、锡、铜等，有利于炎症的控制，故急性乳腺炎患者宜多进食富含维生素及无机盐的食物。

④宜进食高热能饮食：摄入足量的糖类和脂肪，以供给人体足够的热能，这样就能减少蛋白质为提供热能而分解，有利于炎症的控制和组织的修复，故急性乳腺炎患者恢复期可食用甜薯、芋头、土豆、苹果、马蹄粉、怀山药粉、藕粉等。

⑤肝气郁结者适宜的食物：主要症状为产后初起乳房有硬块，局部灼热，或有轻度水肿及压痛，尚无明显波动，恶寒发热，口渴烦躁，厌食便干，舌苔黄腻，脉弦数。宜食萝卜、莱菔子、青皮、陈皮、玫瑰花、绿梅花、佛手、刀豆、金橘饼等疏肝解郁、理气散结之食物。

⑥热毒内结者适宜的食物：主要症状为产后乳房红、肿、热、痛，皮肤水肿，有波动，发热不退，口干渴，烦躁不安，尿黄便秘，舌质红，苔黄，脉滑数。饮食宜清淡、富有营养，宜多食新鲜蔬菜、水果，并可选用蒲公英、马兰头、枸杞头、马齿苋、西瓜、绿豆、赤小豆、青萝卜等食物及金银花、连翘、黄芩、露蜂房、鹿角、紫花地丁、大黄、垂盆草等。

⑦溃后气虚者适宜的食物：主要症状为产后乳房脓肿日久，自行破溃或切开排脓后，毒随脓泄，但愈合迟缓，脓汁长期外溢，神疲乏力，纳呆虚汗，舌质淡红，苔薄，脉沉。宜食牛肉、猪肉、鸡蛋、鹌鹑、黄鳝、黄豆、桂圆肉、红枣、人参、黄芪等食物及药食兼用品。

（2）饮食搭配

①绿豆、粳米与蒲公英：蒲公英能清热解毒、利尿散结，若与清热解毒的绿豆和健脾和胃、补中益气的粳米同食，其功效大增，可清热解毒、泻火利湿、消疮除烦，对急性乳腺炎有一定治疗作用。

②油菜、粳米与虾米：油菜与粳米、虾米等制成油菜粥，有清热解毒、散瘀消肿、

调中下气的作用，对急性乳腺炎及产后瘀血腹痛均有辅助治疗作用。

③绿豆与海带：绿豆能清热解毒、生津止渴；海带能软坚散结、清热利水。二者搭配，具有清热解毒、软坚散结的功效，对急性乳腺炎有一定治疗作用。

（3）药膳食疗方

①蒲公英50g，金银花、紫花地丁各30g，粳米100g，白糖20g。将中药浸泡1小时后，煎熬2次，将2次的药汁加入粳米中，再加适量水，煮成粥加白糖即可。每日3次，温热食用。可清热解毒。

②蒲公英10g，绿豆50g，粳米100g，白糖适量。将蒲公英洗净，加水煎熬，去渣取汁约200mL，再加绿豆和粳米及适量的水煮成粥，加入白糖即可。每日3次，温热食用。可清热解毒，泻火利湿，消疮除烦。

③将金银花15g、瓜蒌15g、天花粉10g、黄芩10g、陈皮10g、青皮10g、连翘10g、山栀子10g、牛蒡子10g、柴胡6g、赤芍12g，加水煎煮，取汁去渣，放入洗净的粳米100g煮稀粥，粥将成时调入白糖适量，稍煮即可。可在每日早、晚空腹温热食。可疏肝清热，通乳消肿。适用于急性乳腺炎初期，乳房肿胀疼痛者。

④将青黛10g、樟脑10g、冰片少许、醋适量相合，共调为糊状，适量敷于局部患处。可清热凉血，解毒消肿。适用于急性乳腺炎，局部红肿热痛者。

⑤新鲜夏枯草60～90g洗净捣烂绞汁备用，药渣敷患处。可在早、晚分2次用黄酒适量送服药汁，连食3日。可清肝解毒，散结消痈。适用于肝气郁结型早期急性乳腺炎。

⑥先将金银花12g、当归9g、生大黄9g、天花粉9g、黄芩9g、赤芍9g、皂角刺9g、牡蛎30g加水煎煮，取汁去渣，加入洗净的粳米100g煮稀粥。粥成后调入玄明粉9g和白糖适量，稍煮即成。早、晚温热食。可活血化瘀，通络托脓。适用于热毒内结型急性乳腺炎酿脓期。

⑦油菜适量洗净，放煲内，加水适量煲汤饮服。每日3次，连服3～5日。可清热解毒，通乳透脓。适用于热毒内结型乳腺炎酿脓期。

⑧将金橘500g洗净，晒干，或用微火焙干，与蒲公英250g一同研成细末，装瓶，备用。每日2次，每次15g，温开水冲服。可疏肝解郁，清热解毒。适用于肝气郁结型早期急性乳腺炎。

2. 饮食禁忌

（1）辛辣燥热的食物：如韭菜、辣椒、胡椒、花椒、生姜、葱、蒜、芥末等，食后易生热化火，使本病火热邪毒更炽，病势更甚。初期阶段，会使红肿热痛明显加重；中期阶段，会使脓肿增大，脓血黏稠不易排出；恢复期，易致愈合延缓或初愈热毒未尽，病情反复而加重。

（2）油腻的食物：如猪头肉、猪肥肉、猪油、黄油、鸡汤、鸭汤、油煎炸食物等，最易生痰化热、动火耗血，使病情因痰热血燥而加重。此外，由于急性乳腺炎患者发热，乳房肿胀，胃纳不佳，食用油腻食物后会使食欲减退，营养成分摄入不足，而影响疾病康复。

（3）热性食物：急性乳腺炎为热毒之证，本病患者若再食用羊肉、狗肉、鹿肉、公鸡肉等热性食物，则会增加内热，使病情加重。

（4）海腥河鲜发物：如黑鱼、鲤鱼、鲫鱼、鳝鱼、海鳗、海虾、梭子蟹、带鱼、淡菜、墨鱼等，易生痰助火、生风动血、风燥散血，使炎症不易控制。

（5）具有催乳作用的食物：如猪蹄、虾、鲫鱼、鲤鱼、骨头汤、禽肉、金针菇、香菜等具有催乳作用，不宜食用，以免加重乳房红、肿、热、痛等症状。

（6）饮酒：酒精具有助长湿热的作用，急性乳腺炎患者若饮用黄酒、白酒、葡萄酒、啤酒及酒酿等，不利于炎症的控制。

【药物宜忌】

1. 西医治疗

（1）一般治疗：未形成脓肿之前，患乳应暂停哺乳，同时用吸奶器将淤积的乳汁吸出，或用按摩的方法将乳汁挤出。

（2）抗感染治疗

①青霉素不过敏者，青霉素 100 万 U，生理盐水 20mL，注射在炎症区周围，同时局部热敷。

②青霉素 400 万 U，生理盐水 250mL，静脉滴注，每日 2 次；或用头孢曲松钠 2g，生理盐水 250mL，静脉滴注，每日 2 次。

（3）切开引流：已形成脓肿后，主要治疗措施是及时切开引流。切开引流为避免手术损伤乳管而形成乳瘘，切口应循乳管方向做放射状，至乳晕处止。深部脓肿或乳房后脓肿可沿乳房下缘做弧形切口，将乳房与胸大肌筋膜分离后，上翻乳房，切开脓腔。此切口引流通畅，并避免乳管损伤。乳晕下脓肿应做沿乳晕边缘的弧形切口。如炎症明显而波动感不明显时，需用稍粗的针头在压痛最明显处试行穿刺，及早发现深部脓肿的隔膜以利引流。为使引流通畅，可在探查脓腔时找到脓肿的最低部位，另做切口做对口引流。

2. 中医治疗

（1）中医辨证论治：以清热解毒、疏肝清胃为主。

①初期：用瓜蒌牛蒡汤加减。熟牛蒡子、生栀子、金银花、连翘各 9g，全瓜蒌（打碎）、蒲公英各 12g，橘皮、柴胡各 5g，黄芩 9g。每日 1 剂，水煎服。

②中期：用瓜蒌牛蒡汤加穿山甲 15g、皂角刺 10g、当归尾 15g、赤芍 10g。每日 1 剂，水煎服。

③后期：用四妙汤加减。黄芪、金银花、当归各 20g，炙甘草 10g，蒲公英 15g。每日 1 剂，水煎服。

（2）验方

①熟牛蒡子 10g，生栀子 10g，金银花 20g，连翘 10g，瓜蒌 15g，蒲公英 20g，柴胡 10g，黄芩 12g，陈皮 10g，甘草 10g。每日 1 剂，水煎服。可清热解毒，通乳。

②金银花 20g，连翘 20g，柴胡 19g，白芷 10g，蒲公英 30g，赤芍 10g，青皮 10g，

瓜蒌 15g，陈皮 10g，甘草 10g。每日 1 剂，水煎服。可清热解毒，消肿止痛。

3. 药物禁忌

（1）青霉素

①青霉素慎与磺胺类药物同用：青霉素为杀菌药，仅对繁殖期细菌有效，而磺胺类药物为抑菌药，能抑制细菌的生长和繁殖，可使青霉素的杀菌作用不能充分发挥，故二者联用时应慎重。但在治疗流行性脑膜炎时，本品与磺胺嘧啶合用有协同作用。

②青霉素忌与四环素类药联用：四环素类药包括四环素、强力霉素、金霉素等。因细菌接触青霉素后，需先形成球形体后才能溶解，而四环素类抑菌药可抑制球形体的形成，所以二者忌联用。据报道，金霉素和青霉素 G 联合应用时，二重感染、继发感染及病死率都增加。

③青霉素忌与红霉素联用：因红霉素通过抑制细菌蛋白质和酶的合成而影响细胞质的形成，从而发挥抑菌作用，此种作用使细菌细胞质生长减慢，并使之对青霉素类杀菌药的细胞溶解作用敏感性降低，故二者一般不宜联用。如需联用，青霉素应在服红霉素前 2～3 小时给药。

④青霉素与新霉素不宜合用：因后者可使青霉素的血药浓度降低 50%，一般停用新霉素 6 天以后，青霉素的血药浓度才能回复。

⑤青霉素与氯霉素不宜联用：因为青霉素仅对繁殖期细菌有效，对静止期细菌无效，而氯霉素能使正在活跃生长的菌落成为静止状态，因而使青霉素的疗效降低，故一般应避免联合应用。若必须联用（如在治疗敏感细菌所致的化脓性脑膜炎和流行性脑膜炎时），应先用杀菌药青霉素，2～3 小时后再用抑菌药氯霉素。

（2）头孢菌素类抗生素

①忌以果汁或清凉饮料服头孢菌素类抗生素：果汁或清凉饮料的果酸容易导致头孢菌素类药物提前分解或溶化，不利于药物在小肠内的吸收，而大大降低药效。

②头孢克洛忌与食物同服：头孢克洛与食物同服，血药峰浓度仅为空腹服用时的 50%～75%，故本品宜空腹给药。

③服用头孢菌素类药物时禁饮酒：因为酒中含有乙醇，服用头孢菌素药物后饮酒可出现面部潮红、心动过速、支气管痉挛、出汗、恶心及呕吐等毒性反应。

（3）激素：急性乳腺炎患者往往出现发热等中毒症状，在没有应用足量抗生素时，应忌用糖皮质激素（如醋酸可的松、氢化可的松、地塞米松等），以免使炎症进一步扩散而加重病情。

（4）补药：急性乳腺炎大多属于气滞热郁型，多发于产后产妇体虚者，虽然产后产妇体虚，但不可滥用人参、鹿茸、阿胶、枸杞、海马、肉桂等补药，以免助火生毒，加重病情。

（5）收涩药物：急性乳腺炎多因肝郁热毒或吮乳吹风而致乳络不通、乳汁壅积、湿热郁结而发病。治疗若用五味子、五倍子、石榴皮、乌梅、山茱萸、酸枣仁、煅龙骨、煅牡蛎等收涩药物，可导致气血壅滞，阻塞乳络，而使病情缠绵。

二、乳腺增生

【概述】

乳腺增生的病理改变主要有小叶增生、腺病、囊性增生三种。表现为小叶和腺泡数量的增多，周围淋巴细胞浸润和小叶间水肿，末梢导管扩张及纤维结缔组织增生，囊肿形成，囊内分泌物沉积。三种类型可混合出现，或以某一种为主出现。我国的乳腺增生患者主要表现为小叶增生和腺病，但是囊性增生在导管上皮增生活跃的基础上可发生恶变。

1. 病因

发病原因主要是由于内分泌失调所致，尤其是雌激素、孕激素比例失调，使乳腺实质增生过度和复旧不全和（或）部分乳腺实质成分中女性激素受体的质和量异常，使乳房各部分的增生程度参差不齐。近年来许多学者认为，催乳素升高也是引起乳腺增生的一个重要因素。

2. 临床表现

主要表现有乳房胀痛和乳内肿块。

（1）乳房胀痛：常见为单侧或双侧乳房胀痛或触痛。病程为 2 个月至数年不等，大多数患者具有周期性疼痛的特点，月经前期发生或加重，月经后减轻或消失。必须注意的是，乳痛的周期性虽是本病的典型表现，但缺乏此特征者并不能否定病变的存在。

（2）乳房肿块：常为多发性，单侧或双侧性，以外上象限多见；且大小、质地亦常随月经呈周期性变化，月经前期肿块增大、质地较硬，月经后肿块缩小、质韧而不硬。扪诊时可触及肿块呈节结状，大小不一，与周围组织界限不清，多有触痛，与皮肤和深部组织无粘连，可被推动，腋窝淋巴结不肿大。

（3）月经失调：本病患者可兼见月经前后不定期，量少或色淡，可伴痛经。

（4）情志改变：患者常感情不畅或心烦易怒，每遇生气、精神紧张或劳累后加重。

此外，本病病程长、发展缓慢，有时可有乳头溢液等表现。乳房内大小不等的结节实质上是一些囊状扩张的大、小乳管，乳头溢液即来自这些囊肿，呈黄绿色、棕色或血性，偶为无色浆液性。

3. 辅助检查

可行钼靶 X 线检查、超声检查、活组织病理检查等明确诊断。

【饮食宜忌】

1. 饮食宜进

（1）饮食原则

①宜进食富有营养、低脂肪、易消化的食物：因为乳腺增生的患者多有乳房胀痛、胃纳不佳，食用高脂肪食物后会损伤脾胃，使食欲减退，营养成分摄入不足，而影响疾病康复，故乳腺增生的患者宜进食富有营养、低脂肪、易消化的食物，如牛奶、米

汤、藕粉、鸡蛋汤、菜汁、水果汁、面条、馄饨、蒸蛋羹等。

②宜进食富含维生素、无机盐和纤维素的食物：谷类、豆类、新鲜蔬菜、水果及蛋黄、小麦胚芽油中含有丰富的维生素 E、维生素 C、B 族维生素及微量元素锌、锡、铜等，可提高机体免疫力，增强抗病能力，保护乳房组织，加强乳房细胞的正常代谢，有利于疾病的康复，故乳腺增生的患者宜多进食富含维生素及无机盐的食物。此外，乳腺增生的患者还应多食富含纤维素的食物，如菠菜、芹菜、青菜、白菜及香蕉、梨、桃、番木瓜等以调节内分泌失调，保持大便通畅会减轻乳房胀痛。

③宜进食大豆及其制品：因为大豆（如黑豆、黄豆）及其制品、核桃、黑芝麻、黑木耳、蘑菇等含有的植物雌激素进入人体内可抑制人体雌激素的分泌，对乳腺的组织有一定的保护作用，并可防止乳腺癌的发生，故乳腺增生的患者宜多食大豆及其制品。

④宜进食具有疏肝理气、化痰散结作用的食物：中医学认为，肝郁气滞、情志内伤在乳腺增生的发病过程中有重要影响。平素情志抑郁，气滞不舒，气血周流失度，蕴结于乳房胃络，乳络经脉阻塞不通，不通则痛而引起乳房疼痛；肝气横逆犯胃，脾失健运，痰浊内生，气滞、血瘀夹痰结聚为核，循经留聚乳中，故乳中结块。因此，乳腺增生的患者宜多食具有疏肝理气、化痰散结作用的食物，如橘叶、橘核、橘络、橘饼、丝瓜、桃、鲜藕、陈皮、青皮、海带、紫菜、海藻、牡蛎、贝母、佛手、玫瑰花、绿梅花等。

⑤宜进食具有调理冲任作用的食物：中医学认为，冲任失调则气郁血滞，积瘀聚于乳房，或乳房疼痛而结块，即冲任失调也是引起乳腺增生的重要原因，故乳腺增生的患者宜进食具有调理冲任的食物，如当归、赤芍、金橘叶等。

⑥宜多吃具有抗乳腺增生和腺瘤作用的食物：如芦笋、南瓜、榧子、丝瓜、橘饼、青箬叶、海带、白菜、豆制品、酸奶、红薯、玉米、食用菌类、海藻类、西红柿、橘类和浆果类水果等。

⑦乳房疼痛宜吃丝瓜、榧子、茄子等。

⑧月经不调宜吃芹菜、丝瓜、鲫鱼、甜杏仁、核桃、山楂、赤豆、甜菜、桃子等。

⑨乳房溢液宜吃苦瓜、无花果、苦菜、萝卜、玫瑰花等。

（2）饮食搭配

①萝卜与海蜇皮：萝卜与海蜇皮搭配，具有疏肝理气、解郁散结的功效，对乳腺囊性增生有一定治疗作用。

②青皮、山楂与粳米：青皮、山楂与粳米搭配煮成粥食用，具有疏肝理气、解郁散结的功效，对乳腺囊性增生有一定治疗作用。

（3）药膳食疗方

①鹿角、蒲公英、昆布、天花粉、鸡血藤、三七、赤芍、海藻、漏芦、木香、玄参、牡丹皮、夏枯草、连翘、红花各 10g，大米 100g，白糖适量。将诸药择净，放入锅中，加清水适量，浸泡 5～10 分钟后，水煎取汁，加大米煮粥，待熟时，调入白糖，再煮一二沸即成。每日 2 剂，7 日为 1 个疗程，连续 2～3 个疗程。可活血化瘀，行气

止痛，散结通络。适用于乳腺小叶增生。

②柴胡、当归、黄芪、郁金、慈姑、漏芦、昆布、海藻、淫羊藿、鹿衔草各 10g，大米 100g，白糖适量。将诸药择净，放入锅中，加清水适量，浸泡 5～10 分钟后，水煎取汁，加大米煮粥，待熟时，调入白糖，再煮一二沸即成。每日 2 剂，7 日为 1 个疗程，连续 2～3 个疗程。可活血化瘀，行气止痛，散结通络。适用于乳腺小叶增生。

③艾叶、淫羊藿、天冬、柴胡、川楝子、小茴香、红花各 10g，大米 100g，白糖适量。将诸药择净，放入锅中，加清水适量，浸泡 5～10 分钟后，水煎取汁，加粳米煮粥，待熟时，调入白糖，再煮一二沸即成。每日 2 剂，7 日为 1 个疗程，连续 2～3 个疗程。可活血化瘀，行气止痛，散结通络。适用于乳腺小叶增生。

④橘核、荔枝核、小茴香、佛手、青皮、法夏、瓦楞子各 10g，粳米 100g，白糖适量。将诸药择净，放入锅中，加清水适量，浸泡 5～10 分钟后，水煎取汁，加粳米煮粥，待熟时，调入白糖，再煮一二沸即成。每日 2 剂，7 日为 1 个疗程，连续 2～3 个疗程。可活血化瘀，行气止痛，散结通络。适用于乳腺小叶增生。

2. 饮食禁忌

（1）辛辣刺激性食物：如韭菜、辣椒、胡椒、花椒、生姜、葱、蒜、芥末等，可使内分泌功能失调，从而诱发或加重乳腺增生。

（2）油腻的食物：如猪头肉、猪肥肉、猪油、黄油、奶油、鸡汤、鸭汤及油炸食物如炸羊排、炸鸡、炸油饼等，易损伤脾胃，使其受纳、运化功能失常，从而引起湿痰凝聚，加重乳腺增生的病情。

（3）生冷、寒凉的食物：中医学认为，乳腺增生多为肝郁气滞、情志内伤所致，冷饮、各种冰镇饮料和生拌黄瓜、拌海蜇、拌凉粉、拌萝卜等生冷食物，以及螃蟹、田螺、河蚌、蛏子、梨、柿子、西瓜、黄瓜、柚子、橙子、雪梨、马蹄、石耳、石花、地耳、油菜、茭白、苋菜、荸荠等寒凉食物，均可导致肝郁气滞、情志内伤，从而加重病情。

（4）高雌激素污染的食物：由于乳腺增生与女性体内雌性激素过高或雌激素、孕激素比例失调有关，因此，乳腺增生的患者不宜食用高雌激素污染的食物，如用激素饲料喂养的鸡、鸭、鱼、兽类，以及使用生长激素的蔬菜等。

（5）富含黄嘌呤的食物：咖啡、可可、巧克力等食物中含有大量的黄嘌呤，可导致乳腺增生的发生与发展，而且随着黄嘌呤的大量摄入，乳腺癌发生的危险性也会大大增加。

（6）高糖饮食：如巧克力、糖果、甜点心等，不仅可因摄入能量太多而产生饱腹感，影响对其他富含蛋白质、维生素、无机盐和膳食纤维食品的摄入，不利于疾病的康复，而且还会使胰岛素分泌过多、糖类和脂肪代谢紊乱，引起人体内环境失调，促发乳腺癌。

（7）饮酒：酒精可刺激脑垂体前叶催乳素的分泌，而催乳素又与乳腺增生病和乳癌发生有关。

【药物宜忌】

1. 西医治疗

（1）三苯氧胺（他莫昔芬）：每次10mg，每日2次，月经后3~5天开始口服，服用15~20天，连服2~3个月。治疗乳腺增生症近期疗效好，但复发率高。

（2）碘制剂

①5%碘化钾：每次10mL，每日3次，饭后口服。

②碘化钾片：每次5mg，每日2次，饭后口服。

③复方碘溶液：常用量每次0.1~0.5mL（3~5滴），每日3次，口服。因本品直接服用对口腔有刺激作用，故可将药液滴在食物上服用。

（3）黄体酮

①胶囊剂：月经前2周开始服用，每天5~10mg，连服7~8天，或在每月末的5~10天应用。

②注射液：每次5mg，每周2次，肌内注射，总量20~40mg。

（4）雌激素

①己烯雌酚：在第1次月经间期每周口服2次，每次1mg，共服3周。在第2次月经间期中，可根据症状好转情况适当减量，每周给药1次，用量1mg。第3次月经间期仅给药1次，用量1mg（或每日给药0.2mg，共5日）。共需6~8个月。

②己烯雌酚油膏：0.5%己烯雌酚油膏，每夜擦抹乳腺皮肤，共需6~8个月。

（5）溴隐亭：每次5~12.5mg，每日2次，3个月为1个疗程。

（6）雄激素

①甲基睾酮（甲基睾丸素）：每次5mg，口含，每日3次。

②丙酸睾酮（丙酸睾丸酮）：每次25mg，肌内注射，每日1次，至月经来潮时暂停，3个周期为1个疗程。

③睾丸酮：停经后第10天开始用药，每日5~15mg，来潮时停药，每个月经期间不得超过100mg。

（7）丹那唑：每日可用100~400mg，2次分服，持续2~6个月。

（8）维生素类

①维生素A：每次2万~5万U，每日3次，月经后连服2周。

②维生素B_6：每次20mg，每日3次，月经后连服2周。

③维生素B_1：每次20mg，每日3次口服。

④维生素E：每次100mg，每日1~2次，月经后连服2周，连服3月。

2. 中医治疗

（1）中医辨证论治

①冲任失调

主症：多见于中年妇女，乳腺肿块为本型特征，乳痛症状相对较轻，乳腺肿块和疼痛与月经周期的变化也无气滞型明显。本型患者多伴月经不调，经期紊乱，月经提前，月经量少，月经淋漓不尽，同时尚见面色少华，腰膝酸软，耳鸣目糊，精神倦怠，失眠多梦，舌苔薄白，脉濡细。

治法：补益肝肾，调摄冲任。

方药：四物汤合二仙汤加减。仙茅 10g，仙灵脾 10g，肉苁蓉 10g，制首乌 15g，柴胡 9g，当归 10g，白芍 12g，鹿角胶 10g，熟地黄 12g，炮山甲 10g，香附 10g，青皮、陈皮各 6g。

用法：每日 1 剂，水煎服。

②肝郁气结

主症：多见于青年女性，病程较短，性情抑郁或烦躁易怒，乳房结块疼痛，月经前加重，月经后明显减轻，乳房可触及片块肥厚乳腺小叶，乳房肿块表面结节呈颗粒感，触痛明显，月经经期紊乱，痛经，兼有胸闷胁胀，失眠多梦，舌质淡红或紫，舌体胖大，边有齿痕，苔薄白，脉弦细。

治法：疏肝理气，化痰通络。

方药：加味逍遥散合桃红四物汤加减。柴胡 9g，香附 9g，青皮、陈皮各 6g，当归 12g，白芍 12g，川芎 12g，延胡索 10g，莪术 15g，郁金 10g，桃仁 10g，红花 10g，橘叶、橘络各 5g。

用法：每日 1 剂，水煎服。

③肝郁化火

主症：多见于素体阴虚火旺者。症见形体消瘦，午后潮热，精神不振，虚烦不寐，多梦或有头晕，易于激怒，口干，月经周期紊乱，乳房结块胀痛而感灼热，舌边尖红，苔少或薄黄，脉弦细数。

治法：理气清肝，化痰软坚。

方药：丹栀逍遥散合消瘰丸加减。牡丹皮、栀子、柴胡、川贝母、全瓜蒌、白芍各 10g，夏枯草 8g，青皮、陈皮各 6g，牡蛎（先煎）、海藻、昆布各 15g，玄参、当归各 12g。

用法：每日 1 剂，水煎服。

④气滞痰凝

主症：多见于未婚青年妇女，也可见于中年妇女。乳房肿块可以单发，也可多发，肿块形如丸卵，大小不一，小者如弹丸，大者如桂圆、鸡卵，肿块皮色不变，质地坚实，表面光滑，边界清楚，活动度大，肿块与皮肤不相粘连，肿块也可包埋在增生的乳腺组织之中，肿块按之不痛，少数有轻度胀痛，肿块大少不随月经周期或情绪的变化而改变，也可在月经后肿块略有缩小，部分患者可见痛经或月经延期，一般无全身虚损症状，舌苔薄白，舌质淡紫，脉弦滑。

治法：活血化瘀，软坚散结。

方药：逍遥蒌贝散加减。柴胡 10g，当归 6g，白芍 12g，茯苓 15g，白术 10g，瓜蒌 15g，贝母 12g，半夏 10g，胆南星 10g，生牡蛎 30g（先煎），山慈姑 10g。

用法：每日 1 剂，水煎服。

⑤气滞血瘀

主症：两侧乳房刺痛或胀痛，乳房疼痛常涉及胸胁及肩背，口干不欲饮，月经可有血块，经行腹痛，舌质紫暗或舌边有瘀斑，脉细涩。

治法：疏肝理气，活血止痛。

方药：桃红四物合失笑散加减。熟地黄15g，川芎10g，白芍10g，当归15g，桃仁10g，红花10g，五灵脂10g，蒲黄10g，牡蛎20g，海藻15g，昆布15g。

加减：自觉发热者，可加栀子10g、丹皮10g、三七10g。

用法：每日1剂，水煎服。

⑥阳虚寒凝

主症：乳癖之肿块不红、不肿，发展缓慢；乳房胀痛亦以经前期明显，经后则减轻或消失；可伴月经不调，经少而淡或闭经。患者腰酸乏力，精神不振，面色少华或畏寒肢冷，大便溏，小便清长，舌体胖淡、边有齿痕，脉沉或沉细。

治法：温阳散寒。

方药：阳和汤化裁。鹿角霜20g，黄芪30g，肉桂10g，炒白芥子15g，姜半夏15g，麻黄3g，细辛3g，川楝子10g，皂角刺10g，瓜蒌30g。

用法：每日1剂，水煎服。

（2）中成药

①逍遥丸：每服6~9g，每日3次，温开水送服。

②乳块胶囊（片）：口服。胶囊剂，1次4~6粒，1日3次。片剂，1次4~6片，1日3次。

③乳康片：饭后温开水送服。每次5~8片，每日2次，20日为1个疗程，第1个疗程结束后，间隔5~7日，继续第2个疗程，亦可连续服药。

3. 药物禁忌

（1）雄激素用量过大：如甲睾酮、丙酸睾酮可抑制雌激素，使乳腺腺叶增生减少，但其不良反应较大，可引起头晕、恶心等，也可损害肝脏，出现黄疸。大剂量使用时，可使女性患者发生男性化现象，故乳腺囊性增生的患者不宜过量应用雄激素，每月用药总量不宜超过300mg。

（2）具有收涩作用的中药：中医学认为，乳腺囊性增生多因情志内伤、肝郁痰凝，或思虑伤脾、气滞痰凝所致，而五味子、五倍子、石榴皮、乌梅等具有收涩作用的中药可加重患者气血痰湿瘀滞，加速乳腺腺叶的增生。

（3）黄嘌呤及其他结构相似的药物：黄嘌呤可导致乳腺囊性增生的发生与发展，而且随着黄嘌呤的大量摄入，乳腺癌发生的危险性也会大大增加。

（4）口服避孕药：有学者认为，口服避孕药可能会诱发或加重乳腺囊性增生。

（5）含有雌激素的药物：乳腺囊性增生与女性体内雌性激素过高或雌激素、孕激素比例失调有关，有的女性为了减肥，长期使用含有雌激素的药物，致使体内雌激素水平相对增高或雌激素、孕激素比例失调，久之可诱发乳腺囊性增生。

三、乳腺癌

【概述】

乳腺癌是乳腺小叶和导管上皮细胞在各种内外致癌因素的作用下，细胞失去正常特性而异常增生，以致超过自我修复的限度而发生癌变的疾病。乳腺癌是女性最常见的恶性肿瘤之一，也是危害女性健康的主要恶性肿瘤。我国虽然是乳腺癌的低发地区，但其患病率正逐年上升，尤其沪、京、津及沿海地区是我国乳腺癌的高发地区，其中以上海为最高。

1. 病因

病因目前尚未完全明确，可能与遗传易感性、内分泌功能失调、机体免疫功能低下、病毒感染、电离辐射、饮食结构不合理及肥胖等因素有关。当今女性新的生理现象，如月经初潮提前、绝经推迟、不育、晚育等大大增加了乳腺癌的患病率。此外，独身、婚姻持续时间短、性伴侣多及初产年龄大于 30 岁，女性乳腺增生的患者增多等，也可能是乳腺癌患病率增高的原因。

2. 临床表现

乳腺癌的发病有时病程很长，潜伏时间很长，所以平时就要经常去捕捉发病的可疑征象，以便能尽快去医院就诊。

（1）肿块：患者主诉乳房上长了一个肿块，且没有疼痛，查体时发现乳房肿块多位于乳房外上象限，也有位于其他部位的。肿块大多为单发，较大肿块可以隆出皮肤表面，质地十分坚硬，肿块有时呈不规则状，表面有凸凹不平的感觉，周边界线不清晰，有牵扯感，活动度小，基底部推不动，表面皮肤与肿块有粘连。肿块可大可小，触之没有明显痛感。

（2）皮肤改变：如果肿块与某一部分皮肤粘连十分紧密，使皮肤因牵拉而出现凹陷，形成"酒窝征"。如果皮肤有水肿，毛孔粗大很明显，又可形成"橘皮样"改变。

（3）晚期乳腺癌破溃：破溃的乳腺癌可流出脓血水样液体，或伴有新鲜血液溢出，周围皮肤形成溃疡，溢出血水样液体有难闻的臭味。

（4）乳头增大或回缩：如果癌生长在乳晕周围，尚可见乳头增大或有回缩现象，或因乳头回缩有方向性改变。

（5）乳头溢液或溢血：有的乳腺癌可出现乳头浆液性溢液或溢血现象，往往提示乳腺管内早期癌症。

（6）乳痛：典型的乳腺癌触之无疼痛，如果乳腺癌合并有坏死、液化或合并有感染时，可有触痛或自发性乳痛。

（7）同侧腋窝淋巴结肿大：乳腺癌中晚期，同侧腋窝可扪及肿大淋巴结，质地较硬，有时可多个融合在一起，边界一般清晰，活动度较小。

（8）全身脏器广泛转移：根据国内外文献报道，晚期乳腺癌可以转移到人体许多重要脏器，如骨骼、脑、肺、肝、卵巢、子宫等。

（9）乳房原发癌灶大：乳房原发病灶直径可达 10cm 左右，局部皮肤红肿，肿瘤可以破溃，有脓样血水溢出，并有难闻的气味。

3. 辅助检查

行乳房钼靶、乳腺导管造影、超声检查及细胞学、病理检查可明确诊断。

【饮食宜忌】

1. 饮食宜进

（1）饮食原则

①宜进食多样化平衡饮食：恶性肿瘤患者，尤其是晚期患者大多数出现食欲缺乏、饮食无味、食量下降，但肿瘤又过度消耗人体能量，甚至出现恶病质，如果此时营养摄入不足，机体抗病能力会减弱，不利于病情恢复。平衡膳食是恶性肿瘤患者保持正常体重、提高机体抗病能力的最好办法。平衡膳食包括细粮与杂粮搭配，富含热能，适量蛋白，富含纤维素、无机盐，及富含维生素 A、维生素 C、维生素 E、维生素 K、叶酸等易于消化吸收的食物。例如，玉米、糙米、全麦、植物油、蜂蜜、蔗糖、蜂王浆、瘦肉、蛋类、豆类、鲜奶、菌菇类、胡萝卜、竹笋、南瓜、黄瓜、菜花、菠菜、白菜、芹菜、黄花菜、西红柿、蒜、海带、紫菜、海鱼、动物肝及肾，以及人参、枸杞、山药、灵芝、冬虫夏草和新鲜水果等。

②宜进食具有抗乳腺癌作用的食物：海带、芦笋、石花菜等具有抗乳腺癌作用，乳腺癌患者宜多进食此类食物。

③宜进食具有增强免疫力、防止复发作用的食物：桑椹、猕猴桃、芦笋、南瓜、大枣、洋葱、韭菜、薏苡仁、山药、香菇、虾皮、青鱼、虾等具有增强免疫力、防止复发的作用，乳腺癌患者宜多进食此类食物。

④宜进食白菜和豆制品：白菜中含有一种化合物，约占白菜重量的 1%，能帮助分解雌激素；豆类及其制品中则含有异黄酮，能有效抑制乳腺癌的发生，乳腺癌患者宜多进食白菜和豆制品。

⑤宜多食鱼类：鱼类中含有一种脂肪酸，具有抑制癌细胞增殖的作用，经常适当地多吃些鱼，对防治乳腺癌十分有益。

⑥宜进食具有化痰软坚散结功能的食物：中医学认为，乳腺癌多由情志失调、肝气郁结或因冲任失调、气滞血瘀，凝聚乳房成块所致。故乳腺癌患者宜多进食具有化痰软坚散结功能的食物，如海带、海蜇、海藻、紫菜、海参、淡菜、牡蛎、芋艿、芦笋、荸荠、茭白、冬瓜、蘑菇、香菇、猴头菇、番茄、橘子、苹果、山楂、鲜猕猴桃、薏苡仁、木耳等。

⑦宜进食具有益气养血、理气散结作用的食物：乳腺癌手术后，可给予益气养血、理气散结之食品，巩固疗效，以利康复，如山药粉、糯米、菠菜、丝瓜、海带、鲫鱼、泥鳅、大枣、橘子、山楂、玫瑰花等。

⑧宜进食具有甘凉滋润功效的食物：乳腺癌放疗时易耗伤阴津，故宜服甘凉滋润的食品，如杏仁、枇杷、梨、乌梅、莲藕、香蕉、胡萝卜、苏子、橄榄等。

⑨宜进食具有和胃降逆、益气养血作用的食物：乳腺癌化疗时，若出现消化道反应及骨髓抑制现象，可食和胃降逆、益气养血之品，如鲜姜汁、甘蔗汁、鲜果汁、佛手、番茄、生薏苡仁、粳米、白扁豆、灵芝、黑木耳、葵花子等。

（2）饮食搭配

①芦笋与百合：芦笋营养丰富，是理想的保健食品，能有效地抑制癌细胞的生长、繁殖，并能降血压、降血脂，若再配以能润肺止咳、清热解毒的百合，则能清热除烦、镇静安神，适用于乳腺癌的辅助治疗。

②芦笋与海参：芦笋有明显的抗癌效果，海参亦有抑癌作用。二者搭配，适用于乳腺癌等各种癌症患者的辅助治疗。

③红薯与莲子：红薯所含有的脱氢异雄固酮（DHEA）对乳腺癌、结肠癌有预防作用，红薯、莲子搭配做成粥，适于乳腺癌等患者食用。

④白菜与豆腐：白菜所含有的硒、维生素 C 能增强机体的免疫功能，有防癌抗癌的功效；豆腐中则含有异黄酮，能有效抑制乳腺癌的发生。二者搭配食用，对乳腺癌患者有一定疗效。

⑤胡萝卜与牛肉：牛肉能补中益气、强筋健骨、化痰息风，与胡萝卜同食，可防病抗癌，强身健体。

⑥香菇与毛豆：香菇有益气补虚、健脾和胃等功效，毛豆含有优质蛋白和多种无机盐，营养价值高。二者搭配，适于癌症患者食用。

（3）药膳食疗方

①海带 50g，萝卜 250g。海带浸泡，洗净，切菱形片；萝卜洗净，切条；将萝卜与海带同放入砂锅中，加水适量，煮沸后小火煨至萝卜条酥烂；精盐、蒜末适量拌匀，淋上麻油，佐餐当汤食用。每日 1 剂，时时服食。适用于各期乳腺癌。形寒便溏者不宜多食。

②芋头 250g，凉水浸泡片刻，洗净外皮，放饭上或隔水蒸熟，每日分早晚 2 次食用，时时服食。适用于各期乳腺癌。纳呆脘痛者不宜多食。

③菱角 50g，薏苡仁 5g，绿茶 2g。菱角、薏苡仁洗净，加水适量，煮 30 分钟，加入绿茶稍煮即可。每日 1 剂，分 3 次饮服，连饮数周。适用于乳腺癌乳胀时痛、脘闷苔腻属湿阻气郁型。阴液亏虚、舌光红者不宜多饮。

④黑豆 50g，黑木耳 100g。共研细末，每服 3 克，每日 1~2 次，连续食完。适用于乳腺癌神疲乏力、心悸气短、面无华色及术后、化疗后气血两虚者。胸脘胀痛、纳呆者不宜多食。

⑤青橘皮 20g，水煎饮服。每日 1 剂，连饮数日。适用于乳癌初起见乳胀胁痛属肝气郁滞者。热毒盛、口燥渴、心烦易怒、面赤、便艰者不宜饮用。

⑥螃蟹壳 250g。蟹壳洗净，晒干，焙黄后研细末。每日 2 次，每次 6g，温开水冲服，连服数剂。适用于各期乳腺癌，以未溃者尤为适宜。

2. 饮食禁忌

（1）刺激性食物：如辛辣之品（辣椒、辣酱、辣油、咖喱粉、芥末、川椒等）、助阳发物（母猪肉、羊肉、驴肉、鹿肉、狗肉、公鸡肉等）、不易消化的蔬菜（韭菜、蒜苗、韭黄、芹菜、竹笋、毛笋、冬笋等）及油煎、油炸之品等，均对乳腺癌患者有一定的不良刺激作用，使病情恶化，不宜食用。

（2）饮酒：酒中所含的酒精可以刺激垂体前叶催乳素的分泌，而催乳素又与乳腺癌发生有关，从而影响乳腺癌的易感性。

（3）咖啡、可可、巧克力：咖啡、可可、巧克力中含有大量的咖啡因、黄嘌呤，可促使乳腺增生，而乳腺增生又与乳腺癌的发生有关，女性特别是绝经前妇女，如果过多地摄取这类食物，随着咖啡因、黄嘌呤的大量摄入，乳腺癌发生的危险性就会大大地增加。此外，咖啡中的咖啡因可使体内 B 族维生素被破坏，而缺乏 B 族维生素与癌症的发生有密切关系。

（4）糖：尤其是精白糖，不但缺乏维生素及无机盐，而且会消耗体内本来就不多的无机盐及 B 族维生素，这无疑削弱了机体的抗癌能力，从而具有致癌的催化作用。食糖过多还会对机体的免疫系统产生直接的有害影响，会使白细胞的吞噬能力降低，使机体难以消灭癌细胞。此外，癌症患者的血液中含有相当多的乳酸，乳酸是糖酵解作用的产物，癌细胞的生存是靠糖酵解作用维持的，故乳腺癌患者应少吃糖，以免造成癌细胞生存的条件。

（5）高脂肪食物：研究发现，癌细胞最初处于"起始"状态，只有当其受到"刺激"之后，才能迅速增殖而发病。高脂肪饮食是乳腺癌的促发"刺激"剂，长期大量摄取脂肪，可使机体产生大量类雌激素及前列腺素样物质，这类物质过量可刺激癌组织的增长。此外，大量摄取脂肪，还可使机体发胖和免疫功能降低，限制机体免疫监视的功能，就使癌症有了可乘之机。因此，乳腺癌患者不宜过食高脂肪食物，如猪肥肉、黄油、奶油等。

（6）高雌激素污染的食物：由于乳腺癌的发生、发展与雌激素有关，雌激素水平越高越易患乳腺癌。研究也表明，长期服用雌性激素补充剂的妇女，乳腺癌的发病危险会增大。因此，乳腺癌患者不宜食用高雌激素污染的食物，如用激素饲料喂养的鸡、鸭、鱼、兽肉及使用生长激素的蔬菜等。

【药物宜忌】

1. 西医治疗

（1）激素疗法：目前临床应用最多的乳腺癌激素疗法药物有抗雌激素类、孕激素类、芳香化酶抑制药和促黄体素释放激素类似物。

①抗雌激素类：他莫昔芬是目前最常用的抗雌激素药，主要用于乳腺癌复发转移，对雌激素受体阳性的患者可有 50% ~ 60% 疗效，雌激素受体阴性的患者可有 5% ~ 10% 疗效；乳腺癌术后辅助治疗，特别是雌激素受体阳性的绝经后患者疗效优于化疗；乳腺癌术后，服用他莫昔芬可降低对侧乳腺癌发病率；对乳腺癌高风险的女性，服用他莫昔芬可以预防乳腺癌的发生。他莫昔芬一般为每次 10mg，每日 2 次，口服。

②孕激素类（甲羟孕酮、甲地孕酮）：可通过改变体内内分泌环境，通过负反馈作

用抑制垂体产生黄体生成素和促肾上腺皮质激素；还可以通过孕激素受体作用于乳腺癌细胞。在乳腺癌治疗中大剂量孕激素用于复发转移乳腺癌的解救治疗；与化疗合用以提高疗效，减轻化疗的不良反应；改善一般状况，治疗恶病质。甲羟孕酮对治疗复发转移乳腺癌疗效肯定，当他莫昔芬治疗失败时改用甲羟孕酮仍有较高的有效率，对软组织和骨转移者效果较好，对内脏转移者效果较差。雌激素受体和孕激素受体均阳性者有效率可达50%，雌激素受体阴性者也有20%～30%的有效率。

③芳香化酶抑制药：通过抑制绝经后女性芳香化酶的活性，阻断雌激素的合成以达到抑制乳腺癌细胞的生长。

a. 氨鲁米特：是最传统的芳香化酶抑制药，进一步的研究发现氨鲁米特能抑制肾上腺所有类固醇激素合成，起到药物性肾上腺切除的作用，对绝经后转移性乳腺癌有效率为53%。但由于氨鲁米特非特异性阻断肾上腺功能，导致出现较多的不良反应（如头晕、嗜睡、疲倦、恶心、皮疹等），为此研究者开发研制了新一代高选择性的芳香化酶抑制药，成为近几年乳腺癌激素疗法的研究热点。

b. 兰他隆：是第二代选择性芳香化酶抑制药，不影响体内黄体生成素、促卵泡激素和甲状腺刺激素，所以使用时不需加用氢化可的松。经386例患者的Ⅱ型临床研究表明，兰他隆的全身不良反应很低，最常见的有恶心、皮疹、头痛、头晕和嗜睡。按世界卫生组织标准的划分，大多数为Ⅰ、Ⅱ级反应，未观察到严重的不良反应。

c. 弗隆：是第三代芳香化酶抑制药，临床显示疗效优于他莫昔芬。

④促黄体素释放激素类似物：卵巢产生的雌激素受垂体产生的促卵泡激素和黄体生成素调控，后者的产生又受下丘脑的促黄体素释放素控制。人工合成的促黄体素释放激素激动药或拮抗药通过与黄体生成素受体结合，经负反馈作用抑制垂体，从而抑制促卵泡激素和黄体生成素的产生。这类产品可用于绝经前妇女，其代表药有诺雷德。研究结果表明，诺雷德治疗复发转移乳腺癌疗效与卵巢切除术相当，患者易于接受，所以绝经前患者可以用诺雷德暂时阻断，绝经后加用芳香化酶抑制药。

（2）化疗药物

①CMF方案：是乳腺癌化疗的经典方案。

a. 环磷酰胺（CTX）：每平方米体表面积400mg，静脉注射，第1日和第8日。

b. 甲氨蝶呤（MTX）：每平方米体表面积200mg，肌内注射，第1日和第8日。

c. 氟尿嘧啶：每平方米体表面积400mg，静脉滴注，第1～5日。

每3周重复1次。

②CAF方案

a. 环磷酰胺：每平方米体表面积400mg，静脉注射，第1日和第8日。

b. 多柔比星（ADM）：每平方米体表面积300mg，静脉注射，第1日。

c. 氟尿嘧啶：每平方米体表面积400mg，静脉滴注，第1～5日。

每3周重复1次。

③Cooper方案

a. 环磷酰胺：每日每千克体重2.5mg，口服。

b. 甲氨蝶呤：每周每千克体重 0.7mg，静脉注射，连用 8 周。

c. 氟尿嘧啶：每周每千克体重 12mg，静脉注射，隔周 1 次。

d. 长春新碱：每周每千克体重 34mg，连用 4~5 周。

e. 泼尼松：每日每千克体重 0.75mg，1/2 量连用 10 日，每日 5mg，连用 3 周。

④乳腺癌的二线化疗方案

a. CEF 方案：环磷酰胺每平方米体表面积 500mg，静脉注射，第 1 日和第 8 日；多柔比星每平方米体表面积 300mg，静脉注射第 1 日；氟尿嘧啶每平方米体表面积 500mg，静脉注射，第 1~3 日。

b. DCF 方案：米妥蒽醌每平方米体表面积 10mg，静脉注射，第 1 日；环磷酰胺每平方米体表面积 500mg，静脉注射，第 1 日。氟尿嘧啶每平方米体表面积 800mg，静脉注射，第 1 日。

2. 中医辨证论治

（1）肝郁痰凝

主症：乳房肿块，质地坚硬，表面凹凸不平，皮色正常，伴性情忧郁，多愁善感，胸闷不舒，舌淡，苔白，脉弦滑。

治则：疏肝化痰，软坚散结。

方药：神效瓜蒌散合开郁散。瓜蒌 15g，当归 12g，乳香 10g，没药 10g，甘草 10g，柴胡 15g，当归 15g，白芍 15g，白术 15g，茯苓 15g，香附 12g，郁金 12g，天葵草 12g，全蝎 9g，白芥子 10g。

用法：每日 1 剂，水煎服。

（2）气滞血瘀

主症：乳房肿块，质地坚硬，皮色不变，伴行经不规律，或有不孕史，或多次人工流产史，舌偏暗红，脉弦。

治则：行气活血，软坚散结。

方药：血府逐瘀汤。当归 12g，生地黄 12g，桃仁 10g，红花 10g，枳壳 10g，赤芍 12g，柴胡 10g，甘草 10g，桔梗 10g，川芎 15g，川牛膝 15g。

用法：每日 1 剂，水煎服。

（3）热毒壅盛

主症：肿块青筋显露，有溃破，渗血水或滋黄水，口干苦，大便干结，舌紫暗，苔黄，脉弦数。

治则：清热解毒。

方药：五味消毒饮。金银花 30g，野菊花 10g，蒲公英 30g，紫花地丁 30g，紫背天葵 15g。

加减：大便干结者，加玄参、大黄；伤阴明显者，加太子参、麦冬、五味子；疼痛明显者，加乳香、没药；出血者，加阿胶、地榆炭、生蒲黄。

用法：每日 1 剂，水煎服。

（4）正虚邪实

主症：多见于中后期，形体消瘦，面色无华，纳呆，大便溏薄，心悸气短，舌质淡，边有齿印，脉沉细无力。

治则：益气养血，解毒逐瘀。

方药：香贝养荣汤。香附 10g，贝母 12g，白术 12g，党参 15g，茯苓 12g，陈皮 10g，川芎 10g，熟地黄 10g，当归 10g，桔梗 10g，生姜 3 片，大枣 5 枚，甘草 10g。

加减：气虚明显者，加黄芪，重用党参。

用法：每日 1 剂，水煎服。

3. 药物禁忌

（1）激素类避孕药：目前大多数避孕药都是雌激素和孕激素的合成药物，乳腺癌细胞容易在激素类避孕药的作用下加速转移。

（2）丹参：动物实验证明，丹参制剂无论以何种途径给药均能促进恶性肿瘤的转移。

（3）含有雌激素的面霜和药物：由于乳腺癌的发生、发展与雌激素有关，雌激素水平越高越易患乳腺癌。研究也表明，长期服用雌性激素补充剂的妇女，乳腺癌的发病危险会增大。因此，患者不宜长期应用含有雌激素的面霜和药物，以免促进乳腺癌的转移和复发。

（4）塞替哌与氯霉素、磺胺药相克：塞替哌与氯霉素、磺胺药合用可加重骨髓抑制。

（5）氨鲁米特

①与抗凝药、降糖药及地塞米松相克：香豆类抗凝药（如双香豆素、新抗凝）、口服降糖药（如甲苯磺丁脲、格列本脲）及地塞米松可加快氨鲁米特的代谢，使血药浓度降低，疗效减弱。

②与他莫昔芬相克：氨鲁米特与抗雌激素药他莫昔芬合用可增加毒副作用。

四、产后回奶药膳食疗方

产后不欲哺乳者，或哺乳期 1～2 年后需给幼儿断奶者，可采用回奶的药膳食疗方。

①先炒小麦麸 60g 至黄，加红糖 30g 再炒数分钟，趁热服食，每日 1 剂，用至乳回。适用于乳房胀痛、乳汁郁积不回。

②先将大葱白 3 根烧熟，再入红糖，与适量水煮沸即可。吃葱喝糖水。

③将高粱米 500g（带壳）洗净放入锅中，加水适量，煮成粥状。喝其米汤，每次饮 50～100mL，每日 2～3 次，连服 3 日。适用于回奶兼乳房胀痛者。

④将红花 6g、赤芍 9g、泽兰 9g、归尾 9g、川牛膝 9g 加水煎煮，取汁去渣，加入洗净的粳米 50～100g 煮粥，粥将成时放入红糖适量，稍煮即成。可在每日早、晚空腹温热食。适用于产后断奶。

⑤将小麦芽、大麦芽各 60g 放入锅中水煎，取汁去渣。每日 1 剂，代茶饮，连服 3

日。适用于产后回奶。

⑥生麦芽、炒麦芽各50g。加水煎煮，取汁饮服，每日1剂，分2次饮用，连服3~4日。适用于乳汁郁积不回。

⑦将生麦芽30g、蝉蜕15g加水煎煮，取汁，复煎1次，将2次药汁合并，放入少许红糖调味。每日1剂，代茶饮。适用于产后回奶。

⑧将花椒12g加水400mL，煎成250mL，加红糖30g调味。每日1剂，代茶饮，连服3日。适用于产后回奶。

⑨将苍术20g、白术20g、川牛膝30g、茯苓30g、瞿麦15g、扁蓄15g、泽泻15g、车前子15g，加水煎煮，取汁去渣，加入粳米100g煮粥，粥成后入适量红糖调味。可在每日早、晚空腹温热食。适用于产后回奶。

⑩八角茴香6g，加水煎取汁。可代茶饮，每日2次，连服3日。适用于乳汁不回。

⑪将麦芽30g、山楂30g、神曲30g放入锅中水煎，取汁，复煎1次，将2次药汁混合，放入红糖适量调味。每日1剂，代茶饮。适于产后回奶。

五、乳头皲裂药膳食疗方

乳头皲裂是哺乳期常见症状之一，轻者仅乳头表面出现裂口，甚者局部渗液渗血，日久不愈、反复发作易形成小溃疡，处理不当又极易引起急性乳腺炎。特别是哺乳时乳母往往有撕心裂肺的疼痛感觉，让乳母坐卧不安，极为痛苦，可尝试以下方法。

①霜打过的茄子花焙干研碎，香油调敷患处。

②莲房炒焦研为末，外敷。

③莲蒂烧灰存性研末，黄酒调敷。

④胡萝卜叶子焙黄、研末，用香油调敷患处数次。

⑤地锦草15g，鸡蛋清适量。将地锦草晒干，研细粉，以鸡蛋清调敷患处。

⑥南瓜蒂晒干烧灰存性研末，以香油调敷。

⑦橄榄核仁烧灰存性研末，用香油调敷。

⑧老黄茄子烧灰外敷。

⑨熟鸡蛋1个，文火煎熬沥油，取油外涂裂处。

⑩荸荠数枚捣烂取汁，加极少冰片涂患处。每日多次。